临床护理学基础与应用

赵晓琳　王丽华　白　贝　代小梅　主编
闫丽丽　张艳玲　陈嵩凇

山东大学出版社
SHANDONG UNIVERSITY PRESS
·济南·

图书在版编目(CIP)数据

临床护理学基础与应用 / 赵晓琳等主编. --济南：山东大学出版社,2025.4. --ISBN 978-7-5607-8817-3

Ⅰ. R47

中国国家版本馆 CIP 数据核字第 2025NK1306 号

责任编辑　毕文霞
文案编辑　刘国光
封面设计　王秋忆

临床护理学基础与应用
LINCHUANG HULIXUE JICHU YU YINGYONG

出版发行　山东大学出版社
社　　址　山东省济南市山大南路 20 号
邮政编码　250100
发行热线　(0531)88363008
经　　销　新华书店
印　　刷　山东蓝海文化科技有限公司
规　　格　787 毫米×1092 毫米　1/16
　　　　　16.75 印张　373 千字
版　　次　2025 年 4 月第 1 版
印　　次　2025 年 4 月第 1 次印刷
定　　价　88.00 元

《临床护理学基础与应用》
编 委 会

主　编　赵晓琳　青岛市城阳区人民医院
王丽华　北京大学人民医院青岛医院
白　贝　青岛市黄岛区中心医院
代小梅　青岛市黄岛区区立医院
闫丽丽　青岛市黄岛区中心医院
张艳玲　青岛市妇女儿童医院
陈嵩淞　胶州市心理康复医院

副主编　王　琳　莱西市水集中心卫生院
王丽云　青岛市黄岛区中心医院
张　萍　青岛市黄岛区中心医院
周庆福　青岛市黄岛区中心医院
陈云超　青岛市黄岛区第六人民医院
崔丽萍　青岛市黄岛区区立医院
王晓宇　青岛市黄岛区区立医院
吴　秀　青岛市城阳区人民医院
张桂文　青岛市黄岛区宝山卫生院
黄美玲　青岛市黄岛区中心医院
张瑞玲　青岛市黄岛区第二中医医院
李　茹　青岛市黄岛区第二中医医院
许　萍　青岛市黄岛区第二中医医院
刘彩娟　青岛市城阳区人民医院

编　委　徐海燕　青岛市城阳区城阳街道社区卫生中心
凡月月　岷县人民医院
韩艳艳　青岛市城阳区人民医院

前　言

随着基础医学和临床医学的快速发展，护理学成为医学领域中的重要学科。相关学科新理论和新技术的涌现丰富了护理学的内涵。随着护理概念的更新，护理模式已转变为“以人为中心”的整体护理模式。尤其随着人们对健康的认识加深和需求提高，护理内容、护理范畴也在相应地延伸和拓宽。为了适应护理学的发展，护理工作者必须不断学习、更新知识、交流诊疗经验、熟悉和掌握新诊疗进展，才能跟上护理学技术发展的步伐，更好地为患者服务。为了总结护理学的发展进程，提升护理人员的临床护理技术，使患者获得更有效的护理，我们根据自身多年的临床护理经验，在参阅了大量权威的相关文献基础上，编写了本书。

本书集临床护理实用性、科学性和先进性于一体，体现了当前护理学的发展，尤其对新的护理操作规程及理念等作了详尽论述，较全面地反映了国内临床护理工作的新进展。本书详细阐述了常见护理操作技术、生命体征监护、给药的护理、疼痛管理、健康教育、职业防护、预防和控制医院感染等。编写过程中，注重突出新时代护理教育理念，进一步加强了创新与整合，融入“新医科”“大健康”“全生命周期”等理念，为培养优质、合格的护理人才服务。全书资料翔实、内容丰富、重点突出、易于理解，注重科学性和实用性的统一，尽可能地将国内外护理学的新进展、新技术、新成果提供给读者，帮助基层护理工作者解决在临床工作中遇到的实际问题。

参与本书编写的人员均是来自临床一线的护理专家，他们利用空余时间将自己的临床护理经验进行梳理总结，尽可能地为读者提供一套完整的护理体系。由于编者知识水平所限，书中存在片面及疏漏之处恐在所难免，恳请各位专家及同行批评指正，以期再版时予以纠正。

编　者

2025 年 2 月

目录

第一章　护理学绪论

第一节　护理学的发展

一、概述

护理学是一门在自然科学、社会科学理论指导下诞生的综合性应用学科，是研究有关预防保健与疾病防治过程中的护理理论与技术的科学。随着社会的进步、科学技术的迅猛发展、人民生活水平的提高以及健康需求的增加，护理学已经由简单的医学辅助学科逐渐发展成为健康科学中的一门独立学科。

护理学包括理论与实践两大范畴，基础护理学是护理学实践范畴中重要的组成部分之一，对培养具有扎实基本知识和娴熟基本技能的合格护理学专业人才起着举足轻重的作用。

二、护理学的历史与发展

（一）南丁格尔的贡献

1860 年，弗洛伦斯・南丁格尔（Florence Nightingale）在英国伦敦圣多马医院创建了世界上第一所正式的护理学校。南丁格尔的代表作是《医院札记》和《护理札记》。1912 年，国际红十字会建立了南丁格尔基金会，并首次颁发了南丁格尔奖。同年，国际护士会决定将南丁格尔的生日 5 月 12 日定为国际护士节。

（二）护理学的发展

1.古代护理

我国传统医学虽然一直保持着医、药、护不分的状态，但强调“三分治，七分养”。“养”即护理，有关护理理论和技术的记载也甚为丰富。如《黄帝内经》中已提到疾病与饮食调节，以及心理因素与疾病康复的关系，并提出"扶正祛邪""圣人不治已病治未病"等预防疾病的观点。作为基础护理操作之一的导尿术，在晋朝葛洪的《肘后方》中就有记载："小便不通，土瓜捣汁，入少水解之，筒吹入下部。"其中，"筒"是导尿工具。此外，还有很多有关消毒隔离的护理技术的记载，如唐代名医孙思邈所著的《备急千金要方》中提到"凡衣服、巾、栉、枕、镜不宜与人同之"的隔离观点。明清瘟疫流行之际，胡正心提出了用蒸汽消毒法处理传染病患者的衣物。古代中医护理虽然没有成为一门学科，但却有自己的观点、原则和技术，并在民间广为运用。

2.近代护理

(1)西方护理的传入：鸦片战争后，西方护理随着各国的军队、传教士的活动和西方医学的传入而进入中国。1887 年，美国教会第一位来华的护士伊丽莎白·麦克奇尼(Elizabeth M. Makechnie)在上海西门妇孺医院倡行"南丁格尔护理制度"。1888 年，美国的约翰逊(E. H. Johnson)女士在福州开办了中国近代第一所护士学校。1900 年以后，中国各大城市建立了许多教会医院并开办护士学校培训护士。当时医院的环境、护士的服装、护理管理和护理操作的规程等都带有浓厚的西方色彩。

(2)近代早期的护理：1909 年，在江西牯岭成立了"中华护士会"，学会的主要任务是制定和统一护士学校的课程、编译教材、办理学校注册、组织毕业生考取护士执照和颁发执照。1915 年，中国第一次实行全国护士会考。1920 年，中国近代第一本护理期刊《护士季报》创刊。同年，北京协和医学院开办高等护士学校，招收高中毕业生，学制为 4～5 年，五年制学生毕业时授护理学学士学位。该校前三任校长均为外国人，聂毓禅是第一任中国籍校长。1922 年，国际护士会正式接纳中华护士会为第 11 个会员。1932 年，国民政府开办的"中央护士学校"在南京成立，成为我国第一所公立护士学校。1934 年，成立中央护士教育委员会，其成为中国近代早期护士教育的最高行政领导机构，办理学校登记及会考事项，制定有关课程设置标准、教材编写、教学大纲及立案须知等的法规。

(3)革命战争时期的护理：1927～1949 年，在中国共产党领导下，革命根据地的护理工作经历了土地革命、抗日战争、解放战争的淬炼，在为战地军民提供护理服务过程中不断发展壮大。1932 年年初，在福建汀州开办了中央红色看护学校。1941 年，在延安成立了"中华护士学会延安分会"，沈元晖任首届理事长。成千上万的优秀护理工作者奔赴前线，出生入死地救治伤病员，业绩惊人。1941 年和 1942 年，毛泽东同志两次亲笔题词"护士工作有很大的政治重要性"和"尊重护士，爱护护士"。

3.现代护理学

现代护理学开始于 19 世纪中叶，主要经历了三个阶段：

(1)以疾病为中心的阶段：20 世纪前半叶，随着科学技术的进步，医学研究从宏观步入微观，解剖学、生理学、微生物学等生物科学体系建立，使生物医学模式形成。其认为疾病都是由生物学方面的影响所致，把疾病和健康划分为对立的两极，形成了以疾病为中心的医学指导思想。在这种模式指导下，护理工作的性质是从属于医疗，围绕疾病展开的。护士是医生的助手，协助医生完成对患者的诊断和治疗工作。护理工作的主要内容是观察病情、执行医嘱和护理技术操作。在长期的护理实践中形成了各科疾病护理常规和护理技术操作规范。护士在从事护理工作前必须经过规范的护理教育，这也促进了护士执业注册制度的建立。护理教育的办学机构开始由医院转向院校，1909 年，美国明尼苏达大学开设了第一个大学护理教育项目，成为现代高等护理教育的开端。

(2)以患者为中心的阶段：20 世纪中叶，社会科学和系统科学的发展，促使人们重新认识人类健康与生理、心理、环境的关系。1948 年，世界卫生组织(World Health Organization，WHO)提出新的健康定义，大大扩展了护理实践的领域。高等护理教育的发展推动了护理理论研究的兴起，1955 年，美国学者提出"责任制护理"概念，为护理实践提供了新的工作方式。1977 年，美国医学家恩格尔(G. L. Engle)提出生物-心理-社会医学模式(bio-psycho-social medical model)，形成了人是一个生物、心理、社会的统一整体的现代医学观。在这些新观念的指导下，护理工作发生了根本性的变革。此期，护理被认为是一个独立的专业，在整体护理观的指导下，采用护理程序的方法，对患者实施身心以及社会等各方面的全面照护；护理工作者是科学的工作者，医护双方是合作的伙伴。护理学开始通过护理科学研究建立自己的学科理论体系。对护士独立工作能力和科研能力的需求也促进了护理研究生教育的快速发展。

(3)以人的健康为中心的阶段：进入 20 世纪 70 年代后，随着社会的发展，科学技术的进步，人们物质生活水平的提高，人类疾病谱发生了显著变化，与人的行为方式和生活方式密切相关的心脑血管疾病、恶性肿瘤、意外伤害等取代了传染性疾病，成为威胁人类健康的主要疾病。另外，随着人们对健康和疾病关系认识的加深，其对健康保健的需求日益增加。1977 年，WHO 提出"2000 年人人享有卫生保健"的目标，对护理工作的发展产生了巨大的推动作用，护理的定义也发生了重大变化，护理理论体系逐步形成并应用于指导实践。这一切都推动了护士走出医院，走向家庭、社区、社会，面对所有有健康保健需求的个体和群体。护理工作的范围超越了疾病的护理，而扩展到预防疾病、促进健康、免除痛苦的人生全过程。护士成为向社会所有人提供健康保健的主要力量。护理学成为一门独立的学科后，护理学科理论与技术体系向纵深和广延两个维度迅速发展。

三、护理学的基本概念

护理学的基本概念包括人、环境、健康和护理，其中人是核心。

(一)人

人是护理服务的对象，也是护理学研究的对象。现代护理学认为，人是生理、心理、社会相统一的整体，是在环境中活动的人，包括个体的人和群体的人。对人的本质的认识和对人类健康保健活动的认识，是护理理论和护理实践发展的核心和基础。

(二)环境

人生活在环境中。人的一切活动，特别是生命活动都在环境中进行，受到环境因素的影响和制约。环境包括内部环境和外部环境。外部环境又包括自然环境和社会环境等。护理活动本身就是维护和促进生命活动保持良好的外部环境因素，而对环境的调控、改善也是护理活动的重要内容和护理研究的主要范畴。

（三）健康

健康是机体的一种没有疾病的安适状态，即躯体健康、心理健康、良好的社会适应能力和道德健康。个体的健康受环境中一切与其相互作用的因素的影响。护理活动的终极目标是提高全人口的健康水平。因此，对健康概念的认识和理解直接影响护士的行为方式、服务方式和服务范畴。

（四）护理

护理的概念随着护理学科的不断进步而发展。“nurse”一词来源于拉丁文“nutricius”，原为养育、保护、照料等意。1859 年，护理学的创始人南丁格尔提出“护理是让护理对象处于一种免于疾病或能迅速从疾病中康复的环境”。

（赵晓琳　李茹）

第二节　护理学的相关理论

一、概述

（一）一般系统论在护理实践中的应用

一般系统论培育了整体护理思想，构建了护理程序的基本框架，奠定了护理管理的理论基础。

（二）马斯洛需要层次理论（Maslow's Hierarchy of Needs）

马斯洛需要层次理论是由美国心理学家亚伯拉罕·马斯洛（Abraham H. Maslow）于 1943 年提出的心理学理论，用于解释人类行为动机和需求优先级。该理论将人类的需求分为多个层次，认为低层次需求满足后，人们才会追求更高层次的需求。理论的核心内容包括生理需要、安全需要、爱与归属的需要、自尊的需要、自我实现的需要。

二、系统理论

（一）概念

系统理论是指由若干相互联系、相互作用的要素所组成的具有一定功能的有机整体。

(二)系统的基本属性

系统的基本属性包括整体性、相关性、动态性、集合性、层次性。

三、需要层次理论

(一)马斯洛需要层次理论

1.生理需要

生理需要包括呼吸、水、食物、睡眠、生理平衡等,如果这些需要任何一项得不到满足,人类个人的生理机能就无法正常运转。换而言之,人类的生命就会因此受到威胁。从这个意义上说,生理需要是推动人们行动最首要的动力。马斯洛认为,只有这些最基本的需要满足到维持生存所必需的程度后,其他的需要才能成为新的激励因素,而到了此时,这些已相对满足的需要也就不再成为激励因素了。

2.安全需要

安全需要包括人身安全、健康保障、资源所有性、财产所有性、道德保障、工作职位保障。马斯洛认为,整个有机体是一个追求安全的机制,人的感受器官、效应器官、智能和其他能量主要是寻求安全的工具,甚至可以把科学和人生观都看成是满足安全需要的一部分。当然,当这种需要一旦相对满足后,也同样不再成为激励因素了。

3.爱与归属的需要

爱与归属的需要包括友情、爱情、性亲密等。人人都希望得到相互的关心和照顾。感情上的需要比生理上的需要更细致,它与一个人的生理特性、经历、教育、宗教信仰有关。

4.自尊的需要

自尊的需要包括自我尊重、信心、成就、尊重他人、被他人尊重等。人人都希望自己有稳定的社会地位,要求个人的能力和成就得到社会的承认。尊重的需要又可分为内部尊重和外部尊重。内部尊重是指一个人希望在各种不同情境中有实力、能胜任、充满信心、能独立自主。总之,内部尊重就是人的自尊。外部尊重是指一个人希望有地位、有威信,可以得到别人的尊重、信赖和高度评价。马斯洛认为,尊重需要得到满足,能使人对自己充满信心,对社会满腔热情,体验到自己活着的用处和价值。

5.自我实现的需要

自我实现的需要包括道德、创造力、自觉性、问题解决能力、公正度。自我实现的需要是最高层次的需要,是指实现个人理想、抱负,发挥个人的能力到最大限度。达到自我实现境界的人,接受自己也接受他人,解决问题的能力增强,自觉性提高,善于独立处世,要求不受打扰地独处,完成与自己的能力相称的一切事情。也就是说,人必须干称职的工作,这样才会使他们感到最大的快乐。马斯洛提出,为满足自我实现需要所采取的途径是因人而异的。自我实现的需要是在努力实现自己的潜力,使自己逐渐成为自己所期望的人物。

（二）一般规律

(1)这些需要是人类普遍存在的。一般情况下，生理需要是最重要的，只有它得到满足后，人才得以生存，然后才考虑其他的需要。

(2)有些需要需立即和持续予以满足，而有些需要可以暂缓，但它们最终还是需要得到满足的。

(3)通常是在一个层次的需要被满足之后，更高一层次的需要才会出现。

(4)随着需要层次的向上移动，各种需要的意义是因人而异的。

(5)各层次需要间可相互影响。

(6)层次越高的需要，满足的方式越有差异。

四、压力与压力源理论

（一）压力

压力又称“应激”“紧张”，是环境中的刺激引起人体的一种非特异性反应，是人与环境交互作用出现的一种结果。

（二）压力源

凡是能够对身体施加影响而促使机体产生压力的因素，称为压力源。常见的压力源有生理性、心理性、社会性、物理性、化学性和文化性压力源。

（三）塞利的压力理论

压力是人体应对环境刺激而产生的非特异性反应。

（四）压力在护理中的应用

(1)明确压力与疾病的关系。

(2)护士通过识别患者的压力，进而缓解和解除压力。

(3)护士通过认识自身的压力，减轻工作中的压力。

五、护士角色与患者角色适应不良

（一）护士角色

护士角色包括护理者、计划者、管理者、教育者、协调者、咨询者、维护者、研究者和改革者。

（二）患者角色适应不良

1.角色行为缺如

角色行为缺如指患者没有进入患者的角色，不承认自己是患者，不能很好地配合医疗和护理。

2.角色行为冲突

角色行为冲突指患者在适应患者角色的过程中，与其患病前的各种角色发生心理冲突而引起行为的不协调。

3.角色行为强化

角色行为强化指患者安于患者的角色，对自我能力表示怀疑，产生退缩和依赖心理，逃避某些责任、获得某些权利。

4.角色行为消退

角色行为消退指患者适应患者角色后，由于某种原因，又重新承担起本应免除的社会角色的责任而放弃患者角色。

（赵晓琳 白贝）

第三节 其他护理理论

一、纽曼健康系统模式（Newman health system model）

纽曼健康系统模式是由美国护理理论家贝蒂·纽曼（Betty Newman）于1972年提出的护理学理论框架，旨在帮助护理人员理解个体、家庭或社区如何应对压力源以维持健康平衡。该模式以系统论为基础，强调人与环境的动态互动，是护理学中广泛应用的理论之一。

纽曼健康系统模式是一个综合的、以开放系统为基础的护理概念性框架，重点叙述了人、压力源及反应三方面内容。

（一）人

纽曼认为人是与环境持续互动的开放系统，称为服务对象系统。

1.基本结构

基本结构是人的核心部分，由生物体共有的生存基本因素组成。

2.弹性防线

弹性防线处于最外层，功能是防止压力源入侵，缓冲、保护正常防线。

3.正常防线

正常防线位于弹性防线和抵抗线之间。若压力源侵犯到正常防线，个体可表现出稳定性降低和疾病症状。

4.抵抗线

抵抗线处于基本结构的外层，主要功能是保护基本结构。若抵抗线功能失效，可导致个体能量消耗，甚至死亡。

三条防线中，弹性防线保护正常防线，抵抗线保护基本结构。

（二）压力源

压力源是引发个体紧张和导致个体不稳定的所有刺激的来源。纽曼将压力源分为个体内的压力源、人际间的压力源、个体外的压力源。

（三）反应

反应是生理、心理、社会文化、精神与发展等多方面的综合反应。护士应根据反应采取不同水平的预防措施。

1.一级预防

当怀疑或发现压力源确实存在而压力反应尚未发生时，一级预防便可开始。一级预防的目的是防止压力源侵入正常防线，主要措施包括减少或避免与压力源接触、巩固弹性防线和正常防线。

2.二级预防

当压力源穿过正常防线，个体表现出压力反应，即出现症状和体征时，就可以开始二级水平的干预，即早期发现疾病、及时治疗、增强抵抗线。二级预防的目的是减轻和消除反应、恢复个体的稳定性并促使其恢复到健康状态。

3.三级预防

三级预防指在积极治疗之后或当个体达到相当程度的稳定状态时，为了能彻底康复、减少后遗症而采取的干预措施。目的是进一步维持个体的稳定性，防止复发。

二、奥伦自理理论（Orem self-care theory）

奥伦自理理论由美国护理理论家多萝西娅·奥伦（Dorothea Orem）于20世纪50年代提出。该理论是护理学中最具影响力的理论之一，强调个体的“自理能力”与“护理需求”之间的关系，旨在指导护士帮助患者恢复或维持自理能力。

（一）奥伦自理理论的三个相关理论结构

1.自我护理结构

自我护理是个体为维持自身的生命、健康和幸福所着手并采取的一系列活动。自理需要包括以下三个方面：普遍性的自理需要、发展性的自理需要、健康偏离性的自理需要。这三种需要共同构成了在特定时期个体总的自理需要。因此，奥伦自理理论结构意在说明什么是自我护理。

2.自理缺陷结构

这是奥伦自理理论的核心部分，阐述了个体什么时候需要护理。

3.护理系统结构

奥伦指出，护士应根据患者的自理需要和自理能力的不同而分别采取三种不同的护理系统：①全补偿护理系统；②部分补偿护理系统；③支持-教育系统。

（二）以奥伦理论为框架的护理工作方法

（1）评估患者的自理能力和自理需要，决定患者是否需要帮助。

（2）设计恰当的护理系统，制订护理计划。

（3）实施护理措施，帮助患者恢复和提高自理能力。

三、罗伊适应模式（Roy adaptation model）

该理论由美国护理理论家卡利斯塔·罗伊（Callista Roy）于 20 世纪 60 年代提出，是护理学中广泛应用的理论框架，强调个体通过适应机制应对环境变化以维持健康。

（一）罗伊适应模式的内容

罗伊适应模式的内容涉及对五个基本要素的描述：人、护理目标、护理活动、健康、环境。

（二）罗伊适应模式与护理实践的关系

罗伊根据适应模式发展，将护理的工作方法分为六个步骤，包括一级评估、二级评估（识别主要刺激、相关刺激和固有刺激）、诊断、制定目标、干预和评价。

四、佩皮劳人际关系模式（Peplau's interpersonal relationship model）

佩皮劳人际关系模式由美国护理学家希尔德格德·佩皮劳（Hildegard Peplau）于1952 年提出，是护理学中首个以人际关系为核心的护理理论，广泛应用于心理健康护理和临床实践，被认为是现代整体护理的基础之一。

（一）佩皮劳将人际关系（护患关系）分为四个连续的阶段

1.认识期

认识期是了解问题的时期，是护士和患者见面后相互认识的阶段。此时，护士需要帮助患者认识所发生的问题，因而护士与患者及其家属在分析情境时的合作是极其重要的。

2.确认期

确认期是确定适当的专业性帮助的时期。在该阶段，患者对能满足其需要者做出一系列的反应，一般有以下三种情况：①独立自主，不依赖护士。②与护士分担，相互依赖。③被动地完全依赖护士。

3.开拓期

此期患者可以得到根据其需要而提供的所有可能的服务，并感到情况得到了控制。在该阶段，护士需应用沟通技巧，帮助患者迎接挑战。

4.解决期

此期患者的需要已经在护士和患者的共同努力下得到满足，因而他们的治疗性关系可以结束。

(二)佩皮劳模式的核心思想

佩皮劳模式的核心思想是人际关系，其基本理论是互动，这是对护患关系的独特见解。

(赵晓琳　许萍)

第四节　护理程序

一、护理程序的概述

护理程序的步骤包括护理评估、护理诊断、护理计划、实施计划、护理评价。

护理程序的理论基础为一般系统论。

二、护理评估

1.资料分类

(1)主观资料：护理对象的主诉，是其对经历、感觉、思考及担心的内容进行的诉说。

(2)客观资料：护士通过观察、体检或借助诊断仪器和实验室检查获得的资料。

2.资料来源

(1)护理对象(健康资料的主要来源)。

(2)护理对象的家属或与其关系密切的人员。

(3)其他健康保健人员。

(4)病案记录及各种检查报告。

(5)医疗和护理的文献资料。

3.收集护理资料的方法

(1)交谈：有计划、有目的地交流谈话。

(2)观察：观察是护士运用感官获得健康信息资料的方法。

(3)身体评估：身体评估是护士系统地运用视、触、叩、听、嗅等体格检查手段和技术收集护理对象资料的方法。

(4)查阅：查阅包括查阅患者的医疗病历、护理病历及各种辅助检查结果等。

4.护理评估的步骤

(1)收集资料。

(2)组织和整理资料。

(3)核实资料。

(4)分析资料。

(5)记录资料。

三、护理诊断

1.护理诊断的定义

护理诊断是关于个人、家庭、社区对现存的或潜在的健康问题或生命过程反应的一种临床判断,是护士为达到预期结果选择护理措施的依据,这些预期结果应能通过护理职能实现。

2.护理诊断的组成

护理诊断由名称、定义、诊断依据、相关因素四部分组成。

(1)名称:对护理对象健康状态或对疾病反应的概括性描述。根据名称可将护理诊断分为三类:①现存的护理诊断:对目前现存的健康状况或反应的描述。②危险的护理诊断:对现在未发生,但健康状况和生命过程中可能出现的反应的描述,是如不采取护理措施将会发生的问题。陈述形式为“有……的危险”。③健康的护理诊断:对个体、家庭或社区具有向更高健康水平发展潜能的描述。陈述方式为“潜在的……增强”“执行……有效”。

(2)定义:对护理诊断名称的一种清晰、精确的描述。

(3)诊断依据:作出护理诊断的临床判断标准,通常是相关的症状、体征及有关病史。可分为三种:①必要依据;②主要依据;③次要依据。

(4)相关因素:使护理诊断成立和维持的原因或情境,如疾病、治疗、心理、情境方面因素及发展方面因素。

3.护理诊断的陈述方式

(1)三部分陈述法:PES公式,P(problem,护理诊断名称)+E(etiology,相关因素)+S(symptoms or signs,症状或体征,也包括其他检查结果),多用于现存的护理诊断。如:低效性呼吸形态(P),与胸部疼痛有关(E),发绀、呼吸急促(S)。

(2)二部分陈述法:只有护理诊断名称(P)+相关因素(E),没有症状或体征,多用于“有……危险”的护理诊断。

(3)一部分陈述法:只有护理诊断名称(P),用于健康的护理诊断。

4.书写护理诊断注意事项

(1)一个护理诊断只针对一个健康问题。

(2)护理诊断须采用规范的名称,即P的名称是规定好的,不能自己凭空想象。

(3)护理诊断陈述的健康问题必须是采取护理措施能够解决的。

5.护理诊断与医疗诊断的区别

(1)研究的对象不同:前者是对个体、家庭或社区的健康问题或生命过程反应的判断,后者是对个体病理生理变化的临床判断。

(2)描述的内容不同:前者描述个体对健康问题的反应,后者描述一种疾病。

(3)稳定性不同:前者描述随患者的反应变化而变化,后者在病程中保持不变。

(4)数量不同:前者可同时存在多个,后者通常只有一个。

(5)决策者和职责范围不同:前者是护理人员决策,属于护理职责范围内;后者是医疗人员决策,属于医疗职责范围内。

四、护理计划

(一)制订护理计划

根据患者不同时期的不同需要制订的护理计划可分为入院时护理计划、住院时护理计划和出院时护理计划三类。

(二)制订护理计划的过程

1.排列护理诊断的优先顺序

(1)首优问题:直接威胁患者的生命、需立即行动去解决的问题,应排在首位。

(2)中优问题:虽不直接威胁患者生命,但也能导致患者身体上的不健康或情绪上变化的问题。

(3)次优问题:指与此次发病关系不大,在护理过程中可稍后解决的问题。

注意:①最常依据马斯洛需要层次理论排列优先顺序,即优先满足患者生理需要,再考虑其他层次需要。②“有……危险”和“潜在并发症”的护理诊断,虽尚未发生,但可能有极大的威胁,也常被列为首优问题而需立即采取措施解决。

2.设定预期目标

预期目标是指经过护理活动后,期望患者在功能、认知、行为、情绪、情感等方面达到的健康状态。目标的陈述包括五个部分:①主语是护理对象或护理对象的机体、生理功能。②谓语是护理对象要完成的动作。③行为标准是行为要达到的程度。④时间状语是目标中结果的期望达到时间。⑤条件状语是护理对象完成某行为所处的条件状况。陈述目标的注意事项有:①目标的主语是患者或患者身体的一部分。②陈述要简单明了,切实可行,属于护理工作范围。③目标要有针对性,一个目标针对一个护理诊断。④目标应有具体日期,可观察和可测量。⑤目标应与医疗工作相协调。潜在并发症的目标应重点放在监测其发生或发展及配合抢救上。

3.制定护理措施

护理措施是护士为帮助患者达到预期目标所需采取的具体方法。通常围绕导致患者健康问题的原因制定护理措施,因此制定护理措施是一个决策的过程。

(1)护理措施的内容包括护理级别、饮食护理、病情及心理活动的观察、基础护理、检查及手术前后护理、心理护理、功能锻炼、健康教育、执行医嘱、对症护理等。

(2)护理措施的类别。①依赖性护理措施:执行医嘱的具体措施。②独立性护理措施:在职责范围内,根据所收集的资料,经过独立思考、判断所决定的措施。③协作性护理措施:与其他医务人员合作完成的护理活动。

4.护理计划成文

将护理诊断、目标、措施等按一定格式书写成文,构成护理计划。

五、实施计划

护士在实施护理计划前,应思考做什么(what,实施措施的内容)、谁去做(who,实施人)、怎么做(how,技术和技巧)、何时做(when,实施措施的时间)及在何地做(where,实施措施的场所),即"5 个 W"。护理记录应采取 PIO 的方式记录护理活动,其中 P 代表问题、I 代表措施、O 代表结果。

(张瑞玲　闫丽丽)

第五节　护理学的任务和目标

随着社会的发展、人类生活水平的提高,以及人们对健康保健需求的增加,护理学的任务和目标已发生了深刻的变化。

一、护理学的任务

1965 年 6 月修订的《护士伦理国际法》中规定:护士的权利与义务是保护生命,减轻痛苦,促进健康;护士的唯一任务是帮助患者恢复健康,帮助健康人提高健康水平。1978 年,WHO 也指出:"护士作为护理的专业工作者,其唯一的任务就是帮助患者恢复健康,帮助健康人促进健康。"目前,护理学的任务可概括为以下四个方面:

(一)促进健康

健康意味着个体处于身心安适状态,具有提高生命质量的态度、行为,并能发挥自身潜能。促进健康就是帮助个体、家庭、社区发展维持和增强自身健康的资源。这类护理实践活动包括教育人们对自己的健康负责、形成健康的生活方式、解释改善营养和加强锻炼的意义、鼓励戒烟、预防物质成瘾、预防意外伤害和提供信息以帮助人们利用健康资源等。

（二）预防疾病

预防疾病的目标是通过预防疾病达到最佳的健康状态。预防疾病的护理实践活动包括开展妇幼保健、老年保健、健康教育，增强免疫力，预防各种传染病，提供疾病自我监测的技术，评估机构、临床和社区的保健设施等。

（三）恢复健康

恢复健康的护理实践活动是护士的传统职责，帮助的是患病的人，并从疾病的早期一直延伸到康复期。这类护理实践活动包括为患者提供直接的整体性护理，如执行药物治疗、心理护理、生活护理等；进行护理评估，如测血压、留取标本做各类检查等；与其他卫生保健专业人员共同研讨患者的问题；帮助和指导患者进行康复活动，提高自护能力，达到最佳功能水平。

（四）减轻痛苦

减轻痛苦的护理实践活动涉及对各种疾病患者、各年龄段临终者的身心全面照护。这类护理实践活动包括帮助患者尽可能舒适地带病生活，提供支持以帮助人们应对功能减退、丧失，直至安宁地死亡。护士可以在医院、患者家中和社区各种卫生保健机构如临终关怀中心，开展这些护理实践活动。

二、护理学的目标

护理是为人类健康服务的实践活动，是在尊重人的需要和权利的基础上，将专业知识、技能与人文关怀精神结合起来，运用科学的循证方法为护理对象提供综合的、多层面的护理服务。护理学的最终目标是通过护理工作，保护和促进人类的健康，提高全球健康水平。

（赵晓琳　张艳玲）

第六节　护理学的范畴

一、护理学的理论范畴

（一）护理学的研究对象、任务和目标

护理学的研究对象、任务和目标是护理学科建设的基础，是每个护士必须首先明确的。同其他事物一样，它们也是随着护理学科的发展而不断发展变化。同时，由于它们是在一定历史条件下护理实践的基础上形成的，所以又具有相对的稳定性。

（二）护理学的理论体系

护理学的理论体系是护理人员在长期的护理实践中建立和发展起来的，当在实践中发现旧理论无法解释的新问题、新现象时，就会建立新理论或发展原有的理论。从南丁格尔创立的第一个护理哲学到现代为适应生物-心理-社会医学模式而发展的诸多新的护理理论和模式都证明，随着护理实践新领域的开辟，将会建立和发展更多的护理理论，使护理理论体系日益丰富和完善。

（三）护理学与社会发展的关系

研究护理学在社会中的作用、地位和价值，研究社会对护理学的影响及社会发展对护理学的要求等，如疾病谱的变化，使得健康教育在护理工作中广泛开展；信息化社会改变了护理工作的实践形式，也影响了护士培养的目标；社会老龄化和全球经济一体化趋势，影响了护理学的课程设置，开辟了新的护理研究领域，也使得老年护理、多元文化护理得到发展和重视，老年护理院成为社区健康保健的重要机构。

（四）护理学分支学科及交叉学科

随着现代科学高度分化和广泛综合的发展趋势，护理学与哲学、伦理学、心理学、美学、教育学、管理学等多学科相互渗透，在理论上相互促进，在方法上相互启迪，在技术上相互借鉴，同时护理学自身也在不断丰富、细化、深化，从而形成了护理伦理学、护理心理学、护理美学、护理教育学、护理管理学等一批交叉学科，以及急救护理学、骨科护理学、肿瘤护理学、康复护理学、老年护理学等一批分支学科，大大推动了护理学科体系的构建和完善。

二、护理学的实践范畴

随着护理专业化进程的发展，护理学的实践范畴不断扩展。根据护理实践的性质和环境不同，将其分为临床护理、社区护理、护理教育、护理管理和护理研究。

（一）临床护理

临床护理的对象是患者，工作场所主要在医院。临床护理以护理学及相关学科的理论、知识、技能为基础，指导临床护理实践，其内容包括基础护理和专科护理。

1.基础护理

基础护理是各专科护理的基础，是运用护理学的基本理论、基础知识和基本技术去满足患者的基本需要。其目的是确保患者干净、安全和舒适，内容包括心理护理、膳食护理、排泄护理、观察病情、实施基本护理技术操作、健康教育、预防医院感染、临终关怀及医疗文件的记录书写等。

2.专科护理

专科护理是以护理学和各医学专科理论、知识和技能为基础，结合各专科患者的特点及诊疗要求，对患者进行身心整体护理，主要包括内科、外科、妇产科等各专科的常规护理和实施专科护理技术，如手术及特殊检查的围手术期护理，各种引流管、静脉导管、石膏和夹板的护理，各类疾病的护理与抢救，心、肾、肺、脑功能的监护及脏器移植的护理等。

（二）社区护理

社区护理的对象是一定区域的居民和社会团体。以公共卫生学、护理学知识和技能为基础，以整体护理观为指导，结合社区的特点，护理人员深入社区、家庭、学校、工厂、机关，开展疾病预防、妇幼保健、家庭护理、康复护理、健康教育、健康咨询、预防接种及防疫隔离等工作。进入 21 世纪以来，卫生保健系统服务模式的变革促使社区护理迅速发展，其已成为护理人员作出重要、独特贡献的重要领域。

（三）护理教育

护理教育是以护理学和教育学理论为基础，贯彻党的教育方针、卫生工作方针，培养德、智、体、美全面发展的护理人才。护理教育一般划分为基础护理学教育、毕业后护理学教育和继续护理学教育三类。基础护理学教育分为中专教育、大专或高职教育、本科教育；毕业后护理学教育包含岗位培训教育及研究生教育（硕士、博士学位教育）；继续护理学教育是向已完成基础护理学教育或毕业后护理教育，并正在从事实际工作的护士提供的以学习新理论、新知识、新技术和新方法为目标的终身性在职教育。

（四）护理管理

护理管理是运用现代管理学的理论和方法，对护理工作诸多要素，如人员、技术、设备、时间、信息、财务等进行科学的计划、组织、指挥、协调和控制，以保障护理机构提供成本效益合理的护理服务。

（五）护理研究

护理研究是探讨并解决护理领域中的问题，促进护理理论、知识、技能更新和发展的护理实践活动。护理研究的内容包括促进正常人健康、减轻患者痛苦、保护危重患者生命、提高临终患者生命质量的护理理论、方法、技术与设备研究。护理研究常用方法有观察法、实验法、调查法和理论分析法等。

（赵晓琳　陈嵩凇）

第二章　常见护理操作技术

第一节　无菌技术

一、概念

无菌技术(aseptic technique)是指在执行医疗、护理操作过程中,防止一切微生物侵入人体,保持无菌物品、无菌区域不被污染的操作技术,是预防医院感染的一项基本而重要的措施。无菌技术及操作规程是依据科学原则制定的,医护人员必须熟练掌握并严格遵守,以防止医源性感染的发生,确保患者安全。

二、操作要求及步骤

(一)环境

操作环境符合要求,保持操作室清洁、宽敞、明亮,定期消毒;无菌技术操作前30 min停止清扫,减少人员走动,避免尘埃飞扬;操作台面清洁、干燥、平坦,物品布局合理。

(二)工作人员

工作人员着装符合规范。无菌操作前,工作人员应着装整齐,戴口罩、帽子,并剪短指甲、洗手,必要时穿无菌衣、戴无菌手套等。

(三)无菌物品的合理放置

1.无菌物品放置要求

无菌物品与非无菌物品分开放置,无菌物品必须存放在无菌容器或无菌包内,一经取出,即使未用,也不可再放回无菌容器(包)内。

2.无菌包标识要求

无菌包外标识清晰，注明包内无菌物品的名称及灭菌日期，并按失效期先后顺序摆放。

3.无菌包存放要求

无菌包的保存期与储存环境的温度、湿度及包装材质有关。纺织品材料包装的有效期一般为 14 d(未达到环境标准保存期为 7 d，过期、包装受潮或外包装受损，均应重新灭菌)。

(四)注意事项

(1)严格执行操作规范，取用无菌物品须使用无菌持物钳(镊)。

(2)未经消毒的用物、手、臂不可触及无菌物品或跨越无菌区。

(3)无菌操作时，操作者的身体应与无菌区域保持一定距离，手、前臂应保持在肩以下、腰部或操作台面以上的视野范围内。

(4)一切无菌操作均应使用无菌物品，禁用未经灭菌或疑有污染的物品。

(5)一份无菌物品仅供一位患者使用一次。

三、常用无菌技术

(一)无菌持物钳(镊)

1.无菌持物钳(镊)的取用方法

取用无菌物品必须使用无菌持物钳(镊)，临床常用的持物钳(镊)有卵圆钳、三叉钳和长镊子、短镊子。

2.无菌持物钳(镊)的存放

无菌持物钳(镊)应存放在无菌有盖容器内，每一容器内只能放置一把持物钳(镊)，以免取、放时互相碰撞造成污染。保存方法有干式和湿式两种，目前医院多采取干式保存法。

(1)干式保存法：将无菌持物钳(镊)置于带盖的无菌容器内，其无菌状态的保持与室内的空气环境、使用频率等有关，一般每 4 h 更换 1 次。

(2)湿式保存法：将无菌持物钳(镊)浸泡在盛有消毒液的带盖无菌容器内，消毒液液面高度应浸没持物钳轴节以上 2～3 cm 或镊子长度的 1/2。每周消毒 1～2 次，同时更换消毒液。此外，也提倡无菌持物钳(镊)单个包装，方便一次性使用。

3.操作方法

(1)每次打开存放无菌持物钳(镊)的容器需注明开启日期和时间，再次使用时应检查有效时间。

(2)手持无菌持物钳上 1/3 处，将钳移至容器中。取出持物钳时，持物钳下 2/3 部分不可触及容器口缘及中央，使钳端闭合，垂直取出。使用时应保持钳端始终向下，不可倒转向上，防止消毒液倒流而污染钳端。用后闭合钳端，立即垂直放回容器内，关闭容器盖时，避免触及容器口周围，浸泡时将轴节松开。钳取远处的无菌物品时，应将持物钳连同容器一起搬移，就地使用，防止无菌持物钳在空气中暴露过久导致污染。

(3)无菌持物钳(镊)及容器应定时更换，且同时更换，保持无菌持物钳(镊)的无菌状态。

(二)取用无菌溶液操作步骤

(1)取用无菌溶液前要认真核对、检查，在确认溶液质量可靠后，方可使用。

(2)取盛有无菌溶液的密封瓶，擦净瓶外灰尘，认真核对无菌溶液名称、剂量、浓度和有效期，检查瓶盖有无松动，瓶体、瓶底有无裂痕，溶液有无沉淀、浑浊、絮状物、变色等。

(3)打开瓶盖，手拿起无菌瓶，标签面朝向掌心，倒出少量溶液旋转冲洗瓶口。倒液时，高度应适中，避免液体溅出或瓶口触碰容器。

(4)从已经冲洗的瓶口处倒出所需液量至无菌容器内，溶液不可再倒回瓶内。

(5)盖回瓶盖，在瓶签上记录开瓶日期、时间，已开启的溶液瓶内的溶液一般可保存24 h，一次性溶液瓶内未取用完的溶液不宜保留。

四、无菌包的使用

(一)检查

一般敷料与器械应包于质厚、致密、未脱脂的双层包布内或双层无纺布内，高压灭菌后备用。检查无菌包名称标签、化学指示胶带、包布外观是否完整，无菌包是否符合灭菌要求，是否在有效期内，若外观无潮湿、破损、霉变，且符合要求方可使用。

(二)开包

将无菌包放在清洁、干燥、平坦处，先捏住包布外角向远侧端打开上层包布，再揭开左右两角，最后打开近侧一角，手不可触及包布的内面。

(三)取物

用无菌持物钳取出所需无菌物品，放在事先备好的无菌区域内。

(四)包扎

若包内无菌物品未取完，应按原折痕折叠，并注明开包日期、时间，表示此包已开过，所剩物品在24 h内可使用。

五、铺无菌盘

铺无菌盘法是将无菌治疗巾铺在清洁、干燥的治疗盘内，形成无菌区，以放置无菌物品，供治疗和护理使用。

(一)折叠治疗巾

1.纵折法

将治疗巾纵折2次成4折，再横折2次，开口边向外，保持治疗巾的无菌。

2.横折法

将治疗巾横折后再纵折，成为 4 折，再重复一次。

(二)铺盘

1.单层底铺盘

(1)打开无菌包，用无菌持物钳取一块治疗巾放在治疗盘内，打开包布后，注意保持包内无菌。

(2)双手捏住无菌巾一边外面两角，轻轻抖开，双折铺于治疗盘上，上面一层向远端呈扇形折叠，开口边向外，手不可触及无菌巾内面，治疗巾内面构成一无菌区。

2.双层底铺盘

(1)取出无菌巾，双手捏住无菌巾一边的外面两角，轻轻抖开，从远到近，3 折成双层底，上层呈扇形折叠，开口边向外。

(2)放入无菌物品，拉平扇形折叠层，盖于物品上，上下边缘对齐，将开口处向上翻折 2 次，两侧边缘各向下翻折 1 次，避免跨越无菌区。

(3)注明无菌盘名称及铺盘日期、时间，保持盘内无菌，4 h 内有效。

六、戴、脱无菌手套

(一)戴手套

(1)取下腕表，修剪指甲，洗净双手并擦干，戴口罩。

(2)核对无菌手套袋上的号码及灭菌日期，打开手套袋。

(3)右手掀起手套袋外层开口处，左手捏住右手套翻折部分(手套内面)，取出右手套，将右手伸入手套内，小心戴好。

(4)左手掀起手套袋开口处外层，将已戴手套的右手指插入左手套翻边内面(手套外面)，取出左手套，将左手伸入手套内，小心戴好，两手套外面可互相触碰，已戴手套的手不可触及另一手套的内面(非无菌面)。

(5)调整手套与手指间的贴合度，将手套的翻边扣套在工作衣袖外。

(6)执行无菌操作。

(二)脱手套

(1)用戴手套的右手捏住左手套腕部外面(污染面)翻转脱下。

(2)用已脱手套的左手插入右手套内，将其翻转脱下。

(3)将手套放入医疗废物容器内，按医疗废物处置，洗手。

(黄美玲　王琳)

第二节　隔离技术

一、概念

隔离是指将传染源、传播者和高度易感人群安置在指定地点和特殊环境中，暂时避免与周围人群接触。对传染患者采取传染源隔离，切断传染途径，对易感人群采取保护性隔离。

二、隔离的管理要求

(1)在新建、改建与扩建时，建筑布局应符合医院卫生学要求，并应具备隔离预防的功能，区域划分应明确，标识应规范、清晰。

(2)医院应根据国家的有关法规，结合本医院的实际情况，制定隔离预防制度并实施。

(3)医院应加强医务人员隔离与防护知识和技能的培训，为其提供合适、必要的个人防护用品。医务人员应正确掌握常见感染性疾病的传播途径、隔离方式和防护技术，熟练掌握操作规程。个人防护用品应符合国家相关标准，有效期内使用，方便取用。

(4)医院应采取有效措施，管理感染源、切断传播途径和保护易感人群。

(5)隔离的实施应遵循“标准预防”和“基于疾病传播途径的预防”的原则。

(6)预检分诊应遵循《医疗机构门急诊医院感染管理规范》的要求。

(7)医务人员的手卫生应符合手卫生规范。

(8)隔离区域的消毒应符合消毒技术规范及国家有关规定。

三、工作区的划分及隔离要求

(一)划分依据

根据患者获得感染危险性的程度，将工作区划分为低度风险区域、中度风险区域和高度风险区域。

1.低度风险区域

没有患者存在或患者只作短暂停留的区域，如行政管理部门、图书馆、会议室、病案室等。

2.中度风险区域

有普通患者诊疗的区域，患者体液(血液、组织液等)、分泌物、排泄物对环境表面存在潜在污染可能性的区域，如普通病区、门诊科室、功能检查室等。

3.高度风险区域

有感染或病原体定植患者诊疗的区域，以及对高度易感患者采取保护性隔离措施的区域，如感染性疾病科、手术部（室）、重症监护病区（室）、移植病区、烧伤病区（室）等。

（二）隔离要求

明确诊疗流程，洁污分明，标识清晰。根据建筑分区的要求，同一风险等级分区的科室宜相对集中，高度风险区域的科室宜相对独立成区，收治感染患者区域与采取保护性隔离区域分开设置，宜与中低度风险区域分开。通风系统应区域化，防止区域间空气交叉污染。应按照《医务人员手卫生规范》的要求，配备合适的手卫生设施。

四、医院建筑布局及隔离要求

（一）普通病区的建筑布局与隔离要求

1.建筑布局

普通病区的建筑布局应符合医院卫生学要求，病区内病房（室）、治疗室等各功能区域内的房间应布局合理，洁污分明，标识清晰。设施、设备应符合医院感染防控的要求，应设有适于隔离的房间。病室内应有良好的通风设施，通风系统符合要求。

2.隔离要求

（1）感染性疾病患者与非感染性疾病患者宜分室安置。

（2）同种感染性疾病、同种病原体感染患者宜集中安置。

（3）床单元之间的隔帘应方便清洁与消毒。

（4）单排病床通道净宽不应小于 1.1 m，双排病床（床端）通道净宽不应小于 1.4 m，病床间距宜大于 0.8 m。

（二）感染性疾病病区的建筑布局与隔离要求

1.建筑布局

感染性疾病病区应设在医院相对独立的区域，并符合普通病区的建筑布局要求。

2.隔离要求

（1）应分区明确，标识清晰。

（2）不同种类的感染性疾病患者应分室安置。

（3）应配备适量非手触式开关的流动水洗手设施。

（三）经空气传播疾病患者的隔离病区建筑布局与隔离要求

1.建筑布局

经空气传播疾病的病区应设在医院相对独立的区域，并符合普通病区的建筑布局要求。病区分为清洁区、潜在污染区和污染区，设立两通道和各区域之间的缓冲间。经空气传播疾病的隔离病区，宜设置负压隔离病房。

2.隔离要求

(1)严格工作流程和各区域、两通道等的管理。各区之间界线清楚,标识明显。

(2)疑似患者应单独安置。

(3)确诊患者宜单独安置,同种疾病患者安置于一室时,两病床之间距离不少于1.2 m。

(4)患者出院所带物品应消毒处理。

(5)进入隔离病区的人员应根据进入的区域遵循《经空气传播疾病医院感染预防与控制规范》的要求,做好个人防护。

(四)门诊的建筑布局与隔离要求

1.建筑布局

(1)普通门诊流程明确,标识清晰,路径便捷。

(2)门诊宜分科候诊。

(3)儿科门诊应相对独立成区,出入方便;并设预检分诊台、隔离观察室等。

(4)感染性疾病科门诊应符合国家有关规定。

(5)门诊换药宜分别设立清洁伤口换药室与污染伤口换药室。

(6)门诊手术室宜参照《医院手术部(室)感染控制相关规范》要求进行设置。

2.隔离要求

(1)普通门诊、儿科门诊宜分开候诊,感染性疾病科门诊候诊应符合国家有关规定。

(2)诊室应通风良好,配备适量的流动水洗手设施和/或配备速干手消毒剂。

(3)建立预检分诊隔离制度并落实,通过挂号时询问、咨询台咨询和医师接诊时询问等多种方式对患者开展传染病的预检,必要时可建立临时预检点进行预检。

(4)经预检为需要隔离的传染病患者或疑似传染病患者,应及时将患者分诊至感染性疾病科或相应分诊点,同时对接诊处采取必要的消毒措施。

(5)气性坏疽等感染患者应在诊室就地隔离,诊疗后对诊室进行终末消毒。

(6)门诊手术室宜参照《医院手术部(室)感染控制相关规范》要求进行管理。

(五)急诊医学科(室)的建筑布局与隔离要求

1.建筑布局

(1)急诊医学科(室)应设单独出入口,标识清晰,路径便捷;并设预检分诊、普通诊室和适于隔离的诊室。

(2)急诊重症监护病房建筑布局合理,符合国家要求。

2.隔离要求

(1)医务人员应执行预检分诊制度,及时发现传染病患者及疑似患者,并及时采取隔离措施。

(2)各诊室内应配备非手触式开关的流动水洗手设施和/或配备速干手消毒剂。

(3)急诊观察室应按病区要求进行管理。

(4)对不明原因发热及不明原因肺炎患者进行诊疗时,应在标准预防的基础上按照空气传播疾病的需求进行隔离预防。

五、医务人员个人防护用品的使用

医务人员应根据标准预防、不同传播途径疾病预防与控制的需要及疾病危害性,选择适宜的个人防护用品。

(一)口罩的使用

医务人员应根据不同的诊疗要求选用不同种类的口罩。一般诊疗活动,可佩戴一次性使用医用口罩或医用外科口罩;手术部(室)工作或诊疗护理免疫功能低下患者、进行有体液喷溅的操作或侵入性操作时,应戴医用外科口罩;接触经空气传播的传染病患者、近距离(小于等于 1 m)接触经飞沫传播的传染病患者或进行产生气溶胶操作时,应戴医用防护口罩。

(二)护目镜、防护面罩的使用

在进行可能发生患者体液(血液、组织液等)、分泌物、排泄物等喷溅的诊疗、护理操作时,应使用护目镜或防护面罩。为呼吸道传染病患者进行气管插管、气管切开等近距离操作,可能发生患者体液(血液、组织液等)、分泌物等喷溅时,宜使用全面型防护面罩。佩戴前应检查有无破损,佩戴装置有无松脱。每次使用后应清洁并消毒。

(三)手套的使用

医务人员应根据不同操作的需要,选择合适种类和规格的手套。接触患者的体液(血液、组织液等)、分泌物、排泄物等及污染物品时,应戴一次性使用医用橡胶检查手套。进行手术、换药等无菌操作以及接触患者破损皮肤、黏膜时,应戴一次性使用灭菌橡胶外科手套。医务人员应正确戴、脱一次性使用灭菌橡胶外科手套。

(四)隔离衣与医用一次性防护服的使用

(1)医务人员应根据诊疗工作的需要,选用隔离衣(一次性隔离衣、可复用隔离衣)或医用一次性防护服。

(2)下列情况应穿隔离衣:①接触经接触传播的感染性疾病患者(如肠道传染病患者、多重耐药菌感染患者等)或其周围环境时。②可能受到患者体液(血液、组织液等)、分泌物、排泄物污染时。③对实施保护性隔离的患者,如大面积烧伤、骨髓移植等患者进行诊疗、护理时。

(3)下列情况应穿医用一次性防护服:①接触甲类及乙类按甲类管理的传染病患者时。②接触传播途径不明的新发传染病患者时。③为高致病性、高病死率的传染病患者进行诊疗、护理操作时。

(五)帽子的使用

帽子应能够遮盖全部头发,分为布质帽子和一次性帽子。医务人员进行无菌技术操作，进入污染区、保护性隔离区域、洁净医疗用房等应戴帽子。帽子被患者体液(血液、组织液等)、分泌物等污染时，应立即更换。布质帽子应保持清洁，每次或每天更换与清洁。一次性帽子应一次性使用。

(六)防水围裙的使用

防水围裙分为可重复使用的围裙和一次性使用的围裙。医务人员在可能受到患者的体液(血液、组织液等)、分泌物及其他污染物质污染，进行复用医疗器械的清洗时，应穿防水围裙。重复使用的围裙，每班使用后应及时清洗与消毒。遇有破损或渗透时，应及时更换。一次性使用的围裙应一次性使用，受到明显污染、破损或渗透时应及时更换。

(七)鞋套的使用

鞋套应具有良好的防水性能，并一次性使用。医务人员从潜在污染区进入污染区时、从缓冲间进入负压隔离病室时和进入洁净医疗用房时应穿鞋套。应在规定区域内穿鞋套，离开该区域时应及时脱掉。发现鞋套破损时应及时更换。

六、不同传播途径疾病的隔离预防原则与措施

(一)隔离预防原则

(1)在标准预防措施的基础上，医院应根据疾病的传播途径[接触传播、飞沫传播、空气传播和其他途径传播(如虫媒传播)]，结合医院的实际情况，制定相应的隔离与预防措施。

(2)当一种疾病有多种传播途径时，应在标准预防措施的基础上，采取针对相应传播途径的隔离与预防措施。

(3)隔离病区(室)应有隔离标识，标识颜色和内容根据需求制定，如黄色标识一般用于经空气传播的隔离，粉色标识一般用于经飞沫传播的隔离，蓝色标识一般用于经接触传播的隔离。

(4)疑似呼吸道传染病患者应安置在单人隔离房间。

(5)受条件限制的医院，同种病原体感染的患者可安置于一室。

(6)应限制无关人员进入隔离区域，严格管理陪护及探视人员。

(7)对隔离患者进行宣教，做好手卫生及相关隔离要求。

(8)隔离患者外出检查、诊疗、手术、转科、转运等时，应通知相关接收部门或单位，同时采取有效措施，减少对其他患者、医务人员和环境表面的污染。

(9)接收部门或单位应做好隔离准备，在隔离患者离开后，应采取相应的清洁与消毒措施。

(二)隔离预防措施

1.经接触传播疾病的隔离与预防措施

(1)总体要求:接触经接触传播疾病的患者(如肠道传染病、经血传播疾病、多重耐药菌感染、皮肤感染患者等)及其污染物时,在标准预防的基础上,还应采取接触传播的隔离与预防措施。

(2)患者的隔离:①宜单间隔离,无条件的医院可采取床单位隔离或将同种病原体感染患者隔离于一室。②应限制患者的活动范围,减少转运次数。

(3)医务人员的防护:①接触隔离患者的体液(血液、组织液等)、分泌物、排泄物等物质时,应戴一次性使用医用橡胶检查手套,手上有伤口时应戴双层手套;接触污染物品后、离开隔离病室前应摘除手套,洗手和/或手消毒。②进入隔离病室,从事可能污染工作服的操作时,应穿隔离衣;离开病室前,脱下隔离衣,按要求悬挂,每天更换、清洗与消毒;或使用一次性隔离衣,用后按医疗废物管理要求进行处置。接触甲类及乙类按甲类管理的传染病患者应按要求穿脱医用一次性防护服,离开病室前,脱去医用一次性防护服,医用一次性防护服按医疗废物管理要求进行处置。

2.经飞沫传播疾病的隔离与预防措施

(1)总体要求:接触经飞沫传播疾病的患者(如百日咳、白喉、流行性感冒、病毒性腮腺炎等患者)及其污染物时,在标准预防的基础上,还应采取经飞沫传播疾病的隔离与预防措施。

(2)患者的隔离:①宜限制患者的活动范围,患者病情允许时,应戴医用外科口罩,并定期更换。②应减少转运,当需要转运时,医务人员应注意防护。③探视者应戴医用外科口罩,宜与患者保持 1 m 以上距离。④加强通风,并遵循规定对室内空气进行消毒。

(3)医务人员的防护:①应根据诊疗的需要,穿戴合适的防护用品;一般诊疗护理操作时佩戴医用外科口罩,严格手卫生。②与患者近距离(小于等于 1 m)接触或进行产生气溶胶的操作时,应戴帽子、医用防护口罩;进行可能产生喷溅的诊疗操作时,应戴护目镜或防护面罩,穿隔离衣;当接触患者及其体液(血液、组织液等)、分泌物、排泄物等时,应戴一次性使用医用橡胶检查手套,操作完成后严格实施手卫生。

3.经空气传播疾病的隔离与预防措施

(1)总体要求:接触肺结核等经空气传播疾病的患者时,在标准预防措施的基础上,还应采用经空气传播疾病的隔离与预防措施。

(2)患者的隔离:①原则上应尽快将患者转送至有条件收治经空气传播疾病患者的医院或科室进行诊治,转运过程中做好医务人员的防护。②具有传染性的肺结核患者宜安置在负压隔离病室。③当患者病情允许时,宜戴医用外科口罩,定期更换;宜限制其活动范围。④严格进行空气消毒。

(3)医务人员的防护:①应严格按照区域医院感染预防与控制要求,在不同的区域,穿戴不同的防护用品,离开时按要求摘脱,并正确处理使用后物品。②进入确诊或可疑传染病患者房间时，应戴帽子、医用防护口罩；进行可能产生喷溅的诊疗操作时，应戴护目镜或防护面罩，穿隔离衣；当接触患者及其体液（血液、组织液等）、分泌物、排泄物等时，应戴一次性使用医用橡胶检查手套。

（王丽华　李茹）

第三节　氧气吸入技术

一、概念

氧气吸入技术是常用的改善呼吸的技术之一。通过给患者吸入高于空气中氧浓度的氧气，提高动脉血氧分压、氧饱和度及氧含量以纠正低氧血症（hypoxemia），确保对组织的氧供应，达到缓解组织缺氧的目的。

二、缺氧的分类和程度

（一）缺氧的分类

根据缺氧原因和血氧变化特征可将缺氧分为四类：低张性缺氧、血液性缺氧、循环性缺氧、组织性缺氧。在这四种类型的缺氧中，氧疗对低张性缺氧的患者疗效最好，能迅速提高动脉血氧分压（PaO_2）、动脉血氧饱和度（SaO_2）和动脉血氧含量（CaO_2）。氧疗对心功能不全、休克、严重贫血、一氧化碳中毒等患者也有一定的疗效。

（二）缺氧的程度

根据缺氧程度与给氧标准可将缺氧分为三类：轻度低氧血症、中度低氧血症、重度低氧血症。轻度低氧血症一般不需给氧，若患者呼吸困难可给予低流量氧气（1～2 L/min）。中度低氧血症需给氧。重度低氧血症是给氧的绝对适应证。当患者 $PaO_2<50$ mmHg（1 mmHg≈0.133 kPa）时，均应给氧。慢性阻塞性肺疾病并发冠心病患者 $PaO_2<60$ mmHg 时即需给氧。

三、吸氧适应证

吸氧适应证为各种原因导致的低氧血症及组织缺氧，包括以下几种情况：肺活量减少，因呼吸系统疾病而影响肺活量者，如哮喘、支气管肺炎或气胸等；心、肺功能不全使肺部充血而致呼吸困难者，如心力衰竭；各种中毒引起的呼吸困难使氧不能由毛细血管渗入组织而产生缺氧者，如巴比妥类药物中毒、麻醉剂中毒或CO中毒等；昏迷患者，如脑血管意外或颅脑损伤者；其他如某些外科手术前后患者、大出血休克患者、分娩时产程过长或胎心异常者等。

四、用氧安全

氧气是助燃气体，氧气筒内的氧气压力很高，氧气在高浓度和高压情况下容易引起火灾和爆炸。因此，在用氧过程中，护士必须严格遵循操作规程，确保用氧安全。应切实做到“四防”：防火、防油、防热、防震。

（一）氧气筒的安全使用

在氧气装置上悬挂“四防”安全标志；将氧气筒放置在阴凉处，周围严禁烟火和存放易燃品；氧气表及螺旋处不可抹油；搬运氧气筒时避免倾倒和震动，以防引起爆炸。

氧气筒内氧气不可全部用尽，当压力表上指针降至5 kg/cm^2时即不可再用，以防灰尘进入筒内，再次充氧时引起爆炸。对未用或已用空的氧气筒，应分别标明“满”或“空”的字样，避免急用时搬错而影响抢救；氧气筒外应有明显标记，平时应有固定放置地点，切不可与其他气体钢筒并放一起，以防急用时搬错。

（二）用氧过程中的安全问题

指导患者及探视者用氧时禁止吸烟；确保电器（如电剃刀、助听器、电视、电热毯等）处于正常工作状态，避免电器短路产生火花而引起火灾；避免使用易产生静电的材料，如毛毯、合成纤维等。患者和照顾者最好穿棉质衣物；使用氧气时，应先调节流量再连接鼻导管（鼻塞）。停用氧气时，应先拔管，再关流量调节阀。中途改变流量时，先分离给氧管与湿化瓶连接处，调节好流量再接上，以免一旦开关出错，大量氧气进入呼吸道而损伤肺部组织。用氧过程中，应加强监测；工作人员应熟悉灭火器的位置，并掌握使用方法。

五、氧浓度与氧流量的换算

（一）氧流量

氧流量指调节后供患者使用的氧气流量，单位为L/min。应根据患者的呼吸状况和用氧途径调节氧流量的大小。由于氧气的渗漏及与大气的混合，氧流量并不完全等于患者实际吸入的氧浓度。更精确地描述氧气吸入量可用吸氧浓度。

（二）吸氧浓度

吸氧浓度即氧在吸入空气中所占的百分比，根据浓度的高低可分为：①低浓度吸氧：吸入氧浓度＜35％；②中浓度吸氧：吸入氧浓度为35％～50％；③高浓度吸氧：吸入氧浓度＞50％。

(三)吸氧浓度和氧流量的换算

1.鼻导管、鼻塞等方法给氧浓度计算

吸氧浓度(%)=21+4×氧流量(L/min)

慢性阻塞性肺疾病患者鼻导管给氧时能耐受的氧流量为 2 L/min。此类患者吸氧时,需要密切观察动脉血气分析的结果。

2.面罩给氧浓度计算

吸氧浓度与氧流量的关系如表 2-1 所示。面罩给氧时,氧流量必须>5 L/min,以免呼出气体在面罩内被重复吸入,导致 CO_2 蓄积。吸氧浓度随氧流量增加而增加,但氧流量超过 8 L/min 则吸氧浓度增幅很小;若需要提高吸氧浓度,可在面罩后接储气囊。

表 2-1 吸氧浓度与氧流量的关系

给氧方法	氧流量	吸氧浓度近似值
开放式面罩	5~6 L/min	40%
	6~7 L/min	50%
	7~8 L/min	60%
密闭式面罩(加储气囊)	6 L/min	60%
	7 L/min	70%
	8 L/min	80%
	9 L/min	90%
	10 L/min	99%

3.简易呼吸器给氧浓度

若氧流量为 6 L/min,则吸氧浓度为 40%~60%。

4.呼吸机(定容型)给氧浓度计算

吸氧浓度(%)=80×氧流量(L/min)/通气量(L/min)+20

六、吸氧的不良反应及预防

(一)呼吸道分泌物干燥

供氧装置流出的氧气是干燥的,吸入后可使呼吸道黏膜干燥,分泌物黏稠,不容易排出且有损纤毛运动。预防的关键是加强吸入氧气的湿化,定期进行雾化吸入。

(二)呼吸抑制、低氧血症

患者呼吸抑制、患低氧血症时,PaO_2 的降低可刺激周围化学感受器,反射性兴奋呼吸中枢,增加肺部通气。若患者长期依靠此反射性兴奋维持呼吸(如肺源性心脏病、Ⅱ型呼吸衰竭的患者),吸入高浓度氧后引起 PaO_2 升高可消除这一反射机制,导致患者自主呼吸抑制,甚至出现呼吸停止。因此,此类患者吸氧应低流量、低浓度并监测 PaO_2

的变化，使患者 PaO_2 维持在 8 kPa 即可。

（三）吸收性肺不张

患者吸入高浓度氧气后，可大量置换肺泡内氮气（不能被吸收）。一旦支气管阻塞，其所属肺泡内的氧气可被循环血流迅速吸收，导致肺泡塌陷，引起肺不张。患者表现为烦躁不安、呼吸心跳加快、血压升高、呼吸困难、发绀等，甚至昏迷。预防的关键是防止呼吸道阻塞，具体措施包括鼓励患者深呼吸和咳嗽、加强排痰、经常变换体位、降低吸氧浓度（＜60％）等。使用呼吸机的患者，可加用呼气末正压通气（PEEP）来预防。

（四）晶状体后纤维组织增生

给予高浓度氧后，过高的动脉氧（PaO_2＞140 mmHg）可引起新生儿（特别是早产儿）晶状体后纤维组织增生，引起透明的晶状体后血管增生，最后纤维化，出现不可逆转的失明。因此，新生儿吸氧浓度应视病情需要而定，初始给氧浓度不宜超过 40％，10～20 min后根据氧分压和血氧饱和度进行调整。

（五）氧中毒

氧为生命活动所必需，但 0.5 个大气压以上的氧对任何细胞都有毒性作用，可引起氧中毒。长时间高浓度给氧，肺泡气-动脉血氧分压差升高，使血液与组织细胞之间氧分压差升高，氧弥散加速，组织细胞因获氧过多而中毒。氧中毒有两种类型：

1.肺型氧中毒

吸入 1 个大气压左右的氧 8 h 后，患者可出现胸骨后锐痛、烧灼感、刺激性咳嗽，继而出现呼吸困难、恶心、呕吐、烦躁不安、头痛，3 d 后可有肺不张，晚期表现为肺间质纤维化及多脏器功能受损，甚至死亡。

2.脑型氧中毒

吸入 2～3 个或更高大气压的氧，可在短时间内引发脑型氧中毒。患者出现视觉和听觉障碍、恶心、抽搐、晕厥等神经症状，严重者可昏迷、死亡。

预防氧中毒的主要措施是控制吸氧浓度与时间。在维持目标氧饱和度为 94％～98％的前提下，吸氧浓度越低越好。应尽量避免长时间高浓度给氧，给氧期间应经常监测 PaO_2 和氧饱和度，密切观察给氧效果和有无氧疗不良反应。

（王丽华　李茹）

第四节 吸痰技术

一、概念

当患者不能通过咳嗽排出痰液时，可通过吸痰术帮助患者保持呼吸道通畅。吸痰术是指利用负压作用，用导管经口、鼻腔或人工气道将呼吸道分泌物吸出，以保持呼吸道通畅的一种方法，适用于年老体弱、新生儿、危重、麻醉未醒、气管切开等不能进行有效咳嗽者。临床上常用电动吸引器或中心负压吸引装置吸痰。

二、目的

(1)清除呼吸道分泌物，保持呼吸道通畅。

(2)促进肺通气，改善呼吸功能。

(3)预防肺不张、坠积性肺炎等肺部并发症。

三、吸痰的适应证和禁忌证

(一)适应证

病情危重、老年、昏迷的患者，进行全麻手术之后的患者；痰液比较黏稠，无法咳嗽或者咳嗽无力，不能自己将气道里的分泌物、痰液或者呕吐物咳出，容易发生呼吸困难或窒息者。

(二)禁忌证

颅底骨折患者禁用经鼻腔吸痰，易引起颅内感染；肺水肿患者应少吸痰或不吸痰；进行肺复张时，也应尽量避免吸痰；气道内有活动性出血的患者或凝血机制异常者也不宜吸痰。

(三)吸痰的途径

1.经口吸痰

口腔前庭→颊部→咽部→气管内。

2.经鼻吸痰

鼻腔前庭→下鼻道→鼻后孔→咽部→气管。

3.经气管切开或气管插管吸痰

吸痰管由套管内插入，先吸气管内痰液，再吸口鼻部痰液。

(四)吸痰器的分类

1.装有中心吸引装置的吸痰器

中心吸引装置由马达、真空泵、负压瓶等组成。

2.装有电动吸引器的吸痰器

此类吸痰器俗称“电动吸痰器”,由马达、气泵、偏心轮、气体过滤器、压力表、贮液瓶、保护瓶等组成。

(五)操作步骤

(1)护士衣帽整齐,洗手,戴口罩。

(2)将用物备齐,按使用顺序置于护理车上,贮液瓶内放 2000 mg/L 的含氯消毒液,贮液瓶内总液体量少于 2/3,推至患者床旁,核对患者的床号、姓名。

(3)了解患者的意识状态、生命体征、吸氧流量或氧浓度,以及呼吸道分泌物的黏稠度、部位,向清醒患者或其家属告知操作的目的、方法、注意事项及配合要点,协助患者取舒适卧位。

(4)接通电源,打开电源开关,连接吸痰器或中心负压吸引装置;检查吸引器的性能是否良好。检查一次性使用连接管连接是否正确,调节负压,一般压力成人 40.0～53.3 kPa(300～400 mmHg),儿童 33～40.0 kPa(250～300 mmHg),将连接管头放入消毒液容器内(普通患者使用的含氯消毒液浓度为 500 mg/L,感染患者使用的含氯消毒液浓度为 1000 mg/L)。

(5)检查患者口、鼻腔(有活动义齿者取下),将患者面部转向操作者,昏迷患者用压舌板或开口器帮助张口。

(6)卫生手消毒,根据患者痰液的黏稠度选择吸痰管并检查吸痰管灭菌有效期,撕开外包装,一手戴手套取出吸痰管,将其盘绕在手中,开口端与吸痰器的负压管连接。

(7)用戴手套的手或用无菌镊持吸痰管前端。另一手折叠导管末端,用生理盐水试吸通畅后,轻轻插入患者口咽部,然后放松吸痰管末端,左、右旋转从深部向上提拉,边退边吸。将口腔、咽部的分泌物吸净。每次吸痰的时间不超过 15 s。

(8)更换吸痰管,将吸痰管插至气管深部,轻轻左右旋转,向上提拉,边退边吸,吸净气管内分泌物。

(9)吸痰管退出后,抽吸生理盐水冲洗,防止分泌物堵塞。

(10)观察气道是否通畅;观察患者的反应(面色、呼吸、心率、血压)及吸出痰液的性质、量、颜色等。

(11)吸痰完毕。关闭吸引器开关,分离吸痰管,将连接管置于盛有消毒液的容器内。

(12)用纱布擦净患者面部,连同手套、吸痰管一同置于医用垃圾袋内。

(13)协助患者取舒适卧位。整理床单位,向清醒患者或其家属交代注意事项。

(14)整理用物,洗手,记录。

(六)吸痰的注意事项

(1)严格执行无菌操作规程,动作轻柔,防止损伤呼吸道黏膜。吸痰时间、压力符合要求。调节负压,一般压力为成人 40.0～53.3 kPa(300～400 mmHg),儿童 33～40.0 kPa(250～300 mmHg)。

(2)注意吸痰管插入是否顺利,遇到阻力时应分析原因。不可粗暴盲插。吸痰管最大外径不能超过气管导管内径的 1/2,负压不可过大,插入吸痰管时不可给予负压,以免损伤患者气道,应正压进负压出。

(3)注意保持呼吸机接头和戴无菌手套的手不被污染,冲洗水瓶应分别注明吸引气管插管、气管套管或口鼻腔,不能混用。

(4)护理盘内的吸痰用物应每日更换 1～2 次;吸痰导管应每次更换,不得重复使用。

(5)吸痰前后应给予高流量氧气吸入 2 min(带呼吸机患者吸痰前后可给患者浓度为 100%的氧气吸入 2 min),每次吸痰的时间不超过 15 s,以免加重缺氧。痰液较多需要再次吸引者,应间隔 3～5 min。患者出现发绀、心率减慢、动脉血氧饱和度(SpO_2)低于 90%等缺氧症状时,应当立即停止吸痰,休息后再吸。

(6)痰液黏稠时可配合背部叩击、雾化吸入等,以提高吸痰效果。

(7)吸痰器贮液瓶内吸出液达 2/3 满时要及时倾倒。贮液瓶内放 2000 mg/L 的含氯消毒液。

(8)吸痰过程中要随时观察患者气道是否通畅,患者的反应、面色、呼吸、心率、血压等,吸出痰液的性状、质量、颜色,吸出的痰液带新鲜血液提示黏膜破损,应暂停吸痰。

(9)吸痰前要检查吸引器性能是否良好,连接是否正确,保证操作安全。

(10)吸痰时,切勿上下提插或固定在一点不动。

(王丽华 周庆福)

第五节 导尿术

一、概念

导尿术是将导尿管经尿道插入膀胱引出尿液。

二、目的

导尿术的目的是解除尿潴留,留取不污染的尿液标本做检查,测定残余尿,测定膀胱冷热感、容量、压力，注入造影剂或药物帮助诊断或治疗等。

抢救危重患者时准确记录每小时尿量，测量尿比重，以密切观察病情变化；在盆腔脏器手术中，保持膀胱空虚，以避免术中误伤；某些泌尿系统疾病手术后留置导尿管，便于引流和冲洗，并可减轻手术切口的张力，有利于愈合；为尿失禁或会阴部有伤口的患者引流尿液，保持会阴部清洁干燥。

三、导尿的适应证及禁忌证

（一）适应证

导尿的适应证包括急性、慢性尿潴留，危重症者的尿量监测，膀胱灌注药物治疗，中大型手术防止膀胱过度充盈及观察尿量，测量膀胱容量和残余量，尿道膀胱漏的治疗，判断有无膀胱漏。

（二）禁忌证

导尿的禁忌证包括急性尿道炎、急性前列腺炎、尿道完全断裂、尿道狭窄且尿管无法通过、女性经期。

四、操作步骤

（一）女性导尿术

（1）操作者备好用物进入病房，向患者说明目的，取得合作，遮挡患者。

（2）能自理者，嘱其清洗外阴；不能起床者，协助其清洗外阴。患者取仰卧位，操作者立于患者右侧，将盖被扇形折叠后盖于患者胸腹部。脱近侧裤腿，盖于对侧腿上，近侧下肢用大毛巾遮盖，嘱患者两腿屈膝自然分开，暴露外阴。

（3）将治疗巾（或一次性尿布）垫于臀下，弯盘放于床尾。开消毒包，备消毒液，左手戴无菌手套，将已备好的清洗消毒用物置于患者两腿之间，右手持止血钳夹0.1%苯扎溴铵棉球清洗外阴，其原则为由上至下、由外向内（阴阜1个，对侧大阴唇1个，近侧大阴唇1个）。清洗完毕，另换止血钳，左手拇指、示指分开大阴唇，消毒小阴唇和尿道口，每一个棉球只用一次，被污染的棉球及用过的钳子置于床尾弯盘内。

（4）打开导尿包，备0.1%苯扎溴铵溶液、无菌液体石蜡。戴无菌手套，铺洞巾，润滑导尿管前端，以左手拇指、示指分开大阴唇，右手持止血钳夹消毒棉球，分别消毒尿道口、两侧小阴唇、尿道口。

（5）另换一止血钳持导尿管轻轻插入尿道4～6 cm，见尿后再插入1～2 cm。

（6）如需做尿培养，用无菌标本瓶或试管接取，盖好瓶盖，置于合适处。

（7）治疗碗内尿液盛满后，用止血钳平导尿管末端，交于左手中指间，将尿液倒入便盆内。

（8）导尿完毕，用纱布包裹导尿管，拔出，放入治疗碗内。擦净外阴，脱去手套，撤去洞巾，清理用物，协助患者穿裤，整理床单位，测量尿量并记录，标本送检。

（二）男性导尿术

（1）操作者备好用物进病房，向患者说明目的，取得合作，遮挡患者。

（2）能自理者，嘱其清洗外阴，不能起床者，协助其清洗外阴。患者取仰卧位，操作者立于患者右侧，将盖被扇形折叠盖于患者胸腹部。脱去近侧裤腿，盖于对侧腿上，近侧下肢用大毛巾遮盖，嘱患者两腿屈膝自然分开，暴露外阴。

（3）铺治疗巾于患者臀下，开消毒包，备消毒液，左手戴手套，用消毒棉球消毒阴阜、阴茎、阴囊。左手持无菌纱布包住阴茎，后推包皮，充分暴露尿道口及冠状沟，严格消毒尿道口、龟头，螺旋形向上至冠状沟，每个棉球限用 1 次。在阴茎及阴囊之间垫 1 块无菌纱布。

（4）打开导尿包，备 0.1% 苯扎溴铵溶液、无菌液体石蜡。戴无菌手套，铺洞巾。滑润导尿管前段。暴露尿道口，再次消毒尿道口、龟头、冠状沟，提起阴茎使之与腹壁成 60°。

（5）用止血钳持导尿管轻轻插入尿道 20～22 cm，见尿后再插入 1～2 cm。

（6）若插导尿管时遇有阻力，可稍待片刻，嘱患者张口做深呼吸，再徐徐插入，切忌暴力插入。

（7）根据导尿目的完成操作：①尿培养：弃去前段尿液，用无菌试管接取中段尿 5 mL，盖好瓶盖，贴好标签，再次核对后送检。②一次性导尿：导尿完毕拔出导尿管，撤出洞巾，脱去手套，放入导尿包内。③留置导尿管：应在插管时见尿流出后再插入 7～10 cm，向水囊内注入 10～15 mL 的无菌生理盐水，轻拉导尿管有阻力感，再向内回推约 2 cm，确定尿管固定稳妥后，接上无菌集尿袋，并固定在床边，贴好尿管标识。

（8）导尿完毕，清理用物，整理床单位。

五、留置导尿管患者的护理

（1）护士应向患者及其家属解释留置导尿管的护理方法，使其认识到预防泌尿道感染的重要性，并主动参与护理。

（2）鼓励患者每日摄入足够的液体，使尿量维持在 2000 mL 以上，达到自然冲洗尿路的目的，以减少尿路感染和结石的发生。

（3）保持引流通畅，避免导尿管受压、扭曲、堵塞等。

（4）防止泌尿系统逆行感染：①保持尿道口清洁，女性患者用消毒棉球擦拭外阴及尿道口，男性患者用消毒棉球擦拭尿道口、龟头及包皮，每天 1～2 次。②每周更换集尿袋 1～2 次，若有尿液性状、颜色改变，需及时更换，定时排空集尿袋，并记录尿量。③定期更换导尿管，导尿管的更换频率通常根据导尿管的材质决定，一般为 1～4 周更换 1 次。

（5）患者离床活动时，应用胶布将导尿管远端固定在大腿上，集尿袋不得超过膀胱高度，防止尿液逆流。

(6)采用间歇性夹管方式，训练膀胱反射功能。夹闭导尿管，每 3～4 h 开放 1 次，使膀胱定时充盈和排空，促进膀胱功能的恢复。

(7)倾听患者主诉，并观察尿液，若发现尿液浑浊、沉淀、有结晶，护士应立即通知医生，及时协助处理。尿常规检查应每周 1 次。

(李茹　陈云超)

第六节　心肺脑复苏术

一、概述

心搏骤停(sudden cardiac arrest, SCA)是指各种原因引起的、在未能预计的情况和时间内心脏突然停止搏动，从而导致有效心泵功能和有效循环突然中止，引起全身组织细胞严重缺血、缺氧和代谢障碍，如不及时抢救可造成患者失去生命。心搏骤停不同于任何慢性病终末期的心脏停搏，若及时采取正确有效的复苏措施，患者有可能被挽回生命并得到康复。心搏骤停一旦发生，如得不到即刻及时的抢救复苏，4～6 min 后会造成患者脑和其他人体重要器官组织的不可逆的损害，因此，心搏骤停后的心肺复苏(cardiopulmonary resuscitation, CPR)必须在现场立即进行，为进一步抢救直至挽回心搏骤停患者的生命赢得最宝贵的时间。

二、病因

心搏骤停的原因可分为心源性心搏骤停和非心源性心搏骤停。

三、分类

心搏骤停时心脏虽然丧失了有效泵血功能，但并非心电和心脏活动完全停止。根据心电图特征及心脏活动情况，心搏骤停可分为以下三种类型。

(一)心室颤动

心室肌发生快速而极不规则、不协调的连续颤动，心电图表现为 QRS 波群消失，代之以不规则的连续的室颤波，频率为 200～500 次/分，这种心搏骤停是最常见的类型，约占 80%。心室颤动如能立刻给予电除颤，则复苏成功率较高。

（二）心室静止

心室肌完全丧失了收缩活动能力，呈静止状态。心电图表现呈一直线或仅有心房波，多在心搏骤停一段时间后（如 3～5 min）出现。

（三）心脏电机械分离

此种情况也就是缓慢而无效的心室自主节律。心室肌可断续出现缓慢而极微弱的不完整的收缩，心电图表现为间断出现并逐步增宽的 QRS 波群，频率多为 20～30 次/分以下。由于心脏无有效泵血功能，听诊无心音，周围动脉也触不到搏动。此型多为严重心肌损伤的后果，最后以心室静止告终，复苏较困难。

心搏骤停的以上三种心电图类型及其心脏活动情况虽各有特点，但心脏丧失有效泵血功能导致循环骤停是共同的结果。全身组织急性缺血、缺氧时，机体交感肾上腺系统活动增强，释放大量儿茶酚胺及相关激素，使外周血管收缩，以保证脑、心等重要器官供血，缺氧又导致无氧代谢和乳酸增多，引起代谢性酸中毒。急性缺氧对器官的损害，以大脑最为严重，随着脑血流量的急剧下降，脑神经元三磷酸腺苷（ATP）含量迅速降低，细胞不能保持膜内外离子梯度，加上乳酸盐积聚，细胞水肿和酸中毒，进而细胞代谢停止，细胞变性及溶酶体酶释放而导致脑等组织细胞的不可逆损害。缺氧对心脏的影响可由于儿茶酚胺增多和酸中毒使希氏束及浦氏系统自律性增高，室颤阈降低；严重缺氧会导致心肌超微结构受损而发生不可逆损伤，持久缺血缺氧可引起急性肾小管坏死、肝小叶中心性坏死等脏器损伤和功能障碍或衰竭等并发症。

四、临床表现

绝大多数患者无先兆症状，常突然发病。少数患者在发病前数分钟至数十分钟有头晕、乏力、心悸、胸闷等非特异性症状。患者心搏骤停的主要临床表现为意识突然丧失，心音及大动脉搏动消失。一般心脏停搏 3～5 s，患者有头晕和黑矇，停搏 5～10 s，患者由于脑部缺氧而引起晕厥，即意识丧失；停搏 10～15 s，患者可发生阿-斯综合征，伴有全身性抽搐及大小便失禁等；停搏 20～30 s，患者呼吸断续或停止，同时伴有面色苍白或发绀；停搏 60 s，患者出现瞳孔散大；如停搏超过 4～5 min，患者往往因中枢神经系统缺氧过久而造成严重的不可逆损害。

五、基础生命支持

基础生命支持（basic life support，BLS）又称“初步急救”或“现场急救”，目的是在心脏骤停后，立即以徒手方法争分夺秒地进行复苏抢救，以使心搏骤停患者心、脑及全身重要器官获得最低限度的紧急供氧（通常按正规训练的手法可提供正常血供的 25%～30%）。BLS 的基础包括突发心脏骤停的识别、紧急反应系统的启动、早期心肺复苏、迅速使用自动体外除颤器（automated external defibrillator，AED）除颤。对于心脏病发作和脑卒中的早期识别和反应也被列为 BLS 的一部分。

(一)评估和现场安全

急救者在确认现场安全的情况下轻拍患者的肩膀,并大声呼喊,检查患者是否有呼吸。如果没有呼吸或者没有正常呼吸(即只有喘息),应立刻启动应急反应系统。

(二)启动紧急医疗服务(emergency medical service, EMS)并获取 AED

如发现患者无反应、无呼吸,急救者应启动 EMS 系统,取来 AED(如果有条件),对患者实施 CPR,如需要时立即进行除颤;如有多名急救者在现场,其中一名急救者按步骤进行 CPR,另一名启动 EMS 系统(拨打"120"),取来 AED(如果有条件)。

在救助淹溺或窒息性心脏骤停患者时,急救者应先进行 5 个周期(2 min)的 CPR,然后拨打"120"启动 EMS 系统。

(三)脉搏检查

对于非专业急救人员,不再强调训练其检查脉搏,只要发现无反应的患者没有自主呼吸就应按心搏骤停处理。以一手示指和中指触摸患者颈动脉以感觉有无搏动(搏动触点在甲状软骨旁胸锁乳突肌沟内),检查脉搏的时间一般不能超过 10 s,如 10 s 内仍不能确定有无脉搏,应立即实施胸外按压。

(四)胸外按压(circulation, C)

确保患者仰卧于平地上或用胸外按压板垫于其肩背下,急救者可采用跪式或踏脚凳等不同体位,将一只手的掌根放在患者胸部的中央、双乳头连线中点,将另一只手的掌根置于第一只手上,手指不接触胸壁。按压时双肘须伸直,垂直向下用力按压,成人按压频率为 100~120 次/分,下压深度至少为 5 cm,每次按压之后应让胸廓充分回弹。按压时间与放松时间各占 50%左右,放松时掌根部不能离开胸壁,以免按压点移位。对于儿童患者,用单手或双手于乳头连线水平按压胸骨;对于婴儿,用两手指于紧贴乳头连线下方水平按压胸骨。为了尽量减少因通气而中断胸外按压,对于未建立人工气道的成人,按压通气比为 30∶2。

(五)开放气道(airway, A)

胸外按压能产生血流,在整个复苏过程中,都应该尽量减少延迟和中断胸外按压。而调整头部位置,实现密封以进行口对口呼吸,拿取球囊面罩进行人工呼吸等都要花费时间。采用 30∶2 的按压通气比,开始 CPR 能使首次按压延迟的时间缩短。有两种方法可以开放气道提供人工呼吸:仰头抬颏法和推举下颌法。后者仅在怀疑头部或颈部损伤时使用,因为此法可以减少颈部和脊椎的移动。遵循以下步骤实施仰头抬颏:将一只手置于患者的前额,然后用手掌推动,使其头部后仰;将另一只手的手指置于颏部附近的下颌骨下方,提起下颌,使颏部上抬。注意在开放气道的同时应该用手指挖出患者口中异物或呕吐物,有义齿者应取出义齿。

(六)人工呼吸(breathing, B)

给予人工呼吸前,正常吸气即可,无需深吸气;所有人工呼吸(无论是口对口、口对面罩、球囊-面罩或球囊对高级气道）均应该持续吹气 1 s 以上，保证有足够量的气体进入并使胸廓起伏；如第一次人工呼吸未能使胸廓起伏，可再次用仰头抬颏法开放气道，给予第二次通气；过度通气（多次吹气或吹入气量过大）可能有害，应避免。实施口对口人工呼吸是借助急救者吹气的力量，使气体被动吹入肺泡，通过肺的间歇性膨胀以起到维持肺泡通气和氧合作用，从而减轻组织缺氧和二氧化碳潴留。方法：将患者仰卧置于稳定的硬板上，托住颈部并使头后仰，用手指清洁其口腔，以取出气道异物，急救者以右手拇指和示指捏紧患者的鼻孔，用自己的双唇把患者的口完全包绕，然后吹气 1 s 以上，使胸廓扩张；吹气毕，施救者松开捏鼻孔的手，让患者的胸廓及肺依靠其弹性自主回缩呼气，同时均匀吸气，以上步骤再重复一次。对婴儿及年幼儿童进行复苏时，可将婴儿的头部稍后仰，用口唇封住患儿的嘴和鼻子，轻微吹气入患儿肺部，如患儿面部受伤，则妨碍进行口对口人工呼吸，可进行口对鼻通气，深呼吸一次并用嘴封住患儿的鼻子，抬高患儿的下巴并封住口唇，对患儿的鼻子深吹一口气，移开救护者的嘴并用手将受伤者的嘴敞开。在通气时不需要停止胸外按压。

（七）AED 除颤

室颤（VF）是成人心脏骤停最初发生的较为常见而且是较容易治疗的心律失常，对于 VF 患者来说，如果能在意识丧失的 3～5 min 内实施 CPR，其除颤存活率是最高的。对于院外心脏骤停的患者或监护心律的住院患者，迅速除颤是治疗短时间 VF 的好方法。

六、高级生命支持

（一）进一步生命支持（又称“二期复苏”或“高级生命维护”）

1.气管内插管

如有条件应尽早做气管内插管，因气管内插管是进行人工通气的最好办法，它能保持呼吸道通畅，减少气道阻力，便于清除呼吸道分泌物，减少解剖无效腔，保证有效通气量，为输氧、加压人工通气、气管内给药等提供有利条件。当传统气管内插管因各种原因发生困难时，可使用食管气管联合插管实施盲插，以紧急给患者供氧。

2.环甲膜穿刺

遇有喉腔阻塞而严重窒息的患者，若没有条件立即做气管切开时，可行紧急环甲膜穿刺，方法为用 16 号粗针头刺入环甲膜，接上“T”形管输氧，即可达到保持呼吸道通畅、缓解严重缺氧的目的。

3.气管切开

通过气管切开，可保持较长期的呼吸道通畅，防止或迅速解除气道梗阻，清除气道分泌物，减少气道阻力和解剖无效腔，增加有效通气量，也便于吸痰、加压给氧及气管内滴药等。气管切开常用于口面颈部创伤而不能行气管内插管者。

（二）呼吸支持

及时建立人工气道和呼吸支持至关重要，为了提高动脉血氧分压，开始一般主张吸入纯氧。吸氧可通过各种面罩及各种人工气道，以气管内插管及机械通气（呼吸机）最为有效。简易呼吸器是最简单的一种人工机械通气方式，它由一个橡皮囊、三通阀门、连接管和面罩组成。在橡皮囊后面有一单向阀门，可保证橡皮囊舒张时空气能单向进入，其侧方有一氧气入口，可自此输氧 10～15 L/min，徒手挤压橡皮囊，保持适当的频率、深度和时间，可使吸入气的氧浓度增至 60%～80%。

（三）复苏用药

复苏用药的目的在于增加脑、心等重要器官的血液灌注，纠正酸中毒和提高室颤阈值或心肌张力，以利于除颤。复苏用药途径以静脉给药为首选，其次是气管内滴入法。气管内滴入的常用药物有肾上腺素、利多卡因、阿托品、纳洛酮、地西泮等。一般以常规剂量溶于 5～10 mL 注射用水滴入，但药物可被气管内分泌物稀释或因吸收不良而需加大剂量，通常为静脉给药量的 2～4 倍。心内注射给药目前不主张应用，因操作不当可造成心肌或冠状动脉撕裂、心包积血、血胸或气胸等，如将肾上腺素等药物注入心肌，可导致顽固性室颤，且用药时要中断心脏按压和人工呼吸，故不宜作为常规途径。复苏常用药物有肾上腺素、抗心律失常药物等。

（四）心脏电击除颤

电击除颤是终止心室颤动的最有效方法，应早期除颤。有研究表明，绝大部分心搏骤停是由心室颤动所致，75%发生在院外，20%的人没有任何先兆，而除颤每延迟 1 min，抢救成功的可能性就下降 7%～10%。电击后仍应立刻继续进行 CPR，直至能触及颈动脉搏动为止。持续 CPR、纠正缺氧和酸中毒、静脉注射肾上腺素（可连续使用）可提高除颤成功率。

七、脑复苏

很多心脏停搏患者即使自主循环恢复以后脑功能也不能完全恢复，而约 80%复苏成功的患者昏迷时间超过 1 h。在入院患者中，神经功能转归良好率为 1%～18%，而其他或者死亡或者成为持续性植物状态。研究表明，各种药物在脑复苏领域疗效甚微，而亚低温（32～35 ℃）对脑具有保护作用，且无明显不良反应。对心脏停搏患者脑复苏的降温技术有多种，如体表降温的冰袋、冰毯、冰帽等，但降温速度缓慢。快速注入大量（30 mL/kg）冷却（40 ℃）液体（如乳酸盐溶液），能显著降低核心温度，但易造成患者输注液体过量。最近出现一种血管内热交换装置，能快速降温和维持患者低温状态，还能准确控制温度。

八、心肺复苏成功的标准

(一)颈动脉搏动

按压有效时,每按压一次可触摸到颈动脉一次搏动。若中止按压后搏动亦消失,则应继续进行胸外按压;如果停止按压后脉搏仍然存在,说明患者心搏已恢复。

(二)面色(口唇)

复苏有效时,患者面色由发绀转为红润,若变为灰白,则说明复苏无效。

(三)其他

复苏有效时,患者可出现自主呼吸,或瞳孔由大变小并有对光反射,甚至有眼球活动及四肢抽动。

(许萍 崔丽萍)

第七节 轴线翻身术

一、概念

轴线翻身术是指在医疗护理中,为了防止长期卧床的患者因长时间保持一个姿势而导致的压力性损伤,或是为了进行某些护理操作(如更换床单、背部护理等),将患者的头与脊柱保持在一条直线上,作为一个整体沿着身体的长轴方向翻转体位的过程。

二、轴线翻身的目的

协助颅骨牵引、脊柱损伤、脊柱手术、关节术后患者在床上翻身;预防脊柱再损伤及关节脱位;预防压力性损伤,增加患者舒适感。

三、操作步骤

(一)操作前准备

护士洗手;核对医嘱单、执行单;按需要备齐物品,物品放置有序,用物包括执行单、软枕 3 个、速干手消毒剂等。

(二)安全评估

(1)护士携用物至床旁,查对床头牌、查对患者、询问患者姓名、核对手腕带与执行单信息是否一致。

(2)了解患者病情、意识状态及配合能力。解释操作目的、方法，询问患者是否需要大小便。

(3)环境安静、整洁，光线明亮，保护患者隐私，温度适宜。

(4)观察患者损伤部位、伤口情况和管路情况。查看患者是否铺有翻身单或中单，上至肩部，下至臀部。

(5)与患者沟通时语言规范，态度和蔼。

(三)具体步骤

(1)护士移开床旁桌，拉下床挡。

(2)松开床尾盖被，移去枕头。

(3)患者双手臂环抱于胸前(或将患者近侧的手臂放置于头侧，远侧的手臂置于胸前)。

(4)两位护士分别站于患者两侧翻身。①翻身单双人法：两位护士分别卷起翻身单至患者身体两侧，抓紧翻身单的四角，将患者平移至一位护士的近侧床旁，另一位护士展平近侧翻身单，手持远侧翻身单，使患者头、颈、肩、腰保持在同一水平线上。②普通双人法：一位护士将双手分别置于患者肩部与腰部，另一位护士双手分别置于臀部及大腿处，将患者平移至一位护士的近侧床旁。③三人法：患者有颈椎损伤时，一位护士站于患者头部位置，固定患者头部沿纵轴向上略加牵引，使头、颈随躯干一起缓慢移动，另两位护士操作同翻身单双人法或普通双人法。

(5)一位护士喊口令，所有护士动作一致地以整个患者为单位，将患者翻转至侧卧位，角度不要超过60°。

(6)安全评估：观察患者皮肤受压情况，整理枕头置于患者头下。

(7)将患者受压肩部轻轻向外拉出，置舒适位。

(8)将一个软枕纵向放在患者背部支撑身体，维持脊柱平直。另一个软枕放于两膝之间并使双膝呈自然弯曲状。第三个软枕置于患者胸腹部，将手及手臂放在枕头上。

(9)整理床单位，拉平床单、盖好盖被，拉上床挡，检查呼叫系统并置于患者伸手可及处。

(10)安全评估：有引流管、导尿管等管路的患者，护士应注意防止各种管路脱出，妥善固定各种管路并保持通畅。

(11)手消毒。

(12)询问患者的感受，交代注意事项。

四、操作后

整理床单位，观察患者病情；根据院感防控标准，正确处理物品；洗手，记录。

五、注意事项

护士为患者翻身时，应注意保持脊柱平直，以维持脊柱的正常生理弯曲度，避免由于躯干扭曲，加重脊柱骨折、脊髓损伤和关节脱位；翻身角度不可超过 60°，避免由于脊柱的负重增大而引起关节突骨折；翻身时注意为患者保暖并防止坠床；准确记录翻身时间。

（王晓宇　许萍）

第八节　乙醇/温水擦浴

一、目的

乙醇/温水擦浴可以帮助身体散热，从而降低体温。在发热时，这种方法可以作为一种辅助的物理降温手段。温水擦浴可以刺激皮肤，使血管扩张，从而促进血液循环，这对于一些循环不良的患者可能有益，可以帮助放松肌肉，减轻紧张和疼痛，还可以清洁皮肤。乙醇具有消毒作用，可以用于清洁皮肤，去除油脂和污垢。

二、操作步骤

（一）操作前准备

（1）护士洗手。

（2）核对医嘱，打印执行单。

（3）备齐用物，用物放置合理、有序，依次检查所备物品，保证安全有效。

用物：执行单。治疗盘内放：治疗碗 2 个（一个治疗碗内盛温度为 30 ℃的 25%～35%乙醇或温水 200～300 mL，另一个治疗碗内放纱布 2 块）、冰袋（内装冰块，装入布套中）、热水袋（内装 60～70 ℃热水，装入布套中）、大浴巾 1 条、清洁衣服 1 套、弯盘、速干手消毒剂、医疗垃圾袋、生活垃圾袋。根据需要备便器、屏风。

（二）安全评估

（1）护士携用物至床旁，查对床头牌，询问患者姓名，核对手腕带与执行单信息是否一致。

（2）环境安静、整洁，酌情关闭门窗，用围帘或屏风遮挡，调节室温。

(3)评估病情,了解患者意识状态及心理反应,解释操作目的、方法,指导患者配合。询问患者是否需要大小便,有无乙醇过敏史。

(4)查看患者皮肤状况、肢体活动能力。

(5)与患者沟通时语言规范,态度和蔼。

(三)操作技术

(1)护士协助患者取舒适卧位,松开床尾盖被。

(2)将冰袋置于患者头部。

(3)将热水袋置于患者足部。

(4)松解衣扣、腰带,脱掉上衣(勿过多暴露患者)。

(5)将大浴巾的 1/3 铺垫在患者身下,将大浴巾其余部分盖于患者右侧肢体。

(6)打开盖被,折于患者远侧端并盖住胸部。

(7)将弯盘置于治疗车上层。

(8)将一块纱布浸于乙醇中,拧至半干(以不滴水为宜),呈手套式缠裹于右手。

(9)打开大浴巾,用缠裹纱布的右手,从颈部外侧开始经肩部沿上臂外侧,擦拭至手背(边擦边按摩)。再自侧胸经腋窝沿上臂内侧至掌心,盖上大浴巾。

(10)将纱布浸于乙醇中,用大浴巾擦干皮肤。

(11)撤掉大浴巾,盖好被子。

(12)携用物转至患者左侧,重复(5)～(11)步骤,同法擦拭患者左侧上肢。

(13)协助患者取右侧卧位,将大浴巾 1/3 置于患者身下,其余部分盖在患者身上。

(14)打开盖被,用纱布蘸取乙醇并拧至半干。

(15)自颈下肩部由上至下纵向擦拭全背部至臀部。

(16)盖上大浴巾,将纱布置于弯盘内。

(17)擦干皮肤,为患者穿好上衣。

(18)协助患者取平卧位。

(19)脱裤子,将大浴巾铺一半盖一半于左下肢。

(20)打开盖被,将另一块纱布浸于乙醇中,拧至半干。

(21)打开大浴巾。用缠裹纱布的右手,从髂骨沿大腿外侧,擦拭至足背。从腹股沟沿大腿内侧,擦拭至内踝。从臀下由上至下纵向擦拭下肢后侧经腘窝至足跟,边擦边按摩。

(22)盖浴巾。

(23)将纱布置于乙醇中,擦干皮肤并撤掉大浴巾。

(24)整理用物并盖好被子。

(25)携用物转至患者右侧。重复第(19)～(24)步骤,同法擦拭右侧下肢。

(26)将纱布置于弯盘内。为患者穿好裤子并盖好被子。

(27)擦浴过程中,及时与患者交流,加强安全评估,如患者发生寒战、面色苍白,或脉搏、呼吸异常,应立即停止擦浴并报告医师。

(28)擦浴完毕,移去热水袋。

(29)安全评估:30 min 后测量体温,若体温降至 39 ℃以下,可取下冰袋。

(30)手消毒。

(31)再次核对,签名。

(32)询问患者的感受,交代注意事项。

三、注意事项

(1)乙醇擦浴前应评估:患者的病情、年龄、体温,对冷刺激的耐受程度,合作程度,环境是否隐蔽,以及患者对擦浴的心理反应。

(2)使用乙醇擦浴时,以离心方向擦拭四肢及背部,各擦 3 min。

(3)为防止擦浴时表皮血管收缩,血液集中到头部引起充血导致头痛,擦拭前在患者头部放冰袋。

(4)为使患者舒适并减轻头部充血,有利于散热,擦拭前在患者足部放热水袋。

(5)操作过程中随时询问患者的感受,如有不适,护士应立即停止操作,及时给予相应处理。

(6)擦拭完毕取下热水袋,30 min 后测体温,体温降至 39 ℃以下撤下头部冰袋。

(7)擦浴时,力量要均匀,并轻轻按摩以促进血管扩张。

(8)擦至腋窝、腹股沟、腘窝等血管丰富处,停留时间应稍长,以助散热。

(9)禁擦胸前区、腹部、后颈,这些部位对冷的刺激较为敏感,冷刺激可引起反射性的心率减慢、腹泻等不良反应。

(10)乙醇擦浴过程中应注意患者全身情况,如出现寒战、面色苍白、脉搏或呼吸异常时,应立即停止操作并通知医师。

(张瑞玲　吴秀)

第九节　置胃管与鼻饲术

一、目的

对不能经口进食的患者,从胃管灌入流质食物,保证患者摄入足够的营养、水分和药物,以利于早日康复。

二、操作步骤

(一)操作前准备

(1)护士洗手。

(2)核对医嘱,给予流质食物,打印执行单。

(3)备齐用物,用物放置合理、有序,依次检查所备物品,保证安全有效。用物:①执行单。②插管用物:治疗盘内放治疗碗 3 个(第一个盛温水,第二个内放纱布 3 块,第三个盛流质饮食 200 mL,食物温度为 38～40 ℃)、胃管、鼻饲专用灌注器、20 mL 注射器、一次性手套、治疗巾、液状石蜡棉球、夹子、别针、鼻胃管固定贴、胃管标识贴、听诊器、手电筒。另备温度计,按需备压舌板、营养泵及泵管。③拔管用物品:松节油、棉签、纱布、治疗巾、弯盘、速干手消毒剂、医疗垃圾袋、生活垃圾袋。

(二)安全评估

(1)护士携用物至床旁,查对床头牌,询问患者姓名,核对手腕带与执行单信息是否一致。

(2)了解患者病情、意识状态、插管经历、心理反应及配合能力,向其解释操作目的、方法。

(3)询问患者既往有无鼻部疾病,如鼻黏膜肿胀、炎症,鼻中隔偏曲,息肉等;观察鼻腔情况;有活动义齿者取下义齿。

(4)环境整洁、安静,光线明亮。

(5)与患者沟通时语言规范,态度和蔼。

(三)操作技术

1.插管

(1)患者取坐位或半卧位,昏迷者取去枕平卧位,头向后仰。

(2)将治疗盘置于床旁桌上并打开,备好胶布。

(3)打开盖被,确定剑突位置,患者颌下铺治疗巾,弯盘置于便于取用处。

(4)用湿棉签清洁鼻孔。

(5)打开灌注器外包装,置于治疗盘内;打开胃管外包装,置于治疗碗内。

(6)戴手套。

(7)检查胃管是否通畅:将灌注器与胃管末端衔接,将胃管前端置于温水碗内,用灌注器注入空气,有气泡溢出,关闭胃管末端。

(8)测量胃管插入长度:右手持胃管前端,中指、环指确定剑突位置,胃管前端同剑突位置,左手持胃管至前额发际位置,准确测量长度(无刻度胃管用胶布粘贴做标记)。①成人:前额发际至剑突,或由鼻尖经耳垂至胸骨剑突的长度,45～55 cm;若需经胃管注入刺激性药物,可将胃管再向深部插入 10 cm。②儿童:a.鼻胃管:患儿发际到剑突,或由鼻尖经耳垂至胸骨剑突的长度;b.口胃管:口角至耳垂加上耳垂到剑突的长度。

(9)用纱布擦干胃管,并用液状石蜡棉球润滑胃管前段 15～20 cm。

(10)再次核对患者,右手持胃管前端,沿一侧鼻孔缓缓插入,到咽喉部时(10～15 cm),嘱清醒患者做吞咽动作,必要时用压舌板检查口腔。

(11)安全评估:①昏迷患者用手托头部,使下颌靠近胸骨柄;②插管过程中出现恶心、呕吐,可暂停插管,嘱患者深呼吸;③如发生呛咳等情况,表示误入气管,应立即拔出,休息片刻再插;④插管不畅应检查口腔,是否胃管盘在口咽部。

(12)胃管插入所需长度后,置于治疗巾上,脱手套。

(13)双人验证胃管是否在胃中(三种方法):①将胃管开口端置于温水碗内,无气泡溢出;②用灌注器向胃内注入 10 mL 空气,胃区能闻及气过水声;③抽吸,有胃液吸出。

(14)用固定贴采用"T"形＋双"I"加强固定法固定胃管于鼻翼及面颊部。

(15)将注明插管时间、深度的胃管标识贴于胃管末端。

(16)向患者说明胃管注意事项。

2.鼻饲

(1)护士核对医嘱及饮食单,向患者解释。

(2)抬高床头 30°～40°。

(3)将纱布垫在胃管末端开口处,打开胃管末端,验证胃管是否在胃内及有无胃潴留(若置管后即刻鼻饲则不需要再次验证)。

(4)用灌注器注入 20 mL 温水,同时观察患者的反应。

(5)再缓慢注入流食。

(6)注射完毕,以 20 mL 温水脉冲式冲洗胃管。

(7)提高胃管末端,水流尽后反折胃管末端。

(8)将胃管末端用纱布包好夹紧,用别针固定于合适部位。

(9)撤治疗巾,嘱患者维持原卧位 20～30 min。

(10)整理用物,洗手。

(11)核对、签名、做护理记录。

(12)询问患者感受,交代注意事项。

3.拔胃管

(1)护士核对医嘱,向患者解释、说明目的及配合方法。

(2)抬高床头取半坐卧位,颌下铺治疗巾。

(3)弯盘置患者口角旁,将别针取下,去除固定的胶布。

(4)戴一次性手套,用纱布包裹近鼻孔处的胃管,边拔边用纱布擦胃管,拔到咽喉处时,嘱清醒患者屏住呼吸,快速拔出,以免液体滴入气管。

(5)将拔出的胃管放在弯盘内并置于治疗车下层。

(6)擦净患者口鼻、面颊部,如有胶布痕迹可用松节油去除。

(7)撤治疗巾,脱手套,协助患者取舒适卧位。

三、注意事项

护士在插管过程中，如患者出现呛咳、呼吸困难、发绀等症状，表示误入气管，应立即拔出，休息片刻重插；昏迷患者插管时，应将患者头向后仰，当胃管插入咽喉部约15 cm处时，托起头部，使下颌靠近胸骨柄，加大咽部通道的弧度，使管端沿后壁滑行，插至所需长度；每天检查胃管插入的深度，鼻饲前检查胃管是否在胃内，并检查患者有无胃潴留，胃内容物超过 150 mL 时，应当通知医师减量或暂停鼻饲；鼻饲给药时应先研碎，溶解后注入，鼻饲前后均应用 20 mL 温水冲洗导管，防止管道堵塞；鼻饲混合流食，应当间接加温，以免蛋白质凝固；对长期鼻饲的患者，应当定期更换胃管。

（李茹　张桂文）

第十节　心电图机使用技术

一、目的

记录心脏搏动的电位变化，以判断心脏的状态；作为心律失常、心肌梗死、心绞痛等心脏疾病的诊断依据；作为电解质紊乱、药物不良反应的判断依据。

二、操作步骤

（一）操作前准备

护士洗手；核对医嘱、执行单；备齐用物，合理、有序放置用物，依次检查所备物品及仪器，保证安全有效。用物：执行单、心电图装置 1 套、治疗碗（内备生理盐水棉球）、弯盘、速干手消毒剂、医疗垃圾袋、生活垃圾袋。

（二）安全评估

（1）护士携用物至床旁，查看床头牌，询问患者姓名，核对手腕带与执行单信息是否一致。

（2）了解患者病情、合作程度，解释操作目的、方法及如何配合。

（3）评估患者局部皮肤情况，有无电磁干扰情况。

（4）评估环境是否安静、清洁、舒适。

（5）与患者沟通时语言规范，态度和蔼。

(三)操作技术

(1)护士协助患者取舒适体位,适当遮挡。

(2)摘掉手表及金属饰品。

(3)接好心电图机电源线。

(4)暴露患者双腕部及双踝部,在连接电极的皮肤上涂生理盐水。

(5)连接肢体导连线。RA:右上肢。LA:左上肢。LL:左下肢。RL:右下肢。

(6)暴露胸前导联,在连接电极的皮肤上涂生理盐水,连接吸球。V1:胸骨右缘第4肋间。V2:胸骨左缘第4肋间。V3:V2与V4连线中点。V4:左锁骨中线第5肋间。V5:左腋前线与V4平行处。V6:左腋中线与V4平行处。

(7)打开工作开关,输入患者信息。

(8)查看电压(1 mV)、走纸速度(25 mm/s)。

(9)观察显示屏心电图波形是否正确,基线是否平稳,及时处理肌电干扰等情况。

(10)再次核对患者、手腕带、执行单。

(11)上传系统,需要时打印心电图并记录床号、姓名。

(12)检查心电图是否上传成功。

(13)关闭心电图机。

(14)取下导联线。

(15)擦拭并评估心前区皮肤。

(16)整理导联线。

(17)手消毒。

(18)再次核对,签名。

三、注意事项

(1)患者检查时应保持情绪平稳,保持安静,且应保持固定姿势,以免影响检查。

(2)诊床的宽度不应窄于80 cm,以免肢体紧张而引起肌电干扰。如果诊床的一侧靠墙,则必须确定墙内无电线穿过。

(3)金属物品,如手表、皮带扣、拉链、裙钩、纽扣等勿与患者接触。

(4)身上保持干爽,因为潮湿易导致干扰。

(5)寒冷季节应注意保暖,避免腹肌颤抖造成干扰。

(6)丝袜、裤袜可能引起导电不良,检查前应先脱掉。

(7)检查前1 h无吸烟及喝咖啡、浓茶等刺激性饮料和食物。禁止在检查前做运动。

(张瑞玲 韩艳艳)

第十一节　有创动脉血压监测加采血术

一、操作前准备

护士洗手；核对医嘱，打印执行单；备齐用物，用物放置合理、有序，依次检查所备物品，保证安全有效。用物：执行单、配制好的肝素生理盐水 500 mL（内含肝素 2500 U）、酒精、棉签、5 mL 注射器 5 个、心电监护仪（包括电源线、地线、监测导线）、压电换能器、生理盐水 250 mL、加压输液袋、无菌治疗巾、无菌治疗碗、分隔膜接头、贴有检验条码的试管、弯盘、电插板、速干手消毒剂、医疗垃圾袋、生活垃圾袋。

二、安全评估

（1）护士携用物至床旁，查看床头牌，询问患者姓名，核对手腕带与执行单信息是否一致。

（2）解释操作目的、方法，评估患者病情、意识、合作程度，询问有无此操作的经历。判断患者是否处于安静状态，询问患者大小便情况。

（3）判断患者动脉穿刺置管位置及通畅度：查看有创动脉穿刺部位皮肤情况，有无外渗、红肿及硬结等。

（4）周围环境安静、整洁，光线明亮。

（5）与患者或其家属沟通时语言规范，态度和蔼。

三、监测过程

（1）护士调节室温，股动脉置管者需遮挡患者。

（2）协助患者取平卧位，并询问患者感受。

（3）打开监护仪电源开关，导线与监护仪相连，选择压力监测标名为“ABP”。

（4）手消毒，铺无菌巾。

（5）肝素生理盐水用加压输液袋包裹，挂于输液架上，调整加压袋压力在 300 mmHg。

（6）取出无菌换能器，连接配制好的肝素生理盐水，进行排气，使整个压力组套充满肝素生理盐水，将近动脉端三通侧端的肝素帽拧下，更换分隔膜接头。

（7）将换能器、导线与心电监护仪紧密连接。

（8）再次核对患者、手腕带、执行单。

（9）将换能器连接动脉置管，抽回血，试冲管路，安全评估管路是否通畅，有无气泡。

(10)调整换能器高度与心脏同一水平(腋中线第 4 肋间)。

(11)调整三通方向,使动脉端关闭,换能器与大气相通,按监测仪上压力归零键。

(12)观察屏幕上显示压力限值为“0”并不再闪动,表示零点调整完毕。

(13)调整三通方向,使换能器与动脉相通,开始测量压力。

(14)用治疗巾包裹换能器。

(15)根据监测仪显示动脉血压的数值和波形,选择最佳标尺。

(16)根据测量结果设置动脉压报警上限、下限。

四、采血过程

(1)护士询问患者姓名并核对。

(2)暴露分隔膜接头处,取两根棉签蘸取酒精,饱和至 1/2,用力擦拭分隔膜接头 15 s,待干。

(3)打开注射器外包装,将近动脉端三通调至注射器与患者相通,将近患者端的管路内的冲洗盐水抽取干净。

(4)取另一支注射器抽取检查所需的血量,注入试管内。

(5)取第三支注射器,将近动脉端三通调至注射器与换能器相通,抽取适量生理盐水冲洗。

(6)将近动脉端三通调至注射器与患者相通,用生理盐水将管路中的血液冲洗干净(安全评估:用尽量少的生理盐水反复冲洗,保证压力传感器密闭管路中无血渍残留,避免导管堵塞)。

(7)将近动脉端三通调至动脉端与换能器相通。

(8)用乙醇棉签擦净分隔膜接头处残留的血渍。

(9)调整近换能器端三通方向,使换能器端与动脉相通,开始测量压力。

(10)再次核对后,将血标本及时送检。

五、动脉冲洗系统维护注意事项

护士密切观察并保持加压输液袋压力符合要求(300 mmHg 以上),可保持每小时 2～4 mL的速度持续冲洗测压管路,防止动脉血栓形成;保持管道通畅,管道内有回血时及时检查管路衔接处有无松动,并进行手动快速冲洗;配制的冲洗生理盐水每 24 h 更换 1 次。

六、有创动脉血压监测的护理要点

(1)护士应妥善固定套管针及管路,防止穿刺导管脱出,管道打折、扭曲。

(2)当数值或波形发生异常变化时,除观察病情变化外,还应注意压力传感器是否与心脏保持同一水平,必要时重新调试零点,并检查导管内有无回血、阻塞。

(3)当患者体位变动时,应重新调试零点,以保证所测结果准确。

(4)进行抽血和冲管时,要严防空气进入导管,一旦发现气泡,要立即用注射器抽出,以防空气进入动脉引起空气栓塞。

(5)密切观察穿刺侧肢体远端血供情况并记录。

(6)严禁从动脉测压管道输液。

(7)穿刺部位每日消毒1次,更换敷料并观察局部情况。置管7日后应拔除测压管道,更换部位重新穿刺。

(8)指导患者穿刺侧肢体不要弯曲,以免穿刺针打折而影响测量准确性。

(周庆福　黄美玲)

第十二节　平车转运技术

一、操作前准备

护士洗手;核对医嘱,打印执行单;根据患者情况决定需要的护士人数;准备用物:根据患者病情需要配备平车(上置大单和橡胶单包好的垫子及枕头)、棉被、中单、小毛巾。

二、安全评估

(1)护士携用物至床旁,查看床头牌,询问患者姓名,核对手腕带与执行单信息是否一致。

(2)向患者解释操作的目的、方法,指导患者配合,询问患者是否需要大小便。

(3)评估患者的年龄、体重、病情、躯体活动情况及合作程度,查看伤口情况和管路情况。

(4)评估平车性能是否良好。

(5)环境安静、整洁,光线明亮,保护患者隐私,温度适宜。

(6)与患者沟通时语言规范,态度和蔼。

三、操作步骤

护士妥善固定好患者身上的各种导管、输液器等;协助患者穿好衣服;检查床体是否固定牢靠;移开床旁椅至对侧床尾;松开床尾盖被,移去枕头。

(一)挪动法(适用于病情允许且能配合的患者)

护士嘱患者自行移至床边;将平车紧靠床边,大轮端靠床头,轮闸制动;协助患者按上半身、臀部、下肢的顺序依次向平车挪动，让患者头部卧于平车的大轮端。

（二）一人搬运法（适用于病情允许，体重较轻者）

护士推平车至床尾，使平车大轮端与床尾成钝角，将闸制动；护士一手臂自患者腋下伸至对侧外肩，另一手臂在同侧伸入患者臀下至对侧；嘱患者双臂交叉依附于护士颈后并双手用力握；护士抱起患者移步转身，轻轻放在平车上。

（三）二人搬运法（适用于病情较轻，但自己不能活动者）

护士推平车至床尾，使平车大轮端与床尾呈钝角，将闸制动；护士甲、乙站在床边，将患者双手交叉置于胸前；甲用一只手臂托住患者头颈肩部，另一只手臂托住腰部；乙用一手臂托住患者臀部，另一手臂托住膝部；二人同时抬起，使患者身体移向床边，再同时抬起，使患者身体向护士倾斜，同时移步将患者放于平车上。

（四）三人搬运法（适用于病情较轻，自己不能活动而体重又较重者）

护士推平车至床尾，使平车大轮端与床尾呈钝角，将闸制动；护士甲、乙、丙按身高由高到矮依次从床头至床尾站在床边，将患者双手交叉于胸前；甲用一手臂托住患者头颈肩部，另一手臂托住胸背部；乙用一手臂托住患者腰部，另一手臂托住臀部；丙用一手臂托住患者膝部，另一手臂托住小腿部；三人同时抬起，使患者身体移向床边，再同时抬起，使患者身体向护士倾斜，同时移步将患者放于平车上。

（五）四人搬运法（适用于颈椎、腰椎骨折或病情较重的患者）

护士在患者臀下铺帆布中单；将平车紧靠床边，大轮端靠床头，轮闸制动；甲站在床头，托住患者头颈肩使患者头部位于中立位，并沿身体纵轴向上略加牵引；乙站于床尾，托住患者的两腿；丙、丁二人分别站于病床及平车两侧，紧紧抓住帆布中单四角；四人同时用力抬起患者轻放于平车上；患者取仰卧位，头颈两侧用小毛巾卷加以固定；协助患者在平车上取舒适卧位，盖被包裹，先盖脚部，然后盖两侧，露出头部，上层边缘向内折叠。安全评估：若有引流管、导尿管等管路的患者，应注意防止各种管路脱出，妥善固定各种管路并保持通畅。

四、注意事项

护士在搬运患者时要动作轻稳、协调一致，确保患者安全、舒适；操作中遵循节力原则。

推车时要注意：患者头部应卧于平车的大轮端。车速适宜。运送过程中，护士应站于患者头侧，便于观察患者面色及生命体征。患者头部应始终位于高处，以免引起不适。冬季注意保暖，以免受凉。输液器和引流管妥善固定并保持通畅。进出门时先将门打开，不可用车撞门，以免引起患者不适或损坏物品。

（白贝　刘彩娟）

第三章　护理技术操作常见并发症的预防及处理

第一节　鼻饲技术操作常见并发症的预防及处理

鼻饲的常见并发症包括鼻、咽、食管黏膜损伤和出血，误吸，腹泻，胃出血，胃潴留。

一、鼻、咽、食管黏膜损伤和出血

（一）发生原因

反复插管或患者因烦躁不安自行拔除胃管损伤鼻、咽、食管黏膜，长期留置胃管对黏膜的刺激引起口、鼻黏膜糜烂及食管炎。

（二）临床表现

患者咽部不适、疼痛、吞咽困难，鼻腔流出血性液体，部分患者出现感染症状。

（三）预防及处理

(1)对需要长期留置胃管者选用聚氨酯或硅胶胃管，该种胃管质地软、管径小，可减少插管对黏膜的损伤。对需要手术的患者，可采取手术麻醉后插管，以减少对患者的刺激。

(2)护士应向患者做好解释说明，取得患者的合作，操作时动作要轻稳、快捷。

(3)长期留置胃管者，应每日用液状石蜡或香油滴鼻，防止鼻黏膜干燥、糜烂。

(4)按时更换胃管，每日 2 次做口腔护理，保持口腔湿润、清洁。

(5)鼻腔黏膜损伤引起的出血量较多时，可根据医嘱用冰生理盐水冷敷鼻部或用去甲肾上腺素浸湿的纱条填塞止血；咽部黏膜损伤可雾化吸入地塞米松、庆大霉素等，每日 2 次，每次 20 min，以减轻黏膜充血水肿；食管黏膜损伤引起的出血可给予抑酸、保护胃黏膜的药物。

二、误吸

(一)发生原因

年老、体弱或有意识障碍的患者反应差，贲门括约肌松弛造成食物反流引起误吸；患者胃肠功能减弱，鼻饲速度过快，胃内容物潴留过多，腹压增高，引起食物反流导致误吸；吞咽功能障碍导致分泌物或食物误吸。

(二)临床表现

鼻饲过程中，患者突然出现呛咳、气喘、呼吸困难、心动过速、咳出或经气管吸出鼻饲液。吸入性肺炎患者还可以出现体温升高、咳嗽等症状。

(三)预防及处理

(1)选用管径适宜的胃管，将鼻饲液匀速、限速滴入。

(2)昏迷患者翻身应在鼻饲前进行，以免胃受到机械性刺激导致食物反流引起误吸。

(3)对于危重患者，进行鼻饲前应先吸净气道内痰液，鼻饲前和鼻饲后取半卧位，防止食物反流导致误吸。

(4)误吸发生后，应立即停止鼻饲，取头低右侧卧位，吸出气道内误吸物，气管切开者可经气管套管内吸引；有肺部感染迹象者及时使用抗生素。

三、腹泻

(一)发生原因

鼻饲液量过多会引起消化不良性腹泻；鼻饲液内含脂肪过会多引起脂性腹泻；鼻饲液配制过程中未严格遵守无菌原则，食物被细菌污染，会导致肠道感染；对牛奶、豆浆不耐受者，使用部分营养液，如能全力(肠内营养混悬液)易引起腹泻。

(二)临床表现

患者排便次数增多，部分排水样便，伴或不伴有腹痛，肠鸣音亢进。

(三)预防及处理

(1)鼻饲液配制过程中防止污染，每日配制当日量，妥善保存，食物及容器每日煮沸灭菌后使用。

(2)鼻饲液温度以 38～40 ℃最适宜，同时，注意鼻饲液的浓度、进食量及进食速度，一般浓度由低到高，进食量由少到多，进食速度由慢到快；尽量食用接近人体正常体温的鼻饲液。

(3)认真询问饮食史，对于饮用牛奶、豆浆等易致腹泻，胃肠功能差或从未饮用过牛奶、豆浆的患者，要慎用含牛奶、豆浆的鼻饲液。

(4)对于肠道菌群失调者,可口服乳酸菌制剂;对肠道真菌感染者,给予抗真菌药物对症治疗;严重腹泻无法控制时可暂停喂食。频繁腹泻者,保持肛周皮肤清洁干燥,防止皮肤溃烂。

四、胃出血

(一)发生原因

鼻饲注入食物前抽吸胃液用力过大,损伤胃黏膜,导致微血管破裂;患者躁动不安,体位不断变化,胃管反复刺激引起胃黏膜损伤出血;鼻饲的重型颅脑损伤患者因脑干、自主神经功能障碍,胃肠血管痉挛,胃黏膜坏死发生神经源性溃疡而致消化道出血。

(二)临床表现

轻者可从胃管内抽出少量鲜血,出血量多时呈陈旧性咖啡色血液,严重者可有血压下降、脉搏细速等出血性休克的表现。

(三)预防及处理

重型颅脑损伤患者可预防性使用抑酸药物,鼻饲时间不宜过长;鼻饲前抽吸胃液力量要适当;牢固固定胃管,对于躁动不安的患者可遵医嘱适当使用镇静药。

五、胃潴留

(一)发生原因

一次鼻饲量过多或两次鼻饲间隔时间太短,胃内容物多,加之患者胃肠消化功能差,胃蠕动减慢,排空障碍导致食物潴留在胃内。

(二)临床表现

若患者胃胀,可抽吸出潴留液,严重者可引起胃食管反流。

(三)预防及处理

(1)定时定量鼻饲,每次鼻饲量不超过 200 mL,间隔时间不少于 2 h。

(2)每次鼻饲完,协助患者取高枕卧位或半坐卧位,防止食物反流。

(3)在病情许可的条件下,鼓励患者多活动,卧床者可增加翻身次数,以促进胃肠功能恢复,并能依靠重力作用加快胃排空,预防和减轻胃潴留。

(李茹　许萍)

第二节　导尿及留置导尿技术操作常见并发症的预防及处理

导尿、留置导尿技术的常见并发症包括尿道黏膜损伤、尿路感染、虚脱、尿潴留、拔管困难和引流不畅等。

一、尿道黏膜损伤

（一）发生原因

操作者不熟悉尿道的解剖结构，插管或拔管时操作动作粗暴，易造成男性尿道的狭窄和弯曲部位损伤；患者精神紧张，在插管时发生尿道括约肌痉挛；下尿道病变，尿道扭曲变形，插管易造成尿道黏膜损伤；所选用导尿管粗细不合适、质地硬、反复插管等均易造成尿道黏膜损伤；使用气囊导尿管导尿时，插管深度不够即向气囊内注水，造成气囊压迫后尿道，导致黏膜水肿出血；患者强行拔管。

（二）临床表现

患者尿道内疼痛，局部压痛明显，排尿时加重；尿道外口溢血，有时伴血块；部分患者可出现排尿困难甚至发生尿潴留；尿道黏膜损伤严重者可伴有会阴血肿、尿液外渗，甚至直肠瘘，损伤并发感染者可出现体温升高、尿道流脓或尿道周围脓肿。

（三）预防及处理

（1）操作者为患者留置导尿管前应认真评估患者，了解患者有无尿道狭窄、前列腺增生或其他尿道病变，并向患者耐心解释，消除患者的紧张情绪，取得患者的配合。

（2）选用粗细合适、质地柔软的导尿管，插管前润滑导尿管，尤其是导尿管的气囊部位，以减小插管时的摩擦力。

（3）操作时严格执行操作规范，手法轻柔，插管速度要缓慢，切忌强行插管，亦不要来回抽插或反复插管。

（4）对于有尿道不全梗阻、前列腺增生等的患者，可在医师指导下小心插管，操作前用利多卡因胶浆润滑导尿管及尿道外口，操作过程中认真观察患者的反应，如有不适，立即停止操作。

（5）导尿所致尿道黏膜损伤，轻者无须处理或经止血、镇痛等对症处理即可痊愈，严重损伤者可行手术修补治疗。

（6）留置导尿管期间，患者活动时，不要过度牵拉。

（7）导尿管气囊必须进入膀胱内，若气囊嵌顿在尿道狭窄部位，压迫尿道可使压迫部位坏死出血，一般使用气囊导尿管要求插管见尿后继续再插入 7～10 cm。

二、尿路感染

(一)发生原因

操作者无菌观念不强,未能严格执行无菌技术操作或使用的导尿管受到细菌污染,使细菌逆行侵入尿道和膀胱,造成尿路感染;操作者技术不熟练、选用导尿管粗细不合适或质地太硬、导尿管插入不顺利而反复多次插管,造成尿道黏膜损伤,增加了尿路感染的概率;导尿术作为一种侵入性操作,常会导致尿道黏膜损伤,破坏了尿道黏膜的屏障作用;留置导尿管期间,导尿管未进行二次固定,尿道外口清洁、消毒不彻底,造成上行感染;引流装置的密封性欠佳、留置导尿管时间长、尿袋内尿液反流、机体免疫功能低下都可导致尿路感染;尿道梗阻、前列腺增生等患者置管后易发生尿潴留,增加了感染的概率。

(二)临床表现

患者主要表现为尿频、尿痛、尿急等尿路刺激症状,感染严重时有寒战、发热,尿道口有脓性分泌物。尿液检查可有红细胞、白细胞,细菌培养呈阳性。

(三)预防及处理

(1)操作者应严格执行无菌技术操作,所用物品应严格灭菌,操作时动作轻柔,防止黏膜损伤。

(2)选用质地柔软的导尿管,引流装置应低于膀胱的位置,防止尿液反流,降低尿路感染的概率。

(3)尽量避免长期留置导尿管,对需要长期留置导尿管的患者,应定时夹闭、开放导尿管,以训练膀胱的功能。

(4)使用抗反流引流袋,并定期更换,更换时先消毒后分离,注意无菌操作。每次集尿袋放尿不要全部放掉,集尿袋内留 5～10 mL 尿液,防止集尿袋内进入空气。

(5)一旦发生尿路感染,尽可能拔除导尿管,并根据病情选用合适的抗生素进行治疗。

(6)加强尿道口的护理。用温开水对会阴处进行彻底清洗,可最大限度地清除会阴部的细菌且不会导致会阴部菌群失调,通过减少会阴部细菌而降低发生尿道逆行感染的概率。

(7)尽量避免膀胱冲洗,提倡生理性膀胱冲洗,在病情允许的情况下鼓励患者多饮水,通过增加尿量达到稀释尿液、冲洗膀胱、清除沉淀物、防止导尿管堵塞、维持尿液引流通畅的目的。

三、虚脱

(一)发生原因

尿潴留患者短时间内大量放尿,腹腔内压力突然降低,血液大量滞留在腹腔血管内，导致循环血量减少，血压降低而发生虚脱。

（二）临床表现

患者突然出现头晕、恶心、呼吸表浅、面色苍白、全身出冷汗，有的患者伴有肌肉松弛、全身无力，严重者伴有意识不清。

（三）预防及处理

（1）对膀胱高度膨胀且又极度虚弱的患者，放尿速度要缓慢，一次放尿不能超过1000 mL。

（2）发现患者虚脱，立即取平卧位或头低足高位，以保护重要脏器的血液供应，同时用手指掐压人中、内关、合谷、足三里等穴位，使患者尽快苏醒。

（3）经上述抢救处理无效者，应迅速建立静脉通道并立即通知医师进行抢救。

四、尿潴留

（一）发生原因

患者长期留置导尿，一直开放引流，未训练膀胱的充盈与排空，导致膀胱功能障碍；泌尿系感染时，尿路刺激症状严重者影响排尿导致尿潴留；导尿管滑脱而导致无效引流或由于导尿管对尿道黏膜的压迫，导致局部充血、水肿、排尿疼痛影响排尿而致尿潴留。

（二）临床表现

患者有尿意但无法排出，尿潴留严重时，膀胱明显充盈胀大，下腹胀痛难忍。

（三）预防及处理

（1）尽量避免长期留置导尿管，对确需长期留置导尿管者，应定时夹闭、开放导尿管，以训练膀胱的功能。认真观察尿量，定时检查膀胱区有无肿胀，及早发现尿潴留。

（2）及时治疗泌尿系统感染，对尿路刺激症状明显者，可给予碳酸氢钠口服碱化尿液。

（3）经上述措施后，患者尿潴留无法解除者，需导尿或重新留置导尿管。

（4）拔管前先夹闭导尿管，使膀胱充盈，再拔出导尿管。此法也可以用于患者拔出导尿管后第 1 次排尿。

（5）拔管后如因疼痛而排尿困难导致膀胱充盈，可用开塞露直肠给药，通过刺激直肠排便使膀胱内压力增大，间接促进排尿。

五、拔管困难

（一）发生原因

1.导尿管的原因

导尿管老化变性、气囊腔堵塞致气囊内气体或液体排出困难。

2.患者的原因

患者精神紧张,尿道平滑肌痉挛;长期置管,尿垢形成,使导尿管与尿道紧密粘连。

(二)临床表现

常规方法不能顺利拔管;拔导尿管前,气囊内气体或液体不易抽出;拔管时,患者感觉尿道疼痛。

(三)预防及处理

(1)选用优质导尿管,置管前认真检查气囊的注气、排气情况。在病情许可的情况下,鼓励带管者多饮水,每日 1500～2500 mL,增加排尿量,减少尿垢形成。

(2)气囊腔堵塞者,可在膀胱充盈的情况下,在导尿管内置导丝刺破气囊,拔出导尿管。

(3)对于精神极度紧张的患者,可遵医嘱给予镇静药,使患者尽量放松。

(4)在病情允许的情况下,尽量缩短留置导尿管时间,可避免气囊回缩不良。

六、引流不畅

(一)发生原因

导尿管原因包括引流腔堵塞,导尿管在膀胱内反折、打结,导尿管折断;气囊充盈过度,压迫刺激膀胱三角区,引起膀胱痉挛,造成尿液外渗;导尿管受外力牵拉变形,影响尿液引流。

(二)临床表现

患者留置导尿管后无尿液流出或引流量减少,与患者病情不符。

(三)预防及处理

(1)留置导尿管期间,在病情许可的情况下,鼓励患者多饮水(每日 1500～2500 mL)、多活动。

(2)长期留置导尿管者,遵医嘱做膀胱冲洗或更换导尿管。

(3)防止导尿管反折、折断,不要过度牵拉导尿管,防止导尿管变形。

(4)膀胱痉挛者,遵医嘱给予解痉药物。

(5)导尿管堵塞者可用导尿管附带的导丝疏通引流腔,如仍不通畅,则需更换导尿管。

(许萍　李茹)

第三节　灌肠技术操作常见并发症的预防及处理

灌肠的常见并发症包括肠黏膜损伤、肠穿孔、虚脱、大便失禁和肛周皮肤损伤。

一、肠黏膜损伤

（一）发生原因

选用的肛管型号不合适或质地较硬，反复插管导致肠黏膜损伤；操作者插管时动作粗暴，肛管润滑不够即强行插管；插管时患者紧张，配合不好，肛门括约肌痉挛，插入困难而致损伤。

（二）临床表现

患者肛门部位疼痛，排便时加剧，局部有压痛；损伤严重时可见肛门溢血或大便带血，局部水肿严重者可致排便困难。

（三）预防及处理

（1）护士操作前应耐心向患者解释，取得患者的配合；选择型号合适、质地优良的肛管，插管前充分润滑肛管前端。

（2）操作时动作要轻，顺应肠道的解剖结构，缓慢插入，尽量避免反复插管。

（3）插入深度要合适，成人插入深度为 7～10 cm，小儿插入深度为 4～7 cm。

（4）肛门疼痛和已发生肠出血者，遵医嘱给予镇痛、止血等对症治疗。

二、肠穿孔

（一）发生原因

灌肠时所选肛管质地粗硬、型号不合适，反复多次插管；插管时动作粗暴，用力过猛，穿破肠壁；一次灌入液量过多，肠道内压力过大。

（二）临床表现

灌肠过程中患者突发腹痛、腹胀，查体腹部有压痛和反跳痛。

（三）预防及处理

（1）选用型号适宜、质地优良的肛管。

（2）插管时动作应轻缓，遇有阻力时应调整肛管位置或变换患者的体位，避免强行插管。

（3）严格控制灌肠液流入速度，灌肠袋内液面距患者肛门高度为 40～60 cm。

(4)一旦发生肠穿孔,应立即转外科行手术治疗。

三、虚脱

(一)发生原因

患者年老体弱、全身营养状况差或患有严重心肺疾病;灌肠液流入过快,液量过多;灌肠液温度过低引发肠道痉挛。

(二)临床表现

灌肠过程中患者突然头晕、恶心、面色苍白、全身出冷汗甚至晕厥。

(三)预防及处理

灌肠液的温度要适宜,一般为39～41 ℃,不可过高或过低(高热患者、灌肠降温者除外);灌肠时应根据患者的身体状况及耐受力调整合适的流速;一旦发生虚脱,应立即让患者平卧休息并对症处理。

四、大便失禁

(一)发生原因

灌肠时护士插入肛管动作粗暴,损伤了肛门括约肌或其周围的血管或神经;灌肠时患者情绪紧张造成排便反射控制障碍;患者长期留置肛管,肛门括约肌反应性降低甚至出现永久性松弛。

(二)临床表现

患者粪便不受控制地由肛门排出。

(三)预防及处理

(1)护士插管时动作应轻缓,避免损伤肛门括约肌及其周围组织。

(2)操作前向患者做好解释工作,消除患者的紧张情绪,鼓励患者加强意识以控制排便。

(3)需肛管排气时,一般置管不超过20 min,如病情需要可间隔2～3 h后重复插管排气。

(4)帮助患者重建控制排便的能力,逐步恢复肛门括约肌的控制能力,鼓励患者尽量自主排便。

(5)已发生大便失禁者应保持肛周皮肤清洁、干燥,避免破溃和感染。

五、肛周皮肤损伤

(一)发生原因

长期卧床或年老体弱患者灌肠后排便次数增多,肛周皮肤长期受潮湿刺激,抵抗力降低。

（二）临床表现

患者肛周皮肤红肿、破溃。

（三）预防及处理

患者排便后应及时清洗肛周皮肤，保持局部清洁干燥；正确应用便器，防止擦伤肛周皮肤；发生肛周皮肤破溃后，遵医嘱对症处理。

（白贝　许萍）

第四节　皮内、皮下、肌内注射技术操作常见并发症的预防及处理

皮内、皮下、肌内注射的常见并发症包括出血、硬结形成、神经损伤、针头堵塞、针头弯曲或针体折断等。

一、出血

（一）发生原因

患者有凝血功能障碍，拔针后局部按压时间太短，按压部位欠准确。

（二）临床表现

患者注射部位拔针后针眼处有少量血液渗出；迟发性出血者可形成皮下血肿，表现为注射部位肿胀、疼痛等。

（三）预防及处理

护士执行操作前应仔细询问患者有无凝血功能障碍，注射完毕后准确按压注射部位，时间要充分，有凝血功能障碍者更要适当延长按压时间；有血肿形成者，遵医嘱对症处理。

二、硬结形成

（一）发生原因

注射药物中所含不溶性微粒在注射部位蓄积，刺激机体的防御系统，引起巨噬细胞增殖，导致硬结形成；同一注射部位反复、多次、大量注射药物或药物浓度过高、注射部位过浅，局部组织受物理、化学刺激，产生炎症反应；局部血循环不良，药物吸收缓慢；注

射部位感染后，纤维组织增生形成硬结。

（二）临床表现

患者表现为局部肿胀，可扪及明显的硬结，严重者出现脂肪萎缩甚至坏死。

（三）预防及处理

1.预防

（1）护士应熟练掌握各种注射技术，准确掌握注射深度；注射药量不宜过多，一般不超过2 mL，注射速度要缓慢。对于一些难吸收的药液，注射后及时给予局部热敷或按摩，以促进血液循环，加快药物吸收。

（2）避免长期在同一个部位注射，注射时避开瘢痕、炎症、皮肤破损处。

（3）注射时严格执行无菌技术操作，防止微粒污染；做好皮肤消毒，防止注射部位感染。

（4）对已形成的硬结，可遵医嘱对症处理。

2.处理

（1）用伤湿止痛膏贴硬结处。

（2）用 50%硫酸镁湿敷。

（3）将云南白药用醋调成糊状涂于硬结处。

（4）取新鲜马铃薯切片用盐酸消旋山莨菪碱（654-2）注射液浸泡后外敷硬结处。

三、神经损伤

（一）发生原因

注射时针头刺中神经或靠近神经，药物直接刺激神经或局部高浓度药物毒性引起神经粘连和变性坏死。

（二）临床表现

注射当时患者即可出现神经支配区麻木、放射痛、肢体无力和运动范围缩小，后期根据受累神经的损伤程度不同而出现不同的临床表现，表现为神经支配区运动、感觉功能障碍。

（三）预防及处理

（1）护士应熟练掌握各种注射技术，准确选择注射部位，避开神经和血管走行部位进针。

（2）正确掌握给药途径，慎重选择注射药物，注射给药应选择刺激性小、等渗、pH 值接近中性的药物。

（3）注射过程中应认真听取患者的主诉，如发现神经支配区麻木或放射痛，应立即拔针，停止注射。

（4）发生神经损伤后，根据损伤程度不同给予不同的处理：对于中度以下的损伤，给予理疗、热敷，以促进炎症的消退和药物的吸收，同时给予营养神经药物治疗，有助于神经功能的恢复；中度以上神经损伤，应尽早行手术治疗。

四、针头堵塞

（一）发生原因

抽吸瓶装药品时瓶塞橡胶可造成针头堵塞，注射药物过于黏稠、药液未充分溶解、悬浊药液、针头过细等均可造成针头堵塞。

（二）临床表现

护士注射推药时阻力大，无法将注射器内的药物注入体内。

（三）预防及处理

护士抽吸瓶装药物时，应以45°穿刺进入橡胶塞，可减小橡胶塞堵塞针头的概率；根据药液的性质选择合适的针头，黏稠药液、悬浊液应选择稍粗的针头；注射过程中如发现针头堵塞，应拔针，更换针头和注射部位后另行注射。

五、针头弯曲或针体折断

（一）发生原因

针头本身有质量问题，如针体过细、过软，针头钝，针尖有钩等；穿刺部位有硬结、瘢痕；注射时体位不当，局部肌张力高；操作者用力不当。这些均可造成针头弯曲或针体折断。

（二）临床表现

针头部位弯曲变形或针体折断在患者体内，注射无法继续进行。

（三）预防及处理

（1）选择质量合格的针头。

（2）选择合适的注射部位，避开硬结和瘢痕；注射时取舒适的体位，使局部肌肉放松。

（3）护士应严格按操作规程进行操作，注意进针手法、力度和方向，勿将针体全部刺入。

（4）如出现针头弯曲，应查明弯曲的原因，更换针头后重新注射。如发生针体折断，医务人员应保持镇静，同时稳定患者情绪，让患者保持原体位，勿移动肢体或做肢体收缩动作，防止断在体内的针体移位，迅速用止血钳将折断的针体拔出，如针体已完全没入皮肤，则需在X线下通过手术将针体取出。

（白贝　许萍）

第五节 静脉输液技术操作常见并发症的预防及处理

静脉输液的常见并发症包括静脉穿刺失败、药液外渗、静脉炎、发热反应、急性肺水肿和空气栓塞。

一、静脉穿刺失败

(一)发生原因

1.护士原因

护士情绪紧张或技术不熟练。表现为进针角度不准确,将血管壁刺破;针头刺入深度不合适(过浅,针头斜面未全部进入血管;过深,针头穿透对侧血管壁);穿刺后固定不当(针头从血管内脱出)。

2.患者本身原因

患者不配合,操作时躁动不安,血管条件差(常见血管细、弹性差、血管充盈度欠佳等)。

(二)临床表现

穿刺后针头无回血,药液流入不畅,穿刺部位隆起,患者感觉疼痛。

(三)预防及处理

(1)护士要有良好的心理素质和娴熟的穿刺技术,穿刺前认真评估患者的血管情况,选择易暴露、弹性好、走行直、清晰、易固定的血管进行穿刺。

(2)根据患者血管情况和药液性质、输液速度的要求,选择合适型号的针头进行穿刺,有计划地保护血管,尽量延长血管的使用时间。

(3)血管一旦被刺破后,应立即将针头拔出,切勿反复回针,同时按压止血。

(4)对于血管条件差的患者应先对症处理,改善血管条件后再行穿刺,避免盲目进针,减小失败概率。

二、药液外渗

(一)发生原因

护士技术不熟练,穿刺失败;患者躁动,针头从血管内脱出;输液工具选择不当;患者原发病导致毛细血管通透性增强;药物的酸碱度、渗透压、浓度、本身的毒性及药物引起的变态反应均可导致血管通透性增高而致药液外渗;反复穿刺对血管造成的物理性损伤、药液中不溶性微粒对血管的刺激、输液量、输液速度、液体温度以及液体所产生的压力也是影响药液外渗的因素。

(二)临床表现

患者一般表现为穿刺部位肿胀疼痛,皮肤温度降低。化疗药、高渗药及强缩血管药物外渗后可引起局部组织坏死。

(三)预防及处理

(1)选择合适的输液工具,不得使用钢针输注刺激性药物,如使用留置针输注,用后当日拔除。慎重选择穿刺部位,除上腔静脉综合征患者外,其他患者不得在下肢输注刺激性药物。

(2)熟练掌握穿刺技术,穿刺成功后妥善固定,加强看护;悬挂重点药物警示标识。

(3)输液过程中加强巡视,尽早发现药液外渗情况,以免引起严重后果。

(4)两种化疗药物之间及输注结束应用生理盐水冲管。

(5)一旦发现药液外渗,应立即停止给药,拔针后局部按压。根据渗出药液理化性质不同,采取不同的处理方法,如局部封闭、如意金黄散和多磺酸黏多糖乳膏(喜辽妥)外用等。如上述处理无效,组织已发生坏死,应手术将坏死组织清除,以免增加感染概率。

三、静脉炎

(一)发生原因

操作过程中无菌技术操作不严格会引起局部静脉感染,长期输入高浓度、刺激性强的药物会对血管造成刺激。

(二)临床表现

患者局部表现为沿静脉走行的条索状红线,伴肿、热、痛、功能障碍,全身可表现为畏寒、发热、乏力等症状。

(三)预防及处理

选择合适的输液工具;严格执行无菌技术操作;对血管刺激性强的药物应充分稀释后再应用,以减少药物对血管的刺激;为长期输液者制订保护血管的计划,合理更换注射部位,延长血管使用时间。一旦发生静脉炎,即应停止在此处静脉给药,将患肢抬高、制动,局部对症治疗。伴有全身感染者,遵医嘱给予抗生素治疗。

四、发热反应

(一)发生原因

液体和药物清洁灭菌不完善或在输液前已被污染,致热原、死菌、游离菌体蛋白等致热物质进入体内引起发热反应;液体或药物成分不纯、多种药物联合应用、所含致热原累积到一定量后输入体内即会引起发热反应；输液器具灭菌不彻底、超出有效期或包装破损、原材料不合格等原因都会造成输液反应的发生；输液操作过程未能严格遵守无菌操作原则。

（二）临床表现

患者在输液过程中出现与原发病不相关的发冷、寒战、发热，轻者体温在 38 ℃左右，重者初起寒战，继之高热达 40～41 ℃并伴有头痛、恶心、呕吐、周身不适等症状。

（三）预防及处理

(1)护士应严格执行“三查七对”制度，用药前仔细核对药品的有效期以及瓶盖有无松动和缺损，瓶身、瓶底及瓶签处有无裂纹，药液是否变质，输液器具是否在安全使用条件内。

(2)输液过程中严格执行无菌操作原则；合理应用药物，注意药物的配伍禁忌，液体要现用现配。

(3)发生发热反应后，立即减慢或停止输液，汇报医师，对高热者给予物理降温，并遵医嘱给予抗过敏及激素治疗。并保留输液器具和溶液进行必要检查。

五、急性肺水肿

（一）发生原因

输液速度过快，短时间内输入大量液体，使循环血容量急剧增加，心脏负荷过重而引起心力衰竭、肺水肿。

（二）临床表现

患者突然出现胸闷、呼吸急促、咳嗽、面色苍白、出冷汗，心前区有压迫感或疼痛，咳泡沫样血性痰，严重者可由口鼻涌出大量泡沫样血性液体，肺部遍布湿啰音，脉搏细速、节律失常。

（三）预防及处理

(1)护士应严格控制输液速度，对老年人、儿童、心脏功能不全者，输液速度不宜过快，输液量不宜过多，输液过程中加强巡视，注意输液速度的变化。

(2)发生肺水肿时应立即停止输液，迅速通知医师进行处理。在病情许可的情况下，让患者取端坐位，两腿下垂，给予高流量氧气吸入，并在湿化瓶中加入 20%～30%乙醇，以降低肺泡内泡沫的表面张力，改善肺泡的气体交换，纠正缺氧。

(3)根据病情，遵医嘱给予强心、利尿、平喘治疗，必要时四肢轮流扎止血带或血压计袖带，以减少静脉回心血量。

六、空气栓塞

(一)发生原因

输液器内气体未排尽,输液器茂菲滴管以上部分有破损,加压输液、输血时无人看守。进入静脉的气体,随血流到右心房,再到右心室,堵塞肺动脉的入口,引起肺栓塞。

(二)临床表现

患者突发胸闷、胸骨后疼痛、眩晕、濒死感,随即出现呼吸困难和严重发绀,听诊心前区可听到挤压海绵似的声音。如空气量少,到达毛细血管时发生堵塞,则损害较小;如空气栓子较大,患者可因严重缺氧而立即死亡。

(三)预防及处理

(1)护士输液时必须排尽输液器内的空气,检查输液器是否严密不漏气。

(2)输液过程中加强巡视,液体输完后及时更换,加压输液时一定要有专人在旁守候。

(3)发生空气栓塞后,立即让患者取左侧卧位和头低足高位,使气体浮向右心室尖部,避免阻塞肺动脉口,使气体随着心脏搏动,将空气混为泡沫,分次小量进入肺动脉。

(4)给予患者高浓度氧气吸入,提高患者的血氧浓度,纠正缺氧状态。

(白贝 王丽华)

第六节 静脉输血技术操作常见并发症的预防及处理

静脉输血的常见并发症包括非溶血性发热反应、溶血反应、过敏反应、循环负荷过重(急性左心衰)。

一、非溶血性发热反应

(一)发生原因

保存液或输血用具被致热原污染,输血后即可引起发热反应;多次输血的患者,血液中可产生白细胞凝集素和血小板凝集素,再次输血时,对所输入的白细胞和血小板发生作用,产生凝集,发生免疫反应,引起发热。

(二)临床表现

该反应多发生在输血后 1～2 h,患者往往先有发冷或寒战,继之体温上升,可达

39～40 ℃，伴有皮肤潮红、头痛、恶心、呕吐等症状，少数反应严重者可出现抽搐、呼吸困难、血压下降甚至昏迷死亡。

（三）预防及处理

一旦发生发热反应，立即停止输血，保留剩余血液进行细菌学检验；遵医嘱给予解热镇痛药和抗过敏药物，体温过高者给予物理降温。

二、溶血反应

（一）发生原因

输入异型血，供血者和受血者血型不符；输血前红细胞已被破坏发生溶血，多见于血液保存过久、储存环境温度过高或过低、血液振荡过剧、血液内加入高渗或低渗溶液、血液染菌等，均可导致红细胞大量破坏；Rh 因子所致溶血，Rh 阴性者输入 Rh 阳性血液后，在其血清中出现 Rh 抗体，若再次输入 Rh 阳性血液，即可发生凝集而造成溶血性输血反应。

（二）临床表现

溶血反应是输血中最严重的并发症，典型症状是在输血 10～20 mL 后，患者出现头部胀痛、面色潮红、恶心、呕吐、心前区压迫感、四肢麻木、腰背剧痛，严重者出现急性肾衰竭而死亡。迟发型溶血反应可发生在输血后 7～14 d，表现为不明原因的发热、贫血、黄疸和血红蛋白尿。

（三）预防及处理

（1）护士输血前认真做好血型鉴定及交叉配血试验，严格执行核对制度，经两人以上共同核对患者及供血者姓名、血袋号、血型、有无凝集，再到患者床前询问患者血型，无误后方可输注。

（2）血液在运送过程中避免剧烈振荡，应轻拿轻放，储存时温度要适宜，严格执行血液保存制度。

（3）发生溶血反应后应立即停止输血，迅速通知医师进行处理，血袋中剩血应做细菌片和培养，以排除细菌污染。

（4）用热水袋热敷双侧腰部，以解除肾血管痉挛，保护肾脏。

（5）严密观察血压和尿量的变化，及早预防休克和急性肾衰竭的发生。

三、过敏反应

（一）发生原因

输入血液中含有致敏物质（如献血员在献血前 4 h 之内曾用过可致敏的药物或食物）。患者为过敏体质，输入血液中的异体蛋白质与患者机体的蛋白质结合，形成全抗原而致敏。多次输血的患者，可产生过敏性抗体，当再次输血时，抗原和抗体相互作用而产生过敏反应。

（二）临床表现

多数患者过敏反应发生在输血后期或即将结束时，也可在输血刚开始时发生。表现轻重不一，轻者出现皮肤局限性或全身性红斑、荨麻疹和瘙痒、轻度血管神经性水肿（表现为眼睑、口唇水肿），严重者出现咳嗽、呼吸困难、喘鸣、面色潮红、腹痛、腹泻、神志不清、休克等症状，可危及生命。

（三）预防及处理

（1）既往有输血过敏史者应尽量避免输血，若确实因病情需要须输血时，应输注洗涤红细胞或冰冻红细胞，输血前半小时口服抗组胺药或使用类固醇类药物。

（2）输血前详细询问患者的过敏史，了解患者的过敏原，寻找对该过敏原无接触史的供血者。

（3）患者仅表现为局限性皮肤瘙痒、荨麻疹或红斑时，可减慢输血速度，不必停止输血，护士应遵医嘱给予患者口服抗组胺药如苯海拉明 25 mg，继续观察；反应重者须立即停止输血，护士应遵医嘱给予患者 0.1％肾上腺素0.5～1 mL皮下注射。

（4）过敏反应严重者，注意保持呼吸道通畅，立即予以高流量吸氧；有呼吸困难或喉头水肿时，应及时做气管内插管或气管切开，以防窒息；遵医嘱给予抗过敏药物，如盐酸异丙嗪 25 mg 肌内注射，地塞米松 5 mg 静脉注射；必要时行心肺功能监护。

四、循环负荷过重（急性左心衰）

（一）发生原因

由于输血速度过快，短时间内输入过多血液，使循环血容量急剧增加，心脏负荷过重而引起心力衰竭和急性肺水肿。多见于心脏代偿功能减退者，如心脏病患者、老年人、婴幼儿。

（二）临床表现

患者突然感到胸闷、呼吸急促、咳嗽、面色苍白、出冷汗，心前区有压迫感或疼痛，咳泡沫样血性痰，严重者可由口鼻涌出大量泡沫样血性液体，肺部遍布湿啰音，脉搏细速、心率快且节律不整。

（三）预防及处理

（1）护士应严格控制输血速度，对老年人、儿童、心脏功能不全者输血速度不宜过快，输血量不宜过多，输血过程中加强巡视，注意输血速度的变化。

（2）发生肺水肿时应立即停止输血，迅速通知医师进行处理。在病情许可的情况下，让患者取端坐位，两腿下垂，给予高流量氧气吸入，并在湿化瓶中加入 20％～30％的乙醇，以降低肺泡内泡沫的表面张力，改善肺泡的气体交换，纠正缺氧。

（3）根据病情，遵医嘱给予镇静、强心、利尿、平喘、血管扩张药进行治疗，必要时进行四肢轮流扎止血带，以减少静脉回心血量。

（赵晓琳　代小梅）

第七节　氧气吸入技术操作常见并发症的预防及处理

氧气吸入的常见并发症包括无效吸氧、气道黏膜干燥、氧中毒、腹胀和肺组织损伤等。

一、无效吸氧

（一）发生原因

1.吸氧装置因素

氧源压力低，吸氧管道连接不紧密，吸氧管不通，吸氧浓度不能满足病情需要。

2.患者因素

患者气道内分泌物过多，堵塞气道；患者躁动，导致吸氧管脱出。

（二）临床表现

吸氧后患者仍不能缓解临床缺氧的症状，表现为呼吸困难、胸闷气短、烦躁不安等。患者呼吸频率、节律及深浅度与吸氧前无明显变化。

（三）预防及处理

（1）护士应在用氧前仔细检查吸氧装置是否完好，保证氧源压力正常、吸氧管道连接严密不漏气。连接患者的吸氧管并妥善固定，避免脱落和移位，保持通畅。

（2）遵医嘱或根据患者病情调节氧流量，吸氧过程中加强巡视，观察用氧效果。

（3）及时清除呼吸道分泌物，保持气道通畅，避免分泌物结痂堵塞吸氧管。

（4）一旦发现无效吸氧，立即查明原因，采取相应处理措施，尽快恢复有效氧气供给。

二、气道黏膜干燥

（一）发生原因

病室内干燥，氧气湿化瓶内湿化液不足，吸入的氧气不能充分湿化；过度通气或吸氧流量过大，氧浓度＞60％。

(二)临床表现

患者出现呼吸道刺激症状:刺激性干咳,痰液黏稠,不易咳出,口咽干燥不适。部分患者有鼻出血或痰中带血。

(三)预防及处理

(1)保持室内适宜的温度、湿度,及时补充湿化瓶内的蒸馏水,保证吸入的氧气充分湿化。

(2)根据病情调节氧流量,吸氧浓度一般控制在45%以下。

(3)过度通气的患者要多补充水分,张口呼吸的患者可用湿纱布覆盖口唇并定时更换。

(4)对于气道黏膜干燥者,可给予超声雾化吸入。

三、氧中毒

(一)发生原因

长时间吸入高浓度或高气压氧可造成氧中毒。健康人持续吸入60%~80%的氧24 h以上或吸入100%的纯氧6 h,即可出现氧中毒症状。

(二)临床表现

患者氧中毒时主要表现在肺部的变化,中毒的程度取决于吸入气的氧分压及吸入时间。一般情况下,连续吸纯氧6 h后,患者即可出现胸骨后烧灼感、咳嗽、恶心、呕吐、烦躁不安、面色苍白等;吸氧超过24 h后,肺活量可减少;吸纯氧1~4 d后,患者可出现进行性呼吸困难,个别患者可出现视力或精神障碍。胸部X线片可见两侧呈对称性弥漫分布散在的小斑片、浸润阴影。

(三)预防及处理

护士应严格掌握给氧的指征,选择恰当的给氧方式;严格控制吸氧浓度和时间,根据病情变化及时调整氧流量,尽量避免长时间、高流量给氧;给氧过程中加强巡视,认真观察氧疗效果;向患者宣传用氧安全,告诫患者切勿自行调节氧流量。

四、腹胀

(一)发生原因

通过鼻导管给氧时,插管过深,氧气误入食管。

(二)临床表现

吸氧后患者缺氧症状未得到改善,却迅速出现上腹部不适、腹胀、胸式呼吸减弱、呼吸表浅急促、口唇发绀、脉搏细速等临床表现,严重者可危及生命。

（三）预防及处理

护士应选择合适的给氧途径，正确掌握鼻导管给氧的方式方法，插管前应仔细测量插入深度，以防插入过深，鼻导管误入食管；吸氧过程中加强巡视，仔细观察用氧效果，如缺氧症状不缓解却发生急性腹胀，应考虑到发生上述并发症的可能，及时进行胃肠减压和肛管排气。

五、肺组织损伤

（一）发生原因

瞬间大流量、高气压氧冲入肺内，造成肺组织损伤。多见于未调节好给氧流量即连接鼻导管进行吸氧或吸氧过程中未取出鼻导管即调节氧流量。

（二）临床表现

患者突发呛咳、咳嗽，严重者可造成气胸。

（三）预防及处理

吸氧时，护士应先调节好氧流量，再给患者插入吸氧管。吸氧过程中如需改变氧流量，务必先取出吸氧管再进行调节。

（王丽华　许萍）

第八节　吸痰技术操作常见并发症的预防及处理

吸痰的常见并发症包括低氧血症、呼吸道黏膜损伤、气道痉挛和吸入性肺炎。

一、低氧血症

（一）发生原因

吸痰操作用时过长，长时间中断氧气供应，操作前未将吸氧浓度提高，均可引起缺氧或低氧血症；吸痰时刺激咽喉部引起患者剧烈咳嗽，使呼吸频率下降，造成缺氧；吸痰时负压过高，肺内富氧气体被吸出，取而代之的是氧浓度较低的空气，导致吸入氧浓度降低，引起低氧血症。

（二）临床表现

根据缺氧程度不同，其临床表现也有差别。轻者表现为呼吸、脉搏加快，血压升高，严重者出现发绀、意识障碍、血压下降、心搏减弱，甚至呼吸心搏停止。

（三）预防及处理

（1）每次吸痰时间不可过长，一般不超过 15 s；两次吸痰应间隔 1～2 min，吸痰前、后应吸入纯氧或高流量氧 1～2 min。

（2）吸痰时如患者有剧烈咳嗽，应暂停吸痰，避免再次刺激，待咳嗽结束后再继续吸痰。

（3）选择合适粗细的吸痰管，根据患者情况调整好负压，吸痰过程中密切观察患者心率、心律、动脉血压和血氧饱和度的变化。

（4）发生低氧血症者，立即加大氧流量或给予面罩加压吸氧，迅速纠正缺氧状态，必要时进行机械通气治疗。

二、呼吸道黏膜损伤

（一）发生原因

吸痰时操作不当，如动作粗暴、反复插管、吸引时间过长、负压过大等均可导致黏膜损伤；吸痰管质量差，质地硬、粗糙也易导致呼吸道黏膜损伤；患者烦躁不安，插管吸痰时不配合，呼吸道黏膜有炎性水肿或炎性渗出，黏膜相对脆弱，吸痰时易引起黏膜损伤。

（二）临床表现

呼吸道黏膜损伤后，患者感觉胸骨后疼痛，痰中带血。出血量根据损伤程度不同而不同，纤维支气管镜下可见受损处黏膜糜烂、充血水肿、渗血和出血。

（三）预防及处理

护士进行吸痰操作时动作要轻柔，不要用力过猛，禁止反复提插吸痰管，每次吸痰时间不超过 15 s；负压要适宜，禁止带负压插管；选择型号适宜、质地优良的吸痰管；对于烦躁不安、不合作的患者，吸痰前给予镇静药，可防止误伤呼吸道黏膜。

三、气道痉挛

（一）发生原因

气道痉挛多见于有支气管哮喘史的患者，吸痰时插管刺激可引起气道痉挛。

（二）临床表现

吸痰过程中或吸痰操作后，患者突发呼吸困难，伴喘鸣、咳嗽等症状。

（三）预防及处理

对于气道高敏感的患者，吸痰前气道内滴入少量 1%利多卡因，可防止气道发生痉挛，也可给予组胺受体拮抗药预防。气道痉挛发作时，应暂停气道吸引，给予 β 受体兴奋药吸入。

四、吸入性肺炎

(一)发生原因

吸痰时可增加下呼吸道细菌聚集,并发吸入性肺炎,更容易发生在气管内插管经口吸痰的患者。

(二)临床表现

患者表现为新出现的吸入性肺部感染的症状、体征。

(三)预防及处理

对此类患者吸痰时需要先吸引口腔分泌物,然后在气囊放气后吸痰。

(代小梅　闫丽丽)

第九节　动静脉置管技术操作常见并发症的预防及处理

动静脉置管的常见并发症包括血肿、感染、空气栓塞和导管堵塞。

一、血肿

(一)发生原因

操作者技术不熟练,定位或穿刺方法不正确,短时间内在一个穿刺点重复穿刺造成血管壁破裂,形成血肿;穿刺时用力过大,针头穿破血管壁,导致血液外漏,形成血肿;血管弹性差、脆性大,凝血功能障碍者,在穿刺和拔管过程中易形成血肿;误穿动脉而又未恰当止血。

(二)临床表现

患者穿刺部位隆起,如血肿位置表浅则皮肤可呈青紫色,一般不会引起大出血。

(三)预防及处理

(1)操作者要有娴熟的穿刺技术,熟悉穿刺部位的解剖特点,确定定位,防止盲目乱穿出现血肿;禁止在一个穿刺点反复穿刺。

(2)严格掌握置管适应证,对于凝血功能障碍、血管条件不好的患者慎重穿刺并延长止血按压时间。

(3)穿刺针进入血管后,根据回血情况确认所进入血管是静脉血管后,方可置入扩张器，防止扩张器置入动脉引发血肿。置管过程中如导引钢丝放置不顺利，应慢慢旋转穿刺针，调整体位和进针方向后再轻轻插入，切勿硬性插入，防止血管损伤，形成血肿。

（4）对于形成的血肿，视其大小选择处理方法，小的血肿无须处理，大的血肿早期可用冷敷促进止血，48 h 后再热敷以促进淤血吸收。

二、感染

（一）发生原因

置管过程中未严格执行无菌技术操作或所用物品未能保持严格无菌；穿刺部位被汗液、尿液、粪便污染，换药不及时；所连接的输液器具更换不及时；年老体弱者、婴幼儿、放化疗患者、器官移植患者、应用免疫抑制药等身体抵抗力低下的患者，置管后易发生感染；长期置管。

（二）临床表现

感染轻者只表现为局部的红、肿、热、痛等炎症反应；重者可有全身表现，如头痛、寒战、高热、白细胞计数升高、核左移等；细菌培养可呈阳性。

（三）预防及处理

（1）严格执行无菌技术操作原则，穿刺时认真消毒穿刺部位皮肤，所用物品一定保持无菌并在使用期限之内。

（2）保持穿刺部位清洁、干燥，按时换药，定时更换输液器具。

（3）对于抵抗力低的患者，可给予丙种球蛋白、氨基酸等营养液，以提高机体抵抗力。

（4）尽量避免长期置管，一般情况下，一个部位置管不应超过 10 d。

（5）置管患者出现体温升高，如找不到解释发热的其他原因，应首先考虑置管感染，此时应拔出导管并剪下导管尖端进行细菌培养和药物敏感试验，同时给予抗感染治疗。

三、空气栓塞

（一）发生原因

所连接的输液器内未排尽气体或输液器密闭不严；输液过程中输液器脱落或加压输液时无人看守，导致气体进入；输液结束后未用肝素帽封管，致使气体进入体内；当患者处于低血容量状态时，穿刺前又未取头低位，穿刺进入静脉后一旦注射器脱落与空气相通时，随着心脏的舒张而将空气吸入心脏。

（二）临床表现

患者临床表现的轻重程度与进入空气的量和进入速度有关。轻者可无临床症状；进入空气量大者可感到胸部异常不适，随即发生呼吸困难和严重发绀，心前区听诊可闻及响亮持续的水泡声；进入空气量特别大者，可由于大量空气栓子阻塞肺动脉入口，使血液不能进入肺内，气体交换发生障碍，导致机体严重缺氧而立即死亡。

（三）预防及处理

（1）患者输液时应有人看守，管道连接处要紧密连接。

（2）置管前要摆好体位，颈静脉穿刺时头部低 20°，并在呼气状态时插管。

（3）进入少量空气不致引起严重后果，空气在右心房随血液压入肺内并分散到肺小动脉内，最后经毛细血管吸收，损害较小。大量气体进入后立即让患者取左侧头低足高位，使空气栓子浮向右心室的尖部，避开肺动脉入口，随着心脏收缩，将空气混合成泡沫，分次少量进入肺动脉，逐渐被吸收。

（4）患者如有缺氧症状可给予高流量氧气吸入，严重者应用表面张力活化剂。

四、导管堵塞

（一）发生原因

输注脂肪乳等大分子溶液后未用生理盐水冲管，药液沉积于管壁造成管腔堵塞；输液结束后未按规定用肝素封管或封管方法错误，导致回血在管腔内形成血凝块而堵塞管腔；利用留置针抽血，抽血后未注入肝素盐水（未正确封管），致使留置针被血凝块堵塞。

（二）临床表现

患者液体输注不畅，用注射器抽吸有明显负压，部分可见外露导管上附有凝固血迹。

（三）预防及处理

护士为患者输注脂肪乳等大分子溶液后，及时用生理盐水冲管；掌握正确的封管方法并按时封管；尽量不用深静脉导管抽血，如确实需要，抽后需用生理盐水冲洗导管，并以肝素盐水封管；遇见导管堵塞，可接注射器抽吸，将堵塞物抽出，切不可加压推注，以免形成血栓，如抽吸无效，则应拔管，更换位置后重新穿刺置管。

（王琳　张艳玲）

第十节　胸外心脏按压技术操作常见并发症的预防及处理

胸外心脏按压的常见并发症包括肋骨骨折、损伤性血气胸、心脏创伤和肝脾破裂。

一、肋骨骨折

（一）发生原因

护士按压姿势不正确，用力不当；患者本身骨质疏松，胸廓畸形。

（二）临床表现

患者局部疼痛，呼吸运动受限；局部间接压痛或胸廓形状异常，有骨擦音或骨摩擦感；X 线胸片显示肋骨骨折。

（三）预防及处理

护士应保持正确的按压姿势，用力适当；根据患者的年龄和胸部弹性实施按压；如抢救时发生肋骨骨折，应当权衡利弊，以复苏为主，继续按压；肋骨骨折的治疗原则是镇痛、固定和预防肺部感染；遵医嘱进行其他相应处理。

二、损伤性血气胸

（一）发生原因

患者肋骨骨折后，骨折端刺破胸膜腔，形成气胸；刺破胸部血管，引起血胸。

（二）临床表现

复苏成功后，患者出现胸闷、气急、干咳、呼吸困难，听诊呼吸音减弱或消失；血胸患者出血中等量以上（出血量超过 500 mL）可表现为失血性休克及呼吸循环功能紊乱的症状，X 线检查可见伤侧胸膜腔积液阴影及液平面。

（三）预防及处理

（1）损伤性血气胸的预防及处理同肋骨骨折的预防及处理。

（2）闭合性气胸：必要时行胸腔穿刺排气。

（3）张力性气胸：行胸腔闭式引流。

（4）给患者吸氧，必要时行机械辅助通气。机械通气必须常规进行闭式胸腔引流。

（5）血气胸出血不止，应考虑开胸结扎出血的血管。

（6）遵医嘱进行其他相应处理。

三、心脏创伤

（一）发生原因

胸外心脏按压时，下胸壁直接受压力撞击，可在心脏接受压力的部位或其对侧产生创伤，一般伤情较轻，多为心脏挫伤。

(二)临床表现

心脏创伤的临床表现取决于创伤的部位和严重程度。心脏轻度挫伤可不呈现临床症状,少数患者诉心前区疼痛。心电图检查可有心律失常,偶见 ST-T 段异常和心肌梗死的征象。实验室检查可有心肌酶增高,一般升高超过正常上限两倍,有临床意义。

(三)预防及处理

心脏创伤的预防及处理同肋骨骨折的预防及处理;患者需卧床休息,做心电监护;护士应遵医嘱给予药物治疗心律失常、心力衰竭等。

四、肝脾破裂

(一)发生原因

肝脾破裂通常为胸外心脏按压时,按压位置过低,用力过重所致。

(二)临床表现

肝脾破裂的临床表现以腹腔内出血症状为主。

(三)预防及处理

肝脾破裂的预防及处理同肋骨骨折的预防及处理。严密观察病情,定时监测体温、脉搏、呼吸、血压,注意有无休克症状,并了解腹痛、腹胀、呕吐及腹部体征的变化;对疑有内脏破裂者,应禁食、禁用吗啡类药物;禁食期间需输液维持水、电解质平衡及供应热量,并记录出入液体量;肝脾破裂者遵医嘱进行相应外科处理。

(代小梅　陈嵩凇)

第十一节　冷、热疗技术操作常见并发症的预防及处理

冷、热疗的常见并发症包括局部冻伤和烫伤。

一、局部冻伤

(一)发生原因

冰袋温度过低,持续用冷时间过长,血管长时间收缩,导致局部营养、生理功能及细胞代谢均发生障碍,严重者可发生组织坏死;末梢循环不良者,低温时加重血液循环障

碍，导致局部组织缺血缺氧而发生变性坏死。多见于偏瘫患者、老年人、婴幼儿、昏迷等感觉迟钝的患者。

（二）临床表现

患者损伤的局部组织皮肤颜色发生改变，表现为苍白、发绀，伴水肿，感觉麻木。严重者局部皮肤颜色变黑、硬化，甚至发生组织坏死。

（三）预防及处理

（1）冰袋温度不能过低，压力不宜太大，以免阻碍血液循环。

（2）冷敷时间不能过长，冷敷过程中加强巡视，注意观察冰袋有无漏水，皮肤颜色有无改变，如有皮肤苍白、感觉麻木等改变，需停止冷敷，以防发生局部冻伤。

（3）末梢血管功能不良患者禁止使用冷敷。

（4）冷敷一般选择血供丰富的部位，尽量不要选择无脂肪组织保护的部位，如枕后、耳郭、阴囊等处。

（5）一旦发生局部冻伤，即应停止冷敷，轻者给予局部保暖复温，重者遵医嘱对症处理。

二、烫伤

（一）发生原因

局部温度过高可引起烫伤，如温度高的热水袋直接接触皮肤、热敷灯具近距离长时间照射等；末梢循环不良、感觉迟钝、老年人、婴幼儿、麻醉未清醒和昏迷患者使用热疗时易发生烫伤。

（二）临床表现

患者热疗后局部皮肤发红，严重者出现大小不等的水疱。

（三）预防及处理

热疗时，热水袋温度不能过高，一般在 60～70 ℃，老年人、儿童、昏迷患者、末梢循环不良者水温应低于 50 ℃，热水袋外面包裹毛巾，避免直接接触皮肤；应用电烤灯时要和照射部位保持一定距离；用热过程中加强巡视，防止热水袋渗水和照射距离发生改变，仔细观察用热部位皮肤情况，如皮肤发红，应及时处理，避免烫伤的发生；发生烫伤后，注意保护皮肤，防止皮肤脱落，局部冰敷止血，遵医嘱对症处理。

（代小梅　赵晓琳）

第四章　生命体征监护

第一节　体　温

一、正常体温

正常体温是一个温度范围，而不是一个具体体温点。由于体核温度不易测量，临床上常以口腔、腋窝、直肠等处测量的温度来代表体温。这三个部位测得的温度略有不同，口腔温度居中，直肠温度较高，腋下温度较低。三个部位的温差一般不超过 1.0 ℃，其中以直肠温度最接近人体深部温度。成人体温平均值及正常体温的范围如表 4-1 所示。

表 4-1　成人体温平均值及正常范围

测温部位	平均温度	正常范围
口腔（口温）	37.0 ℃	36.3～37.2 ℃
腋下（腋温）	36.5 ℃	36.0～37.0 ℃
直肠（肛温）	37.5 ℃	36.5～37.7 ℃

二、体温过高

（一）体温过高的分类

1.发热

机体在致热原作用下，体温调节中枢的调定点上移而引起调节性体温升高，当体温上升超过正常值的 0.5 ℃或一昼夜体温波动在 1.0 ℃以上时，称为发热。发热原因甚多，根据致热原的性质和来源不同，可以分为感染性发热和非感染性发热两类。感染性发热较多见，主要由病原体引起；非感染性发热由病原体以外的各种因素引起，目前越来越引起人们的重视。

2.过热

体温调节系统失去调控或发生调节障碍所引起的被动性体温升高，称为过热。如颅脑创伤等所致中枢神经系统损伤而引起的体温调节功能障碍，甲状腺功能亢进引起的产热量异常增多，大面积烧伤后形成的广泛瘢痕，先天性汗腺缺乏症所引起的皮肤散热障碍，外界环境温度过高引起的中暑等。

（二）发热的程度

以口腔温度为例，发热程度可划分为：低热 37.3～38.0 ℃；中等热 38.1～39.0 ℃；高热 39.1～41.0 ℃；超高热 41.0 ℃以上。

（三）发热过程及临床表现

一般发热过程可分为三个阶段。

1.体温上升期

在致热原的作用下，体温调节中枢的调定点上移，为了与上移的调定点相适应，在中枢调节下，机体产热大于散热，使体温不断上升，形成体温上升期。体温上升的高度，取决于新的调定点水平。体温上升有两种方式：骤升和渐升。骤升是体温突然升高，在数小时内升至高峰，常伴有寒战，多见于肺炎球菌性肺炎、疟疾等；渐升是体温逐渐升高，在数日内达高峰，无明显寒战，多见于伤寒等。此期患者主要表现是皮肤苍白、畏寒、无汗、疲乏无力，严重者伴有寒战。

2.发热持续期

当体温达到新的调定点水平时，散热与产热在高于正常水平上保持相对平衡，体温维持在比正常高的水平上。由于分解代谢增强，产热较正常时增多，同时由于皮肤血管从收缩转为舒张，血流量增加，散热也相应增加。此期患者主要表现为皮肤灼热、颜面潮红、口唇干燥、呼吸和脉搏加快、全身乏力、食欲缺乏等。小儿易出现惊厥，超高热时可出现大脑功能损害。发热持续数小时、数天甚至数周，可因疾病及治疗效果而异。

3.退热期

当病因消除，致热原的作用逐渐减弱或消失时，体温调节中枢调定点逐渐回归正常水平。此时，血液温度高于调定点阈值，体温调节中枢发出降温指令，使皮肤血管进一步扩张，汗腺分泌增加，导致散热大于产热，体温下降，直至恢复正常。此期患者主要表现为大量出汗和皮肤温度下降。

（四）常见热型

将不同时间内测得的体温数值分别记录在体温单上，然后将这些测得的数值点依次连接就形成了体温曲线，具有一定特征的体温曲线形态称为热型。不同的发热性疾病可表现出不同的热型，对协助疾病诊断、了解疾病转归具有重要的临床意义。常见的热型有以下六种：

(1)稽留热：体温维持在39～40 ℃，持续数天或数周，24 h波动范围不超过1 ℃。常见于肺炎球菌性肺炎、伤寒等。

(2)弛张热：体温在39 ℃以上，波动幅度大，24 h体温差可达1 ℃以上，但最低体温仍高于正常。常见于败血症、风湿热、严重化脓性感染。

(3)间歇热：体温骤然升高至39 ℃以上，持续数小时或更长时间，然后又迅速降至正常，经过一天或数天间歇后体温又升高，高热期与无热期(间歇期)有规律地交替出现，反复发作。常见于疟疾、急性肾盂肾炎等。

(4)回归热：体温急骤上升达39 ℃以上，持续数天后骤降至正常水平，数天后又出现高热，如此规律地交替出现，即高热期与无热期各持续若干天后规律性交替一次。常见于霍奇金病等。

(5)波状热：体温逐渐升高达39 ℃以上，持续数日后逐渐降至正常水平，数天后又逐渐上升，如此反复多次。常见于布鲁氏菌病。

(6)不规则热：指发热无一定规律，且持续时间不定。常见于结核病、风湿热、支气管肺炎、流行性感冒、癌性发热等。

(五)高热患者的护理

发热是许多疾病的一种症状，它对机体产生两方面的作用：一方面，发热可使血中白细胞增多并促进白细胞的吞噬作用，加强机体的防卫功能；另一方面，如果发热过高，时间持续较久，则会对机体产生不良影响，如引起全身不适、厌食、代谢率增高，甚至直接损伤组织细胞。因此，对高热患者应加强护理。

1.病情观察

高热患者应每4 h测量1次体温；体温降至38.5 ℃(口腔温度)以下时，改为每天测量4次；体温降至正常水平3 d后，改为每天测量1～2次。在测量体温的同时，要观察患者的面色、脉搏、呼吸及出汗等，如有异常，应立即与医生联系。

2.促进散热，降低体温

发热持续期可选用物理降温或药物降温方法。物理降温有局部冷疗和全身冷疗两种方法。体温超过39 ℃，选用局部冷疗，可采用冷湿敷、冰袋、化学制冷袋等，通过传导方式散热；体温超过39.5 ℃，选用全身冷疗，可采用乙醇擦浴、温水擦浴等方式达到降温目的。使用药物降温时应注意药物的剂量，尤其对年老体弱及心血管疾病者应防止退热时大量出汗出现虚脱或休克现象。采取降温措施30 min后应测体温1次，做好记录与交班。

3.维持水、电解质平衡

患者高热时呼吸加快，皮肤蒸发水分增多，使体内水分大量丧失。护士应鼓励患者多饮水，每日应摄入2500～3000 mL水，以促进代谢产物排出，帮助散热。尤其是药物降温后会导致大量出汗，更应及时补充水分和电解质。

4.补充营养

患者高热时，迷走神经兴奋性降低，使胃肠蠕动减弱，消化液分泌减少，影响消化和吸收；同时分解代谢加强，能量消耗增多，易导致机体消瘦、衰弱和营养不良。因此，应给予患者营养丰富、易消化的流质或半流质饮食，宜少量多餐，并注意食物的色、香、味。

5.增进舒适，预防并发症

高热患者由于消耗多，进食少，体质较虚弱，故应卧床休息。由于唾液分泌减少，口腔黏膜干燥，加之机体抵抗力下降，易引起口腔炎和黏膜溃疡，应做好口腔护理，预防口腔内感染。患者退热大量出汗时，应及时擦干汗液，更换衣服及床单，保持皮肤清洁，防止受凉感冒。

6.加强心理护理

护士应经常询问患者，关心了解患者的感受，耐心解释体温的变化，给予患者心理上的安慰和支持，缓解其焦虑、紧张的情绪。

三、体温过低

体温过低(hypothermia)是指机体温度持续低于正常，体温在 35 ℃以下者。体温过低可影响体内葡萄糖等物质的代谢，损害脑细胞，甚至造成心跳减慢和心律失常。体温过低是一种危险的信号，常常提示疾病的严重程度和不良预后。

(一)常见原因

1.散热过多

机体长时间暴露在低温环境中，保暖措施不足以御寒；在寒冷的环境中大量饮酒，使血管过度扩张而致机体散失过多热量。

2.产热减少

严重的营养不良，使机体不能产生足够的热量；甲状腺功能减退、各种疾病导致的全身器官衰竭，使机体代谢率降低，从而产热减少。

3.体温调节中枢受损

脑出血、颅脑外伤、脊髓受损以及某些药物中毒(使用麻醉剂、镇静剂过量)均可使体温调节中枢受损，导致体温调节障碍。

(二)体温过低的程度

以口腔温度为例，将体温过低划分为：轻度低温 32.1～35.0 ℃；中度低温 30.0～32.0 ℃；重度低温＜30.0 ℃，出现瞳孔散大，对光反射消失；致死温度 23.0～25.0 ℃。

(三)临床表现

患者体温不升，皮肤苍白，四肢冰冷，呼吸减慢，血压降低，脉搏细弱，心律不齐，尿量减少，感觉和反应迟钝，甚至昏迷。

(四)护理

1.环境温度

迅速提高环境温度,保持室温在22～24 ℃。室内避免有对流的冷空气。

2.保暖措施

给予电热毯加热或热水袋热敷,注意加温速度不宜过快,以免引起血管扩张;加热时应注意防止烫伤。

3.加强监测

加温过程中,必须密切观察患者的体温变化和其他病情变化。

4.病因治疗

去除引起体温过低的原因,使体温恢复正常。

5.积极指导

教会患者避免导致体温过低的因素,如营养不良、衣服穿着过少、供暖设施不足等。

(代小梅　王丽华)

第二节　呼　吸

一、正常呼吸及生理变化

(一)正常呼吸

正常成人在安静状态下呼吸频率为12～20次/分,节律规则,频率与深浅度均匀平稳,呼吸无声且不费力。呼吸与脉率之比约为1∶4。

(二)生理变化

1.年龄

年龄越小,呼吸频率越快。如新生儿呼吸频率可波动于30～60次/分。

2.性别

同年龄的女性呼吸频率比男性稍快。

3.血压

血压大幅度变动时,可以反射性地影响呼吸。血压升高,呼吸减弱减慢;血压降低,呼吸加深加快。

4.温度

体温上升(发热或剧烈运动后),呼吸频率加快;体温下降,呼吸变深变慢。

5.情绪

强烈的情绪变化会引起呼吸系统的活动改变。例如，突发惊惧会导致呼吸临时中断，狂喜或悲痛会导致呼吸痉挛。心理学家还发现，吸气与呼气的时间比会随情绪的变化而改变。

6.运动

运动时机体代谢增加，呼吸加深加快，肺通气量增大以适应机体的代谢需要。

7.气压

机体处于高山或飞机上的高空低氧环境时，吸入的氧气不足以维持机体的氧耗量，呼吸便代偿性地加深加快。

二、呼吸异常的评估

（一）常见呼吸系统症状和体征

1.呼吸困难

呼吸困难是指患者感到空气不足，呼吸费力，并有呼吸频率、节律和深浅度的异常及呼吸肌加强收缩的表现。引起呼吸困难最常见的原因有气道阻塞、肺扩张受限、肺实变、肺不张及心力衰竭等。根据呼吸困难发生的时相，临床上又可将其分为三种类型：

（1）吸气性呼吸困难：由于上呼吸道部分梗阻，气流进入肺部不畅导致肺内负压极度增高，患者吸气费力，吸气时间显著长于呼气，辅助呼吸肌收缩增强，出现“三凹征”（胸骨上窝、锁骨上窝和肋间隙或腹上角凹陷）。多见于喉头水肿、喉头异物等患者。

（2）呼气性呼吸困难：由于下呼吸道部分梗阻时，气流呼出不畅，导致患者呼气费力，呼气时间显著长于吸气时间。多见于支气管哮喘、阻塞性肺气肿等患者。

（3）混合性呼吸困难：由于广泛性肺部病变，患者吸气和呼气均感费力，呼吸表浅、频率增加。多见于重症肺炎、重症肺结核、大量胸腔积液积气和气胸等患者。

2.咳嗽、咳痰

咳嗽是一种防御性呼吸反射，通过咳嗽可排出气管、支气管和肺内的异物和分泌物，左、右主支气管分叉处是引起咳嗽最敏感的区域。根据咳嗽是否伴有痰液排出，可将咳嗽分为干咳和咳痰。患者咳嗽时，护士需评估咳嗽的频率和程度，痰液的量、颜色、气味和黏稠性，是否有脓或血液，必要时留取痰标本。如果患者有咯血，还需评估咯血是否与咳嗽有关，了解血液是否来自鼻窦、上呼吸道或者胃肠道。另外，还需评估咯血的量、颜色、持续时间、是否与痰液混合。

3.喘息

喘息是由于高速气流通过狭窄的气道引起呼吸时伴高调的声音。哮喘、急性支气管炎、肺炎等患者可出现喘鸣音，喘鸣音可发生在吸气期、呼气期或吸呼两期均存在，护士应评估其诱发因素，如是否存在致敏原、剧烈活动、呼吸道感染或压力大等。

4.胸痛

胸痛的评估包括疼痛的位置、持续时间、频率、放射情况。骨骼、肌肉受损引起的胸痛多发生在锻炼、肋骨骨折、咳嗽后,吸气时加重。胸膜受到刺激引起的胸痛可向肩胛区放射,患者行吸气运动,如吸气、叹气、打哈欠时,疼痛加剧。胸膜炎引起的疼痛呈刺痛,持续1 min至数小时,与吸气运动有关。

5.发绀

发绀是由于血液中还原型血红蛋白增多,使皮肤与黏膜等部位呈蓝紫色,在口唇、鼻尖、颊部、耳郭、甲床等处较易观察到。

(二)异常呼吸型态

1.频率异常

(1)呼吸过速:成人在安静状态下呼吸频率大于 24 次/分,称为呼吸过速。常见于发热、贫血、甲亢、疼痛及心功能不全等患者。一般体温每升高 1 ℃,呼吸频率大约增加 4 次/分。

(2)呼吸过缓:成人在安静状态下呼吸频率少于 12 次/分,称为呼吸过缓。常见于颅内压增高、麻醉药或镇静剂过量、脑肿瘤等呼吸中枢受到抑制的患者。

2.深浅度异常

(1)浅快呼吸:见于呼吸肌麻痹、严重腹胀、腹水,以及肺部、胸膜、胸壁疾病或外伤,如肺炎、胸膜炎、胸腔积液、气胸、肋骨骨折等患者。若呼吸浅表不规则且呈叹息样,多见于濒死患者。

(2)深快呼吸:见于剧烈运动、情绪激动或过度紧张时,导致过度通气,可引起呼吸性碱中毒。

(3)深度呼吸:又称“库斯莫尔呼吸”,表现为深大而规则的呼吸,可伴有鼾音。常见于尿毒症酸中毒、糖尿病酮症酸中毒等患者。

3.节律异常

(1)潮式呼吸:又称“陈-施呼吸”,是一种由浅慢逐渐到深快,达到高潮后再由深快逐渐到浅慢,随之出现一段时间的呼吸暂停(5～30 s),之后又开始重复以上变化过程的周期性呼吸。由于呼吸运动呈潮水般涨落,故称潮式呼吸。其周期为 30 s～2 min。其原因是呼吸中枢兴奋过低或严重缺氧时,血中正常浓度的 CO_2 不能刺激化学感受器兴奋呼吸中枢,导致呼吸逐渐减弱以致暂停;当呼吸暂停时,CO_2 停止呼出,在体内积聚,引起血中 $PaCO_2$ 增高,达到一定浓度后,可刺激化学感受器从而兴奋呼吸中枢再次引起呼吸;随着呼吸的进行,当积聚的 CO_2 呼出后,呼吸中枢又失去了有效的刺激,呼吸又再次减弱继而暂停。多见于中枢神经系统疾病,如颅内压增高、脑炎、脑膜炎、巴比妥类药物中毒及濒死的患者。

(2)间断呼吸:又称“毕奥呼吸”,其特点是有规律地呼吸几次后,突然停止,间隔一段较短时间后又开始呼吸,如此反复交替。有的可为不规则的深度及节律改变。其发生机制同潮式呼吸,但预后更差,常在呼吸完全停止前发生。

(3)叹息样呼吸:其呼吸特点为在一段正常呼吸节律中插入一次深大呼吸,且伴有叹息声。多见于神经衰弱、精神紧张或抑郁症等患者,反复发作时则是临终前的表现。

4.音响异常

(1)蝉鸣样呼吸:吸气时发出一种高音调的音响,多因细支气管、小支气管堵塞,导致空气进入发生困难,见于喉头水肿、喉头异物、支气管哮喘等患者。

(2)鼾声呼吸:呼气时发出粗大的鼾声,是气管或支气管内有较多的分泌物积聚所致,见于昏迷或神经系统疾病的患者。

5.形态异常

(1)胸式呼吸减弱、腹式呼吸增强:正常女性以胸式呼吸为主。若患有肺、胸膜或胸壁疾病,如胸膜炎、胸壁外伤等,会产生剧烈疼痛,可使胸式呼吸减弱、腹式呼吸增强。

(2)腹式呼吸减弱、胸式呼吸增强:正常男性及儿童以腹式呼吸为主。当腹部疾病导致腹腔内压力增高、膈肌下降受限时,如腹膜炎、大量腹水、腹腔巨大肿瘤等,可使腹式呼吸减弱、胸式呼吸增强。

三、测量呼吸的技术

(一)准备阶段

确保环境安静,减少干扰因素;让被测量者处于放松状态,可以是坐位或仰卧位;测量者应穿戴适当的个人防护装备,如口罩和帽子。

(二)观察呼吸

观察并记录胸部或腹部的起伏,注意呼吸的节律和深度;对于呼吸节律不规律的情况,可以适当放宽测量时间(例如从 1 min 开始计数)。

(三)计数和记录

对于规律呼吸的情况,计数 30 s 内的呼吸次数,然后乘以 2 得到每分钟的呼吸频率;记录测量结果,包括日期、时间、呼吸频率以及任何观察到的呼吸特征(如深度、节律等)。

四、改善呼吸功能的技术

(一)呼吸训练的技术

呼吸训练用于改善和控制通气、减少呼吸做功,以纠正呼吸功能不足。常用于胸廓扩张受限的患者,如慢性阻塞性肺疾病或胸部手术后的患者。

1.深呼吸训练

深呼吸训练常用于克服肺通气不足。训练时,指导患者用鼻缓慢深吸气,然后用嘴慢慢呼气。训练时间根据患者呼吸功能和一般情况确定,一般每日训练 4 次,每次 5～10 min。

2.腹式呼吸训练

腹式呼吸训练可用于慢性阻塞性肺疾病患者，以减慢呼吸频率、增加潮气量，减少功能残气量。训练时，患者取放松体位，将一只手或双手轻放于腹部，随腹部呼吸运动而移动。用鼻缓慢吸气时，腹部尽可能扩张，膈肌尽量下降；然后逐渐收紧腹部肌肉，缩唇将肺内的气体尽量呼出，呼气与吸气之间要均匀、连贯、缓慢。如此反复训练 1 min，休息 2 min，每天训练数次。经过反复训练，呼吸可变成自动的腹式呼吸。

3.缩唇呼吸训练

缩唇呼吸训练即通过训练呼吸肌，延长呼气时间，增加呼气时气道压力，防止呼气时小气道过早闭陷，以利肺泡内气体排出，减少残余气量。患者闭嘴用鼻吸气（计数计到 3），然后收紧腹部肌肉，通过缩唇（吹口哨状或口含吸管状）缓慢、均匀地呼气（计数计到 7）。患者走路时也可练习，吸气时走 2 步，呼气时按同样步伐走 4 步，如此反复。感觉呼吸困难的患者可采用此训练，并可逐渐增加训练次数，每天 4 次，每次 5～10 min。

4.激励呼吸法

激励呼吸法是通过提供患者吸入气量的视觉反馈以鼓励其自主深呼吸的一种方法，用于促进术后患者进行深呼吸以预防和治疗肺不张。训练时让患者深呼吸，在深吸气后屏气并观察肺量计上的结果。此方法可预防肺泡塌陷，利于气体交换和排出分泌物。术后患者由于伤口疼痛，其吸气量达到平时的 1/2 或 3/4 即可。必要时可遵医嘱适当地应用镇痛药物以减少深呼吸带来的疼痛。

（二）协助患者有效咳嗽、排痰的技术

1.咳嗽技术

慢性肺部疾病及术后患者，护士应鼓励其在清醒时每 2 h 做 1 次深呼吸和咳嗽。咳嗽技术（coughing techniques）包括深呼吸、术后咳嗽和暴发性咳嗽。

（1）术后咳嗽，又称“分段咳嗽”，适用于胸腹部手术后的患者。操作时，护士将双手掌压置于患者手术切口缝线的两侧，嘱患者连续小声咳嗽，在患者咳嗽的瞬间护士双手向切口中心部位适当用力按压。此种咳嗽虽排痰效果不佳，但可抵消或对抗咳嗽对切口局部的牵拉作用，减轻患者疼痛。

（2）暴发性咳嗽时，患者先深吸气、屏气数秒，然后张嘴呼气，同时猛咳一声将痰液咳出。

2.辅助排痰技术

（1）叩击是用手叩打胸背部，使呼吸道分泌物松脱而易于排出体外的技术。叩击的手法及注意事项：①协助患者取仰卧位或俯卧位，操作者将手固定成背隆掌空状，即握杯姿势。②操作者放松腕、肘和肩部，有节奏地从下往上叩击需引流的肺段，胸部和背部交替进行。③叩击力度适中，叩打时可听见空洞声，患者应无疼痛感觉。④不可在裸露的皮肤上叩击，患者可穿单层内衣；不得在纽扣、拉链上叩击；不得叩击脊柱、乳房、肋骨以下的部位，以免损伤组织。⑤每天叩击数次，每次 30～60 s，痰液黏稠的患者不能超过 5 min。

(2)震颤常在胸部叩击后使用或与叩击交替使用。方法如下:①操作者将手放于患者需引流的部位,手掌朝下,另一手重叠放置(手指交叉、伸直)或并排放置。②嘱患者深吸气,用鼻或噘嘴缓慢呼气。③患者呼气时,操作者收缩手和手臂肌肉,用手掌做手部震颤。患者吸气时,停止震颤。每个部位震颤 5 次,所有部位完成后,嘱患者咳嗽以排出痰液。

(3)体位引流是将患者置于特殊的体位,借重力作用将肺及支气管所存积的分泌物引流至较大的气管,通过咳嗽排出体外的过程。引流的部位不同,采取的卧位也不同。在体位引流之前常做胸部震颤或叩击。实施要点:①将痰盂和卫生纸放在旁边,为患者咳嗽、排痰做准备。②协助患者根据引流肺段取合适体位:肺上叶引流时取高坡位;肺上叶后段引流时取半俯卧位,左右侧交替;右侧肺引流时,取左侧卧位,胸下垫枕头;肺下段引流时,取头低脚高位。③每日晨起饭前和夜晚睡眠前各做 1 次,每次 20～30 min,当患者感觉疲乏或虚弱时,停止引流。④同时可辅以叩击等,以促进痰液排出。⑤监测患者的耐受程度,评估其生命体征,尤其是脉搏、呼吸的稳定性。若患者出现脸色苍白、出冷汗、呼吸困难或感觉疲劳,应停止引流。

(代小梅　李茹)

第三节　脉　搏

一、概念

脉搏是人体表能触摸到的动脉搏动,正常情况下脉搏和心跳一致。循环系统由心脏和血管以及血液组成,为身体运送氧气、养分,并排出二氧化碳和废物。心脏左心室收缩,把血液挤压进入主动脉,血液跟随主动脉传递到全身动脉。血液进入动脉后就会增加动脉压力,使得管径扩张,能在体表浅处动脉摸到此扩张,也就是人们所能感受到的脉搏跳动。

二、脉搏的一般特性

正常人的脉搏和心跳是一致的。正常成人为 60～100 次/分,常为每分钟 70～80 次,平均约 72 次/分。老年人较慢,为 55～60 次/分。正常人脉率规则,不会出现脉搏间隔时间长短不一的现象。正常人脉搏强弱均等,不会出现强弱交替的现象。脉搏的频率受年龄和性别的影响,胎儿每分钟 110～160 次,婴儿每分钟 120～140 次,幼儿每分钟 90～100 次,学龄期儿童每分钟 80～90 次。另外,运动和情绪激动时会使脉搏增快，而休息、睡眠则使脉搏减慢。成人脉率每分钟超过100次，称为心动过速；每分钟低于60次，称为心动过缓。心动周期中，由于心室收缩和舒张的交替进行，脉管发生周期性扩张和回位的搏动。

三、脉搏的评估

（一）脉率异常

1.速脉

速脉指成人在安静状态下脉率超过100次/分，见于高热、大出血、贫血、疼痛、甲状腺功能亢进、心力衰竭、休克、心肌炎等患者。正常人可有窦性心动过速，为一过性的生理现象。

2.缓脉

缓脉指成人在安静状态下脉率低于60次/分。颅内压增高、病态窦房结综合征、房室传导阻滞、甲状腺功能减退、低温、血钾过高，或服用某些药物如地高辛、利血平、β受体阻滞剂等患者可出现缓脉。正常人可有生理性窦性心动过缓，多见于运动员。

（二）脉律异常

脉搏的搏动不规则，间隔时间时长时短，称为脉律异常。

1.间歇脉

间歇脉指在一系列正常均匀的脉搏中出现一次提前而较弱的脉搏，其后有一较正常延长的间歇（即代偿性间歇），亦称“期前收缩”。如每隔一个或两个正常搏动后出现一次期前收缩，前者称二联律，后者称三联律。间歇脉可见于各种器质性心脏病或洋地黄中毒等患者。正常人在过度疲劳、精神兴奋、体位改变时也偶尔出现间歇脉。如果期前收缩的次数≥30次/时，或≥6次/分，应与医生联系并及时处理。

2.脱落脉

脱落脉指当患Ⅱ度房室传导阻滞时，心房的激动不能下传至心室，使心搏出现脱落，脉搏也相应脱落，表现为在正常脉搏之后出现一个长间歇。脉搏可在2次、3次……6次、7次中脱落1次，成为有规则的脱落脉。

3.绌脉

绌脉指在同一单位时间内脉率少于心率，亦可称“短绌脉”。绌脉是由于心肌收缩力强弱不等，有些心输出量少的搏动可发出心音，但不能引起周围血管搏动，导致脉率少于心率。触诊时可感知脉搏细数，极不规则；听诊时心律完全不规则，心率快慢不一，心音强弱不等。常见于心房颤动的患者，当病情好转时，绌脉消失。对绌脉持续发作者必须严密观察其心率、脉率和病情，并随时根据医嘱采取相应措施。

（三）脉搏强度的异常

1.洪脉

洪脉指当心输出量增加，周围动脉阻力较小，脉搏充盈度和脉压较大时，脉搏强大有力。见于高热、甲亢、主动脉瓣关闭不全等患者。

2.丝脉

丝脉指当心输出量减少，周围动脉阻力较大，动脉充盈度降低时，脉搏细弱无力，扪之如细丝，亦可称细脉(small pulse)。见于大出血、主动脉瓣狭窄、休克、全身衰竭的患者，是一种危险的脉象。

3.水冲脉

水冲脉指脉搏骤起骤落，犹如潮水涨落，是由于周围血管扩张，血流量增大，或存在分流、反流所致。常见于主动脉瓣关闭不全、先天性动脉导管未闭、动静脉瘘、甲状腺功能亢进、严重贫血等。检查方法是将患者前臂高举过头，检查者用手紧握患者手腕掌面，可明显感知犹如水冲般的急促而有力的脉搏冲击。

4.交替脉

交替脉指节律正常而强弱交替出现的脉搏。交替脉是左心室心力衰竭的重要体征之一。常见于高血压性心脏病、急性心肌梗死、主动脉瓣关闭不全等患者。

5.奇脉

奇脉指吸气时脉搏明显减弱甚至消失的现象，又称“吸停脉”。其产生机制是由于左心室排血量减少。可见于心包积液、缩窄性心包炎、心脏压塞的患者。明显的奇脉在触诊时即可感知，不明显的奇脉可在听诊血压时发现吸气时收缩压较呼气时低10 mmHg以上。

6.脉搏消失

脉搏消失主要见于两种情况：

(1)严重休克时，血压测不到，脉搏触不到，必须立即行心肺复苏术。

(2)多发性大动脉炎时，由于某一部位大动脉闭塞，相应部位的脉搏触不到，临床上称为无脉病。护士若在某一部位测不到脉搏，需再测其他部位，以鉴别无脉病和因休克而出现的脉搏消失。

四、测量脉搏的技术

(一)目的

判断脉搏有无异常；动态监测脉搏变化，间接了解心脏情况；为诊断、治疗和护理提供依据。

(二)部位

凡靠近骨骼的浅表大动脉均可用于诊脉。桡动脉是最常用和最方便的诊脉部位，患者也最乐于接受。其次为颞动脉、颈动脉、肱动脉、腘动脉、足背动脉、胫后动脉和股动脉等。如果怀疑患者心搏骤停或休克，应选择大动脉为诊脉点，如颈动脉、股动脉。

1.评估

了解患者有无影响脉搏测量的因素存在，若测量脉搏前有剧烈活动、紧张、恐惧、哭闹等，应让其休息15～30 min后再测量。测量婴幼儿的脉搏应于测量体温和血压前进行，避免小儿哭闹致脉率增快，一般选择桡动脉为测量部位。

2.卧位

护士协助患者取仰卧位或坐位，手臂放于舒适位置，腕部伸展。如取仰卧位，患者前臂伸直置于身体旁边，或交叉置于胸部下部，或上腹部；如取坐位，患者手臂自然下垂，屈肘呈90°，下臂搭在护士的臂上作以支撑。偏瘫患者应选择健侧肢体测脉搏。

（三）测量方法

护士将示指、中指、无名指的指端按压在桡动脉表面，压力大小以能清楚地触及脉搏搏动为宜，不可用拇指诊脉，因为拇指小动脉的搏动易与患者的脉搏相混淆。测同一位置的脉搏，最好固定触诊部位，因为动脉大小或位置不同，脉搏的性质也会有差异。

（四）计数

正常脉搏测30 s，将所测脉搏数乘以2，即为脉率。异常脉搏、危重患者应测1 min，当脉搏细弱而触摸不清时，可用听诊器测心率1 min代替诊脉。以测量心率代替测脉搏的情况常见于心脏病、心律不齐或使用洋地黄类药物的患者，及2岁以下的儿童等。测量脉率的同时，还应注意脉搏的节律、强弱、紧张度、动脉管壁的弹性等情况。

（五）脉搏短绌的测量

若发现患者有绌脉，应同时测量心率，听心率时保持环境安静，并注意心脏节律、强弱等情况。将听诊器放在左锁骨中线第五肋间处，两名护士同时测量，一人听心率，一人测脉率，由听心率者发出“始”“停”口令，计数1 min，记录心率/脉率。

（代小梅　闫丽丽）

第四节　血　压

一、概念

血压（blood pressure，BP）是指血液在血管内流动时对单位面积血管壁的侧压力。一般指动脉血压，如无特别注明，均指肱动脉的血压。在一个心动周期中，动脉血压随着心室节律性的收缩和舒张而发生周期性的变化。

二、血压的分类

(一)收缩压(systolic pressure)

收缩压指心室收缩时,主动脉压急剧升高,至收缩中期达到动脉血压的最高值。

(二)舒张压(diastolic pressure)

舒张压指心室舒张时,主动脉压下降,至心舒末期达动脉血压的最低值。

(三)脉压(pulse pressure)

脉压指收缩压和舒张压之差,亦称“脉搏压”。

(四)平均动脉压(mean arterial pressure)

平均动脉压指一个心动周期中,每一瞬间动脉血压的平均值。简略估算方法:平均动脉压=舒张压+1/3 脉压。

三、计量单位

血压以 mmHg(毫米汞柱)或 kPa(千帕斯卡)为计量单位。两者换算公式为:1 mmHg≈0.133 kPa;1 kPa≈7.5 mmHg。

四、血压的形成

循环系统内有足够的血液充盈是形成血压的首要因素。血液充盈的程度取决于血量和循环系统容量之间的相对关系;心脏射血和外周阻力是形成血压的基本因素;此外,大动脉的弹性对血压的形成也有重要的作用。在外周阻力存在的情况下,心室肌收缩时所释放的能量一部分用于克服阻力,推动血液在血管中流动,是血液的动能;另一部分则形成对血管壁的侧压,导致血管壁扩张,这部分是势能,形成较高的收缩压。在心舒期,主动脉和大动脉管壁发生弹性回缩,将贮存的一部分势能转变为推动血液的动能,使血液在血管中继续向前流动,同时维持一定高度的舒张压。

五、影响血压的因素

(一)心脏每搏输出量

在心率和外周阻力不变时,每搏输出量增大,射入主动脉的血量增多,管壁所受的张力也随之增加,则收缩压明显升高,舒张压的升高并不显著,脉压增大。反之,每搏输出量减少,则收缩压降低,脉压减小。因此,在一般情况下,收缩压的高低主要反映心脏每搏输出量的多少。

(二)心率

当其他因素不变时,心率加快,则心舒期缩短,在心舒期内从外周回流的血量减少。

心舒期末主动脉内存留的血量增多，舒张压升高。在心舒末期大动脉内血容量增加的基础上，心缩期动脉系统内血量进一步增加，故收缩压也升高，但由于动脉血压升高可使血流速度加快，因此，在心缩期内可有较多的血液流至外周，故收缩压的升高不如舒张压的升高显著，脉压随之减小。反之，心率减慢时，主要表现为舒张压降低幅度比收缩压降低的幅度大，脉压增大。因此，心率主要影响舒张压。

（三）外周阻力

心输出量不变而全身外周阻力增大时，心舒期内血液流入毛细血管和静脉的速度减慢，心舒期末存留在主动脉中的血量增多，舒张压升高；在心缩期，由于动脉血压升高使血流速度加快，故收缩压的升高幅度不如舒张压的升高幅度明显，脉压减小。反之，当外周阻力减小时，舒张压的降低比收缩压的降低明显，脉压增大。因此，一般情况下，舒张压的高低主要反映外周阻力大小。外周阻力的改变主要是由于骨骼肌和腹腔器官阻力血管口径的改变引起的。另外，血液黏滞度也影响外周阻力。

（四）主动脉和大动脉的弹性贮器作用

由于主动脉和大动脉的弹性贮器作用，动脉血压的波动幅度明显小于心室内压的波动幅度。动脉管壁硬化时，大动脉的弹性贮器作用减弱，收缩压升高，舒张压降低，脉压增大。

（五）循环血量和血管容量的比例

循环血量和血管系统容量相适应，才能使血管系统足够充盈，产生一定的体循环平均充盈压。如发生循环血量减少，而血管系统容量不变，或者循环血量不变而血管系统容量增加，都会造成血压下降。

上述这些因素可单独发生变化，影响动脉血压；也可同时发生改变，形成各种因素相互作用、综合影响血压的结果。

六、血压的评估

（一）正常血压的范围

正常成人在安静状态下的血压范围为收缩压 90～139 mmHg（12.0～18.5 kPa），舒张压 60～89 mmHg（8.0～11.9 kPa），脉压 30～40 mmHg（4.0～5.3 kPa），平均动脉压 75～100 mmHg（10.0～13.3 kPa）。

（二）血压的生理性变化

正常人的血压经常在一个较小的范围内波动，保持着相对的恒定。但可因各种因素的影响而有所改变，并且以收缩压的改变为主。

1.年龄和性别

血压随年龄的增长而增高，但收缩压的升高比舒张压的升高更为显著。青春期前，男女之间的血压差异较小；女性在更年期前，血压略低于男性，更年期后差别较小。

2.昼夜和睡眠

一般清晨血压最低，白天逐渐升高。通常至傍晚血压最高。过度劳累或睡眠不佳时，血压稍增高。

3.情绪

紧张、恐惧、兴奋、焦虑、发怒等情绪下，收缩压可升高，舒张压一般无变化。

4.体型

通常高大、肥胖者血压较高。

5.体位

一般卧位时收缩压比立位时低 8～13 mmHg(1.1～1.7 kPa)，这主要与重力引起的代偿机制有关。但是对于长期卧床、贫血或者在使用某些降压药物的患者，若是从卧位改成立位时，可能会出现直立性低血压，表现为收缩压明显下降 20 mmHg(2.6 kPa)以上，且伴头晕、晕厥等。

6.温度

遇冷时血管收缩，血压可上升；遇热则血管扩张，血压下降。所以血压在冬天高于夏天，洗热水澡易使血压下降。

7.疼痛

疼痛可使血压上升，但若剧烈疼痛使机体大量出汗，则导致血压下降。

8.身体部位

正常情况下，一般右臂比左臂血压(主要是收缩压)高 10～20 mmHg(1.33～2.67 kPa)，主要原因是左侧肱动脉来自主动脉的第三大分支左锁骨下动脉，而右侧肱动脉来自主动脉弓的第一大分支无名动脉，使得右侧能量消耗较大且血压测量值高；由于股动脉的管径较肱动脉粗、血流量大，因此下肢血压比上肢血压高 20～40 mmHg(2.67～5.33 kPa)，而左右下肢的血压基本相等。若两上肢血压相差 20 mmHg(2.67 kPa)以上，见于多发性大动脉炎、先天性动静脉畸形、血栓闭塞性脉管炎等患者。若下肢血压等于或低于上肢血压，应考虑主动脉缩窄，或胸腹主动脉型大动脉炎。

此外，剧烈运动、吸烟可使血压升高。饮酒、摄盐过多、药物对血压也有影响。

(三)异常血压

1.高血压(hypertension)

(1)定义：在未服用降压药物的情况下，安静状态下，1～4 周内至少 3 次非同日测量血压，成人收缩压≥140 mmHg 和/或舒张压≥90 mmHg。患者既往有高血压史，目前正在服用抗高血压药，血压虽低于 140/90 mmHg，也应诊断为高血压。

(2)分类：2020 年《ISH2020 国际高血压实践指南》对血压水平进行分类，该分类适用于 18 岁以上成人，分类中将血压(130～139)/(85～89) mmHg 列为正常高值血压(见表 4-2)。血压处在此范围内者，应认真改变生活方式，及早预防，以免发展为高血压。

表 4-2　成人血压水平的分类和定义

分类	收缩压/mmHg		舒张压/mmHg
正常血压	<130	和	<85
正常高值血压	130～139	和/或	85～89
1 级高血压	140～159	和/或	90～99
2 级高血压	≥160	和/或	≥100

注：若患者收缩压与舒张压属于不同级别，则以较高的分级为准。

2.低血压(hypotension)

低血压是指收缩压低于 90 mmHg(12.0 kPa)，舒张压低于 60 mmHg(8.0 kPa)。持续的低血压状态多见于严重病症，如休克、心肌梗死、急性心脏压塞等，患者会出现明显的血容量不足的表现，如脉搏细速、心悸、头晕等。低血压也可有体质的原因，患者自诉一贯血压偏低，一般无症状。

3.脉压变化

(1)脉压减小：脉压<30 mmHg(3.9 kPa)，主要见于主动脉瓣狭窄、心力衰竭、心包积液等。

(2)脉压增大：脉压>40 mmHg(5.3 kPa)，主要见于主动脉瓣关闭不全、动脉导管未闭、甲亢等。

(四)血压异常患者的护理

测得血压异常时，护士应保持神态镇静，将测得的患者血压值与其基础血压值对照后，给患者合理的解释和安慰。密切观察患者其他症状，及时与医生联系并协助处理。如患者血压较高，应让其卧床休息，减少活动，保证充足的睡眠时间。按医嘱给予降压药物，并定时监测血压的变化，观察药物的不良反应，为药物治疗提供依据。同时，注意有无潜在并发症。

七、血压测量

(一)电子血压计

护士应向患者说明操作目的，取得其合作；协助患者取坐位或卧位(特殊情况除外)，掀盖被，卷袖，露臂，手掌向上，肘部伸直，外展 45°；插上电源线(未安装电池或电量不足时)；平稳放置血压计，位置与肱动脉、心脏在同一水平线上；将袖带平整无折地缠绕于上臂中部，松紧以能放入一手指为宜，下缘距肘窝处 2～3 cm；按下开始/停止按钮，自动开始测量；测量过程中嘱患者保持自然姿势，身体不要移动，保持安静状态；显示测量结果后，正确读取血压数值(无心律失常者可同时读取脉率)；取下袖带；手消毒并记录；按下开始/停止按钮，切断电源。

(二)台式血压计

护士应向患者说明操作目的,取得其合作;协助患者取坐位或者是卧位(特殊情况除外),掀盖被,卷袖,露臂,手掌向上,肘部伸直,外展45°;平稳放置血压计,打开血压计,零点位置与肱动脉、心脏在同一水平线上;开启水银开关;驱尽袖带内空气,将袖带平整无折地缠于上臂中部,松紧以放入一手指为宜,下缘距肘窝处2～3 cm(进出气管置于动脉处);检查水银柱是否至"0"点;将听诊器胸件置于肱动脉波动最明显处,一手固定;另一只手关闭气囊开关,并握住气球向袖带内充气至肱动脉波动消失,再使水银柱上升20～30 mmHg,注意注气平稳;缓慢放气(放气均匀,以每秒4 mmHg的速度下降);听到第一声响时,水银所在刻度为收缩压;声音突然消失或变小为舒张压,测量结果正确;测量结束,驱尽袖带内空气,拧紧螺旋帽,整理放入盒内;血压计右倾45°,全部水银流回槽内,关闭水银柱开关,盖上血压计盒盖,取下听诊器;手消毒并记录结果。

八、高血压患者健康教育

(一)按时服药

嘱患者不要随意停药,不可凭感觉用药,一定不要根据当天的血压值来调药,高了就吃,低了就不吃,这样只会让血压波动幅度更大,甚至比单纯的高血压危害更大。长期规律地每天按时服药,再根据一周的平均血压来调整药物才是正确的做法。

(二)及时用药

降压药不会产生耐药性。而用药不及时,高血压得不到有效控制,当血压超过正常范围时,血压对心、脑、肾等器官就已经开始产生损害。

(三)持续用药

一些高血压患者平时不服药,当出现头昏或测血压升高时才服用降压药,一旦症状消失或测血压已恢复正常又不服用降压药了,这种做法是错误的,也是十分危险的。因为停服降压药后血压又要再升高,这样反复升降最终将导致病情恶化。正确的做法是当血压降到正常范围之后,可在医生指导下调整降压药,以维持量长期坚持服下去。

(四)平稳降压

降压治疗要掌握缓慢、平稳的原则,4～12周达到目标值。血压下降过快、过低,易发生缺血性事件,甚至并发脑梗死等严重后果,尤其是高龄和体弱的患者,降压不能太快。

(五)关注降压效果

有些患者以为只要服药就万事大吉,再也不用担心了,不关注自己的血压值,不定期测量血压,这样不能保证血压长期平稳达标。也有部分患者对自己的血压过分关注,测血压过频,频繁调整降压药,反而影响降压效果。

(闫丽丽　张艳玲)

第五章　给药的护理

第一节　给药的护理评估

一、概念

给药(administration)是临床最常用的一种治疗方法。通过不同途径的给药,可以达到预防疾病、协助诊断、减轻不适、维持正常生理功能和治疗疾病的目的。护士是各种药物治疗的实施者,也是用药过程的监护者,为了保证合理、准确、安全、有效地给药,护士必须了解药理学的相关知识,做好药品的管理工作,掌握正确的给药方法和技术,正确评估患者用药后的疗效和不良反应,指导患者合理用药,使药物治疗达到最佳的效果。

二、给药原则

给药原则(principles of administration)是一切用药的总则。护士在执行药疗工作时必须严格遵守给药原则。

(一)根据医嘱给药

给药属于非独立性的护理操作,必须严格根据医嘱给药。护士应具有一定的药理知识,熟悉常用药物的作用、不良反应、用法、毒性反应,了解患者的健康状况,对有疑问的医嘱,应及时向医生提出,不可盲目执行,也不得擅自更改医嘱。

(二)严格执行查对制度

只有认真做到"三查八对"(the three checks and eight rights),才能达到"五个准确",即将准确的药物 (right drug),按准确的剂量(right dose),用准确的方法(right way),在准确的时间(right time),给予准确的患者(right client)。

1.三查

操作前、操作中、操作后查(查八对内容)。

2.八对

对床号、姓名、药名、浓度、剂量、方法、时间、药品有效期,同时注意检查药物质量,对疑有变质的药物,不能使用。

(三)安全正确给药

1.合理掌握给药次数和时间

应以维持有效血药浓度和发挥最大药效为最佳选择,同时考虑药物的特性及人体的生理节奏。

2.掌握正确的给药方法与技术

不同给药方法有其相应的操作规程,熟练掌握给药技术是护士履行给药职责的前提。备好的药物应及时分发或使用,避免久置而引起药物污染或药效降低。护士给药前应向患者解释,以取得合作,并给予相应的用药指导,提高患者自我合理用药的能力。对易发生过敏反应的药物,使用前应了解患者过敏史,做过敏试验,结果为阴性方可使用,在用药过程中应加强观察。

(四)密切观察用药后的反应

给药后,护士应密切观察患者的病情变化,动态评估药物的疗效,及时发现药物的不良反应,并做好记录,为调整治疗计划及临床护理提供依据。

(五)指导患者合理用药

合理用药可使药物治疗符合安全性、有效性、经济性、适当性的标准。安全性是选择药物的首要前提,力求在获得最大治疗效果的同时,让患者承担最小的治疗风险。有效性是用药的首要目标,即药物的治疗效果必须明确。经济性是合理用药的基本要素,经济性并不意味着用药越便宜、越少就越好,而是指消耗最小的成本追求最大的效果。适当性是实现合理用药的基本保证,它表现在用药的各个方面,一般指在用药时必须做到药物选择正确、剂量适当、给药途径适宜、用药合理,目的是充分发挥药物的作用,尽量减少药物的不良反应,迅速有效地控制疾病的发展,使人体恢复健康。因此,护士有责任在指导患者合理用药前明确患者的病因及诊断,了解其他并存的疾病、过敏史及药物之间联合用药时的相互作用;向患者说明所用药物的作用、用法及药物可能引起的不良反应;告知患者不可随意加大剂量或过早停药。同时,注意患者对药物的信赖程度与情绪反应,有无药物依赖、滥用或不遵医嘱等行为,并予以相应的指导。

三、给药的护理评估

(一)给药前护理评估

护士给药前必须对患者进行评估,主要了解:

1.患病史

护士应了解患者的患病史,从中获得用药的适应证和禁忌证。临床上,有些疾病会因使用某些药物而更具危险性,如消化性溃疡患者服用阿司匹林,有可能引起出血。

2.用药史

护士应了解患者以往用过的药物(处方或非处方)、持续时间和剂量;是否有效,有无出现不良反应;是否了解所用药物的相关知识;对用药的态度。

3.过敏史

护士应了解患者对药物和食物的过敏情况,并予以记录。

4.基本生理状况

护士应了解患者的年龄、体重、生命体征、意识状况、肝肾功能、胃肠功能,是否处于月经期、妊娠期、哺乳期以及有无遗传性疾病等。这些生理状况可对药物的选择和给药的剂量、途径、时间等产生重要影响。

5.给药部位状况

护士应评估患者给药部位局部状况,如口服给药者应评估患者的吞咽功能,有无口腔疾患;注射给药者除评估注射部位皮肤状况外,肌内注射应注意有无硬结,静脉注射应评估静脉充盈度及弹性。

6.心理-社会因素

护士应了解患者的文化程度、职业、经济状况、精神状态、对用药的态度、有无药物依赖,患者和家属对给药计划的认知程度等。

(二)给药期间的护理评估

护士在给药过程中,应随时对患者进行评估,以决定是否需调整给药方案或给予必要的指导。

1.给药方案落实情况

护士应了解患者是否按时、按量服用药物,用药方法是否正确等,评估后及时给予必要的指导与帮助,以确保药物治疗达到预期效果。

2.药物疗效及不良反应

护士应随时观察患者用药后原有症状是否缓解,有无过敏性症状、体征或肝肾功能损害的迹象。如有不良反应或症状未能改善,应及时和医生联系,调整给药方案并酌情处理。

3.患者是否学会自我正确给药

患者出院后需继续用药时,护士在实施用药指导后,应了解患者及其家属是否掌握相关用药知识,以保证患者出院后药物治疗的连续性与效果。

(李茹　陈嵩凇)

第二节　口服给药

一、概念

口服给药(administering oral medications)，即药物经口服后被胃肠道吸收入血液循环，从而达到局部治疗和全身治疗目的的方法。其在临床上适用范围广，是最常用、安全、经济、方便的给药方法。然而，由于口服给药吸收较慢、不完全且不规则，易受胃内容物的影响，药物产生效应的时间较长，因此不适用于急救以及意识障碍、呕吐不止、禁食等患者。

二、目的

护士通过协助患者遵照医嘱安全、正确地服用药物，以达到治疗疾病、减轻症状、维持正常生理功能、协助诊断、预防疾病的目的。

三、操作步骤

(一)评估患者并解释

1.评估

(1)评估患者的病情(尤其是肝肾功能)、年龄、意识状态及治疗情况。

(2)评估患者饮食时间与用药时间、患者的吞咽能力，有无口腔、食管疾患，有无恶心、呕吐等状况。

(3)评估患者的用药遵医行为。

(4)评估患者对药物相关知识的了解程度。

2.解释

护士应向患者及家属解释给药目的和服药的注意事项。

(二)药物及用物准备

1.药物准备

中心药房按医嘱处方准备药物，将药物置于药袋中并有明显标识(包括床号、姓名、药名、浓度、剂量、用法、时间、药品有效期等)，药袋按床号顺序摆放。病房护士负责去药房取药，根据医嘱双人核对药物并检查药物质量等。

2.用物准备

准备药车、服药本、水壶(内盛温开水)、速干手消毒液等。必要时备饮水管。

3.患者准备

患者应了解服药目的、方法、注意事项和配合要点。

4.环境准备

环境清洁、安静,光线充足。

5.护士准备

护士衣帽整齐,修剪指甲,洗手,戴口罩。

(三)基本操作

(1)护士洗手,携带服药本,备温开水,送药至患者床前。

(2)核对姓名、床号、腕带、药名、剂量、浓度、方法、时间(同一患者的药物应一次取离药车,不同患者的药物不可同时取离药车,以免发生错误)。

(3)协助患者坐起,向患者或家属解释服药的目的、方法及注意事项。

(4)提供温开水,患者自行服药或者协助患者服药,并确认服药到口。

(5)收回药袋,再次查对。

(6)发药完毕后,药袋按要求做相应处理,清洁发药车。

(7)洗手、观察并记录。

四、注意事项

护士应严格按医嘱给药,执行查对制度和无菌操作原则;对于生活不能自理的患者,应取半卧位喂药,切勿让患者平躺喂药,以防药液进入气管,发生呛咳或者误吸;通常用40～60 ℃温开水送服药物,禁用茶水、咖啡、饮料等服药;服用多种药物时,注意药物间的配伍禁忌。

五、健康教育

(1)助消化类:胰蛋白酶、多酶片、酵母片等消化酶类药物,受热后其中的蛋白质会凝固变性,从而降低或丧失药效。

(2)维生素类:维生素中的维生素C、维生素 B_1 和维生素 B_2 的性质不稳定,遇热后易被还原而失去药效。此类药物最好用温水送服,水温不宜过高。

(3)止咳糖浆:服用后糖浆会覆盖在咽部黏膜表面,形成一层保护膜,如果用热水冲服,会使糖浆的浓度和黏稠度下降,影响保护膜的原有效果。

(4)活疫苗:疫苗有针剂,也有内服的,如小儿麻痹症糖丸,其中就含有脊髓灰质炎减毒活疫苗,服用时千万不能用热水,否则疫苗就会失效。

(5)活性菌类:一般是肠道药物。枯草杆菌二联活菌颗粒这类药物如果用热水送服活性菌就会被破坏,因此用温水即可。

(6)普通片剂:可以用水冲服。

(7)泡腾片:一定要在温水中放置1～5 min,等它完全溶解后再服用,如果直接干嚼或者干咽泡腾片，泡腾片会在接触到唾液的一瞬间迅速崩解、溶解，吸附口腔中的水分，释放出很多二氧化碳，严重时会造成窒息，而且泡的时候要注意水温不要太高，否则可能会让药物失效。

(8)咀嚼片：嚼 5 min 再吞。很多咀嚼片，如常见的酵母片，里面有很多黏性物质，不嚼碎反而会让它们在胃里形成黏性团块，起不到应有的作用。而有些胃药，如复方胃舒平片，嚼碎后能在胃里很快形成一层保护膜，可减轻胃酸、胃溃疡的刺激，如果没有完全嚼碎就咽下去了，这层保护膜很难形成，药效会大打折扣。所以，不管是什么咀嚼片，即使是为了方便吞咽，也要嚼够 5 min 再吞下去。另外，咀嚼片的设计就是为了在缺水的情况下也能吃药，因此嚼碎吞下后不需要再大量喝水，如果实在吞不下去，饮用少量温开水帮助吞咽即可，饮用过多的水反而容易影响药效。

(9)含服药：含服片顾名思义就是含在嘴里，含服片不可嚼碎服用，也不可直接吞服，否则会影响药效。含服有两种方式：一种是对普通的药物，含在口腔里任意位置，比如甲硝唑含片，其主要目的是针对咽部的病灶，所以要让药物长期待在口腔中，经唾液溶解后，一点一点慢慢刺激咽部；另外一种是为了见效快的药，一定要放在舌下，舌下有丰富的血管，这样能让药物快速通过血管壁迅速吸收，而且不会被肝脏代谢损耗，其中最经典的舌下含片就是硝酸甘油。

(10)肠溶片、缓释片、胶囊类：其都是需要到特定的位置才被吸收，或者是被缓慢吸收。如果掰开了肠溶片、缓释片，那层保护膜就会提前发挥作用，刺激胃或者直接失效，实在觉得一片的剂量太大，或者是老人、孩子不方便吞咽，需要提前咨询医生能不能“掰”着吃。胶囊有很多种，最常见的是普通胶囊、肠溶胶囊以及缓释胶囊、控释胶囊，普通胶囊主要是起“容器”的作用，目的就是包裹药物，前提是这些药物对胃的刺激性不太大。肠溶胶囊是经过设计的，它在胃内不会被溶解，一直会保护药物进入肠道，理论上缓释胶囊、控释胶囊达到长期的释放效果并不是由胶囊壳所决定的，而是内容物被设计后的效果。但如果失去了胶囊壳的保护，内容药物会在口腔或者胃中被提前释放，所以，还是不建议打开肠溶胶囊的胶囊壳。

（闫丽丽　李茹）

第三节　静脉输液

一、概念

静脉输液是利用大气压和液体静压形成的输液系统内压高于人体静脉压的原理，

将一定量的无菌溶液或药液直接输入静脉的治疗方法。

二、目的

(1)补充水和电解质,预防和纠正水、电解质和酸碱平衡失调。常用于各种原因引起的脱水、酸碱平衡失调者,如禁食、腹泻、剧烈呕吐、大手术等患者。

(2)增加血容量,改善微循环,维持血压。常用于治疗严重烧伤、大出血、休克等患者。

(3)输入药物,达到解毒、控制感染、利尿和治疗疾病的目的。常用于中毒、各种感染、脑及各种组织水肿,以及各种需经静脉输入药物的治疗。

(4)补充营养物质,促进组织修复,维持正氮平衡。常用于慢性消耗性疾病、胃肠道吸收障碍及不能经口进食(如昏迷、口腔疾病)的患者。

三、操作步骤

(一)评估患者并解释

1.评估

评估患者的年龄、病情、过敏史、意识状态及营养状况等,心理状态及配合程度,穿刺部位的皮肤状况、血管状况及肢体活动度。

2.解释

护士应向患者及家属解释输液的目的、方法、注意事项及配合要点。

(二)患者、环境、护士的准备

患者准备:患者了解静脉输液的目的、方法、注意事项及配合要点,输液前排尿或排便,取舒适卧位。

环境准备:整洁、安静、舒适、安全。

护士准备:衣帽整洁,修剪指甲,洗手,戴口罩。

(三)基本操作

1.评估

护士应评估患者状况并向患者解释输液目的及过程,嘱患者排尿,尤其注意静脉情况和合作程度评估,消除患者顾虑,取得患者配合,并避免输液后如厕不便。

2.准备

静脉输液需按医嘱执行,医嘱应包括药液名称、浓度、给药途径及时间。

(1)护士洗手、戴口罩。

(2)根据医嘱,核对输液卡,准备药物及用物,将药液瓶贴倒贴于输液袋(瓶)上,严格执行查对制度,防止差错,注意输液卡勿覆盖输液瓶原有的标签。

(3)检查药液、输液器及注射器的质量。检查药液名称、剂量、有效期、瓶口有无松动,瓶身有无裂缝,包装有无破损,药液有无变质,对光检查药液有无浑浊、沉淀、絮状物等;核查输液器、注射器是否在有效期内,包装有无破损。

(4)按无菌技术操作要求配制药液,瓶装液体须开启铝盖中心部分,常规消毒瓶塞后按医嘱加入药物,加药毕检查、签全名。根据医嘱、治疗原则、病情缓急及药物半衰期,合理分配用药,安排液体输入顺序,并注意药物间的配伍禁忌。

(5)取出输液器,将输液导管和通气管针头同时插入瓶塞至针头根部,关闭调节器。

(6)备齐用物,携至患者床前,操作前查对,杜绝差错。核对患者姓名、床号、腕带及所用药液。

3.排气

(1)手卫生,备输液贴或胶布,将输液袋(瓶)倒挂于输液架上。

(2)一手将茂菲滴管倒置,提高滴管下端输液管,另一手打开调节器,使溶液流入茂菲滴管内,当达到 1/3～1/2 满时,迅速转正滴管,使液体缓慢下降。待液体流入头皮针内,输液管下段无气泡时,关闭调节器,排出输液器及针头内空气,防止发生空气栓塞。

(3)检查确认输液管内无气泡,妥善放置输液管末端,注意保持导管接头的无菌状态。

4.选择静脉并消毒

(1)协助患者取舒适卧位,根据病情、药物性质和患者的合作情况选择合适走向及深度的静脉,避开关节和静脉瓣处静脉。注意保护和合理使用静脉,一般从远端小静脉开始穿刺。

(2)将小垫枕置于输液肢体下方,在穿刺点上方 6～10 cm 处扎止血带,止血带的尾端向上,使静脉充盈便于穿刺,松紧度以能阻断静脉血流而不阻断动脉血流为宜,连续扎止血带时间不宜过长,以免引起肢体末端血液循环障碍。

(3)以穿刺点为中心常规消毒皮肤 2 遍,消毒范围直径在 5 cm 以上,保证穿刺点及周围皮肤无菌,预防感染。

5.静脉穿刺

(1)再次核对,操作中查对,确保安全给药。

(2)取下护针帽,打开调节器,再次排气后关闭调节器,排液于弯盘内,确认输液导管内无气泡。

(3)嘱患者握拳,左手绷紧皮肤,右手持针,以 15°～30°角沿静脉走向进针,见回血后将针头平行送入血管少许,可以从静脉上方直接进针,也可从静脉旁先刺入皮下,再刺入血管,使针头斜面全部进入血管。

(4)固定好针柄,松开止血带和调节器,嘱患者松拳。

(5)待液体滴入通畅、患者无不适后,用输液贴或胶布固定针柄、针眼处头皮针软管,注意不要干扰观察局部输液状况,必要时用夹板固定输液肢体。

(6)根据患者病情、年龄、药物性质及心肺肾功能调节输液滴速,一般成人 40～60 滴/分,儿童 20～40 滴/分。

6.操作后整理与指导

(1)再次核对。操作后查对,确保无误。

(2)取出止血带和小垫枕,协助患者取舒适体位,整理床单位。

(3)向患者及家属交代输液中的注意事项,将呼叫器置于患者易取处。嘱患者不可随意调节滴速,注意保护输液部位,不要按压、扭曲输液导管;如有输液部位肿胀、疼痛或全身不适,应及时报告。

(4)清理用物,洗手,在输液巡视卡上记录患者姓名、床号、药名、输液的时间、滴速、患者全身以及局部情况,以便各班护士巡视查对,用物严格按消毒隔离原则处理。

(5)输液过程中加强巡视,倾听患者主诉,观察输液反应和输液部位情况。观察滴速、余液量,防止液体滴尽,及时更换,及时处理输液故障,并填写输液巡视卡。保持输液通畅,防止针头堵塞及滑出。密切观察有无输液反应,如有心悸、畏寒、持续咳嗽等情况,应立即减慢滴速或停止输液,并通知医生,及时处理。

7.更换液体

(1)如为多袋连续输入,则在前一袋液体输尽前准备下一袋液体。对 24 h 持续输液者,每天更换输液器。药物现用现配、及时换瓶,以防滴管下端进入空气,形成空气栓塞。

(2)换液体前核对液体,确保无误。更换时注意无菌操作,以防污染。先常规消毒输液袋插针口(瓶塞),将前一袋中的输液粗针头拔出,插入下一液体袋插针口。

(3)检查滴管液面高度是否合适、输液管中有无气泡,观察输液通畅后方可离开。

8.停止输液

(1)输液结束后应及时拔针,以防空气进入导致空气栓塞,避免输液瓶中有负压对输液产生影响。

(2)确认全部药液输入完毕后,关闭调节器,轻揭胶布,用输液贴或无菌干棉签轻压穿刺点上方,迅速拔针,按压 1～2 min(至无出血),拔针时按压用力不可过大,以免引起疼痛和损伤血管,按压部位稍靠皮肤穿刺点以压迫静脉进针点,防止皮下出血。

四、注意事项

(1)严格执行无菌操作及查对制度,预防感染及差错事故的发生。

(2)根据病情需要合理安排输液顺序,并根据治疗原则,按急、缓及药物半衰期等情况合理分配药物。

(3)对需要长期输液的患者,要注意保护和合理使用静脉,一般从远端小静脉开始穿刺(抢救时可例外)。

(4)输液前要排尽输液管及针头内的空气,药液滴尽前要及时更换输液瓶(袋)或拔针,严防空气栓塞。

(5)注意药物的配伍禁忌,对于刺激性或特殊药物,应在确认针头已刺入静脉后再输入。

(6)严格掌握输液速度。对有心、肺、肾疾病的患者，老年患者、婴幼儿以及输注高渗、含钾或升压药液的患者，要适当减慢输液速度；对严重脱水者，心肺功能良好者可适当加快输液速度。

(7)输液过程中要加强巡视，注意观察下列情况：①液体滴入是否通畅，针头或输液管有无漏液，针头有无脱出、阻塞或移位，输液管有无扭曲、受压等。②有无溶液外溢，穿刺部位有无红、肿、热、痛、渗出等表现。有些药物如甘露醇、去甲肾上腺素等外溢后会引起局部组织坏死，如发现上述情况，应立即停止输液并通知医生予以处理。③密切观察患者有无输液反应，如患者出现心悸、畏寒、持续性咳嗽等情况，应立即减慢或停止输液并通知医生及时处理。④输入刺激性、腐蚀性药物的过程中，应注意观察回血情况，确保导管(针头)在静脉内。⑤每次观察巡视后，应做好记录(记录在输液巡视卡或护理记录单上)。

(8)静脉留置针穿刺时的注意事项：一般静脉留置针可以保留 3～5 d，最好不要超过 7 d。严格按照产品说明执行。①选择血管：a.宜选择上肢静脉作为穿刺部位，避开静脉瓣、关节部位及有瘢痕、炎症、硬结等处的静脉。b.成年人不宜选择下肢静脉进行穿刺，因易导致下肢静脉炎及血栓。c.小儿不宜首选头皮静脉，因经头皮静脉输液，一旦发生药液渗出，局部可能出现皮肤坏死，形成瘢痕，影响头发生长和美观。d.接受乳房根治术和腋下淋巴结清扫术的患者应选健侧肢体进行穿刺，有血栓史和血管手术史的静脉不应行静脉留置针穿刺。②选择消毒剂：在穿刺和维护导管时，应选择合格的皮肤消毒剂，宜选用 2％葡萄糖酸氯己定乙醇溶液(月龄＜2 个月的婴儿慎用)、有效碘浓度不低于 0.5％的碘伏或 2％碘溶液、75％乙醇。③正确冲管和封管：a.输注药物前宜通过输入生理盐水确定导管在静脉内。b.冲管和封管应使用 10 mL 及以上注射器或一次性专用冲洗装置。c.给药前后宜用生理盐水脉冲式冲洗导管，如果遇阻力或者抽吸无回血应进一步确定导管的通畅性，不应强行冲洗导管。d.输液完毕，应用导管容积加延长管容积 2 倍的生理盐水或肝素盐水正压封管。

五、健康宣教

护士应向患者说明年龄、病情及药物性质是决定输液速度的主要因素，嘱患者不可自行随意调节输液滴速，以免发生意外；向患者介绍常见输液反应的症状及防治方法，告知患者一旦出现输液反应的表现，应及时使用呼叫器；对于需要长期输液的患者，护士应做好患者的心理护理，消除其焦虑和厌烦情绪。

(闫丽丽　王丽云)

第四节　雾化吸入

雾化吸入疗法(atomization inhalation therapy)是应用雾化装置将水分或药液分散成细小的雾滴,以气雾状喷出,经鼻或口由呼吸道吸入的方法。雾化吸入用药除了具有湿化呼吸道黏膜、祛痰、解痉、抗炎等呼吸道局部作用外,还可通过肺组织的吸收产生全身性疗效,具有奏效快、用药量小、不良反应较轻的特点。常用的雾化吸入术有超声雾化吸入术、氧气雾化吸入术、手压式雾化器雾化吸入术和压缩雾化吸入术四种。

一、超声雾化吸入术

(一)概念

超声雾化吸入术(ultrasonic nebulization)是应用超声发生器薄膜的高频振荡,将药液变成细微的雾滴,由呼吸道吸入的方法。

(二)目的

(1)湿化呼吸道,常用于呼吸道湿化不足、气管切开术后等。

(2)稀释和松解黏稠的分泌物,常用于痰液黏稠的情况帮助祛痰。

(3)解除支气管痉挛,常用于支气管哮喘、喘息性支气管炎等患者。

(4)减轻呼吸道炎症反应,预防和控制呼吸道感染,常用于咽喉炎、支气管炎、支气管扩张、肺炎、肺脓肿、肺结核等患者,也可作为胸部手术前后常规治疗手段。

(三)常用药物

控制呼吸道感染、消除炎症:庆大霉素、卡那霉素等抗生素;解除支气管痉挛:氨茶碱、沙丁胺醇(舒喘灵)等;稀释痰液、帮助祛痰:α-糜蛋白酶、盐酸氨溴索、乙酰半胱氨酸等;减轻呼吸道黏膜水肿:地塞米松等。

(四)操作步骤

(1)评估患者。

(2)护士洗手,戴口罩,备药;操作过程严格执行查对制度,使用前检查雾化器各部件,确保完好。

(3)准备用物:①水槽内加冷蒸馏水(约 250 mL)浸没雾化罐底部的透声膜,水槽内无水不可开机工作,以免烧毁机芯。水槽和雾化罐内切忌加温水或热水,以免损坏机器。②核对药液,将药液用生理盐水稀释至 30～50 mL 加入雾化罐内,水槽底部的晶体换能器和雾化罐底部的透声膜薄而质脆,易破碎,操作中要小心保护。③正确连接雾化器各部件。

(4)携用物至患者处，核对并向患者解释操作目的和指导使用方法，建立信任与安全感，以取得合作。

(5)协助患者取舒适卧位、半坐位或坐位，必要时在患者的颌下铺治疗巾。

(6)接通电源，打开电源开关(指示灯亮)，预热 3～5 min。

(7)打开定时开关，设定雾化时间，打开雾化调节旋钮，调节雾量，雾化调节旋钮按顺时针方向分三档，最大雾化量≥3 mL/min，最小雾化量约 1 mL/min，一般调节至中等量，一般每次雾化时间为 15～20 min。

(8)将口含嘴放入患者口中或将面罩妥善固定，指导患者紧闭口唇，做深吸气后再用鼻呼气，更换或加入冷蒸馏水，水温不超过 50 ℃，若水温超过 50 ℃或水量不足，应关机。

(9)治疗完毕，再次核对，取下口含嘴或面罩，关雾化旋钮，再关电源开关，以防损坏电子管。连续使用雾化器时，中间须间隔 30 min。

(10)协助患者擦净面部，取舒适卧位，根据病情协助其叩背、有效咳嗽等，以提高疗效。

(11)整理用物；放掉水槽内的水，将雾化罐、螺纹管浸泡于消毒液内 1 h，再洗净晾干备用，防止交叉感染。

(12)洗手、脱口罩，记录雾化开始时间及持续时间，观察患者反应及效果等。

二、氧气雾化吸入术

(一)概念

氧气雾化吸入术(oxygen nebulization)是借助氧气高速气流，破坏药液表面张力，使药液形成雾状，随吸气进入呼吸道的方法。

(二)目的

(1)控制感染，尤其适用于下呼吸道病变或感染。

(2)改善通气，适用于有小气道痉挛倾向、低氧血症，以及气管插管患者。

(3)祛痰镇咳，适用于气道分泌物较多的患者。

(三)药物

药物同超声雾化吸入术。

(四)操作步骤

(1)护士携用物至患者床旁，核对患者床号、姓名、腕带、住院号，解释操作的目的与注意事项。

(2)安置体位：根据患者情况，协助患者取舒适体位，坐位、半坐位更有利于吸入药物沉积至肺，于患者颌下铺治疗巾。

(3)清洁口腔：漱口，清除口腔分泌物及食物残渣。口腔分泌物、食物残渣会增加阻力，妨碍雾滴深入，同时还可能在雾化过程中，将口腔内的细菌带入呼吸道内继发或加重呼吸道感染。

(4)检查装置：使用前检查雾化器各部件是否完好，有无松动、脱落、漏气等异常情况。

(5)加入药液：遵医嘱按照比例将药液稀释，注入雾化器的药杯内。

(6)连接装置：将雾化器的接气口连接于氧气筒或中心吸氧装置的输氧管上，氧气湿化瓶内勿放水，以免液体进入雾化吸入器内使药液稀释。

(7)二次核对：操作中查对床号、姓名、药名、浓度、剂量、用法、时间、药品有效期。

(8)调节流量：调节氧流量，一般为 6～8 L/min。氧气流量勿过小。雾化效果与气雾粒直径大小、单位时间内的释雾量等因素有关，较高的氧气流量可以产生更多量和更小粒径的气雾。

(9)雾化吸入：指导患者手持雾化器，保持与地面垂直，将口含嘴放入口中，紧闭嘴唇，用口深吸气，用鼻深呼气，使药液充分到达终末细支气管及肺泡，如此反复，直至药液吸完为止。雾化器保持与地面垂直，防止药液倾斜流出。深吸气，使药液充分到达终末细支气管及肺泡，可提高治疗效果。

(10)再次核对：操作后查对床号、姓名、药名、浓度、剂量、用法、时间、药品有效期。

(11)结束雾化：取出雾化器，关闭氧气开关。

(12)操作后处理：①协助患者漱口、清洁面部，取舒适卧位，整理床单位。所用物品须按医疗废物处置制度处理。②清理用物，将口含嘴(面罩)、螺纹管、雾化器浸泡于消毒液内 1 h，再洗净晾干备用。③记录雾化药物名称、剂量、雾化方式、雾化时间、患者的反应及效果。

(刘彩娟　李茹)

第六章　排泄的护理

第一节　排尿的护理

一、与排尿有关的解剖和生理

(一)与排尿有关的解剖结构

泌尿系统由肾脏、输尿管、膀胱及尿道组成。

1.肾脏

肾脏是成对的实质性器官,位于脊柱两侧,贴于腹后壁,右肾略低于左肾。肾脏的实质由170万～240万个肾单位组成,每个肾单位包括肾小球和肾小管两部分。血液通过肾小球的滤过作用生成原尿,再通过肾小管的重吸收和分泌作用生成终尿,经肾盂排向输尿管。

2.输尿管

输尿管为细长的肌性管道,左右各一,是连接肾脏与膀胱的尿液通道。成人输尿管全长25～30 cm,有3个狭窄,即起始部、跨骨盆入口缘和穿膀胱壁处,输尿管结石常嵌顿在这些部位。输尿管通过平滑肌的蠕动和尿液的重力作用,将尿液不断输送到膀胱,此时尿液是无菌的。

3.膀胱

膀胱位于小骨盆内、耻骨联合的后方。膀胱空虚时,其顶部不超过耻骨联合上缘。膀胱为储存尿液的囊状肌性器官,其形状、大小、位置均随尿液充盈的程度而变化。膀胱的肌层由三层纵横交错的平滑肌组成,称为膀胱逼尿肌。一般膀胱内储存的尿液在300～500 mL时,才会产生尿意。

4.尿道

尿道是尿液排出体外的通道，由膀胱的尿道内口开始，末端直接开口于体表。尿道内口周围有平滑肌环绕，形成膀胱括约肌(内括约肌)；尿道穿过尿生殖处有横纹肌环绕，形成尿道括约肌(外括约肌)。临床上将尿道穿过尿生殖的部分称为前尿道，未穿过的部分称为后尿道。男、女性尿道有很大不同。男性尿道长 18～20 cm，有 3 个狭窄，即尿道内口、膜部和尿道外口；2 个弯曲，即耻骨下弯和耻骨前弯。耻骨下弯固定无变化，而耻骨前弯则随阴茎位置不同而变化，如将阴茎向上提起，耻骨前弯即可消失。女性尿道长 4～5 cm，较男性尿道短而直，富于扩张性，尿道外口位于阴蒂下方，呈矢状裂，与阴道口、肛门相邻。由于尿道解剖结构的特点，女性比男性更容易发生尿道感染。

(二)排尿的生理

肾脏生成尿液是一个连续不断的过程，而膀胱的排尿则是间歇进行的。只有当尿液在膀胱内储存并达到一定量时，才能引起排尿反射，若条件许可，发生排尿动作，使尿液经尿道排出体外。膀胱受副交感神经紧张性冲动的影响，处于轻度收缩状态，其内压经常保持在 10 cmH_2O。由于膀胱平滑肌具有较大的伸展性，故在尿量开始增加时，膀胱内压并无明显升高。当膀胱充盈时(成人尿量为 400～500 mL、儿童尿量为 50～200 mL)，膀胱内压才超过 10 cmH_2O 而明显升高，并出现尿意。如果尿量增加至 700 mL，膀胱内压随之升高至 35 cmH_2O 时，膀胱逼尿肌便出现节律性收缩，但此时还可有意识地控制排尿。当膀胱内压达到 70 cmH_2O 以上时，便出现明显的痛感，以致不得不排尿。排尿活动是一种反射活动。当膀胱内尿量充盈超过 500 mL 时，膀胱壁的牵张感受器受到刺激而兴奋，冲动沿盆神经传入骶髓的排尿反射初级中枢；同时，冲动也到达脑干和大脑皮层的排尿反射高级中枢，产生排尿欲。排尿反射进行时，冲动沿盆神经传出，引起逼尿肌收缩，内括约肌松弛，尿液进入后尿道。此时，尿液刺激尿道感受器，使冲动再次沿盆神经传至骶髓排尿反射初级中枢，以加强排尿并反射性抑制会阴部神经，使尿道括约肌开放，于是尿液被强大的膀胱内压驱出。在排尿时，腹肌、膈肌、尿道海绵体肌的收缩均有助于尿液的排出。排尿反射受到大脑皮层的控制，如果环境不适宜，排尿反射将受到抑制。但小儿大脑发育不完善，对初级排尿中枢的抑制能力较弱，所以小儿排尿次数多，且易发生夜间遗尿现象。

二、影响排尿的因素

正常情况下，个体排尿受意识控制，无痛苦，无障碍，可自主随意进行。但诸多因素会影响个体排尿活动。

(一)心理因素

心理因素对排尿的影响很大。如当无排尿的合适环境和机会时，排尿反射活动就会受到大脑皮层的抑制；当处于焦虑或紧张的应激情境中时，可能出现尿频、尿急，也可能出现尿潴留；另外，排尿也会受到暗示的影响，任何听、视或躯体感觉的刺激，均能引起排尿反射的增强或抑制,如有的人听见流水声就想排尿。

（二）个人习惯

个体习惯性的排尿姿势有助于排尿反射活动的完成。当姿势改变后,排尿有可能受阻。大多数人在潜意识里会建立一些排尿时间的习惯,如早晨起床第一件事是排尿,晚上就寝前也要排空膀胱。儿童时期的排尿训练对成年后的排尿方式也有影响。

（三）社会文化因素

社会文化对人的行为规范产生了重要影响。例如,排尿最基本的行为规则是需要隐蔽的环境。当个体在缺乏隐蔽的环境中,就会产生许多压力,影响正常排尿。

（四）液体和饮食的摄入

液体的摄入量直接影响到尿量,摄入得多,尿量就多,尿量同时又影响了排尿的频率。摄入液体的种类也会影响排尿,如咖啡、茶、酒类饮料,有利尿作用,使尿量增多,排尿次数也增多。有些食物的摄入也会影响排尿,如含水量多的水果、蔬菜等可增加液体摄入量,使尿量增多。摄入含盐较高的饮料或食物则会造成水钠潴留在体内,使尿量减少。

（五）气候因素

夏季炎热,身体出汗量大,血浆晶体渗透压升高,可引起抗利尿激素分泌增多,促进肾脏的重吸收功能,导致尿液浓缩和尿量减少;冬季寒冷,身体外周血管收缩,循环血量增加,反射性地抑制抗利尿激素的分泌,而使尿量增加。

（六）治疗和检查

外科手术、外伤均可导致失血、失液,若补液不足,机体处于缺水状态,则尿量减少。术中使用麻醉剂可干扰排尿反射的进行,有些患者会出现尿潴留。某些诊断性检查前要求患者禁食禁水,因而使体液减少,影响尿量。有些检查可能造成尿道损伤、水肿与不适,导致排尿形态改变。某些药物直接影响排尿,如利尿剂增加尿量,止痛剂、镇静剂因影响神经传导而干扰排尿。

（七）疾病因素

神经系统的损伤和病变,使排尿反射的神经传导和排尿的意识控制障碍,出现尿失禁;肾脏的病变使尿液生成障碍,出现少尿或无尿;泌尿系统的肿瘤、结石或狭窄等都可导致排尿障碍,出现尿潴留;老年男性前列腺肥大压迫尿道,可出现排尿困难。

（八）其他因素

妇女在妊娠时,可因子宫增大压迫膀胱致使排尿次数增多;老年人因膀胱肌肉张力减弱,出现尿频;婴儿因大脑发育不完善,其排尿不受意识控制,2～3 岁后才能自我控制。

三、排尿活动的评估

成人排尿每天 3～5 次，夜间 0～1 次，每次尿量 200～400 mL，24 h 尿量 1000～2000 mL。异常排尿活动常见以下几种：

（一）多尿

24 h 尿量经常超过 2500 mL 为多尿（polyuria）。常见原因：

（1）正常情况下大量饮水。

（2）妊娠。

（3）疾病：如糖尿病患者，血糖浓度超过肾糖阈，大量葡萄糖从肾脏排出，引起渗透压升高而致多尿；尿崩症患者，由于抗利尿激素分泌不足，肾小管重吸收发生障碍，也表现为多尿。

（二）少尿和无尿

24 h 尿量少于 400 mL 或每小时尿量少于 17 mL 为少尿（oliguria）；24 h 尿量少于 100 mL 或 12 h 内无尿者为无尿（anuria）或尿闭（urodialysis）。少尿多见于心脏、肾脏、肝衰竭和休克患者，无尿多见于严重休克和急性肾衰竭患者。

（三）尿潴留

尿液大量存留在膀胱内而不能自主排出称尿潴留（urinary retention）。当尿潴留时，膀胱容积可增至 3000～4000 mL，膀胱高度膨胀，可至脐部。患者主诉下腹胀痛、排尿困难。体检可见耻骨上膨隆，扪及囊样包块，叩诊呈实音，有压痛。引起尿潴留的原因见于：

1.机械性梗阻

膀胱颈部或尿道有梗阻性病变，如前列腺肥大或肿瘤压迫尿道，造成排尿受阻。

2.动力性梗阻

由于排尿功能障碍引起，而膀胱、尿道并无器质性梗阻病变，如外伤、疾病或使用麻醉剂所致控制排尿的中枢或周围神经受损，导致膀胱逼尿肌无力或尿道括约肌痉挛等。

3.其他

各种原因引起的不能用力排尿或不习惯卧床排尿，包括某些心理因素，如焦虑、窘迫等使得排尿不能及时进行。因尿液存留过多，膀胱过度充盈，致使膀胱收缩无力，造成尿潴留。

（四）尿失禁

尿失禁（urinary incontinence）是指尿液从尿道口不自主流出的一种排尿异常状况。

1.压力性尿失禁

压力性尿失禁指当腹内压突然增高（如咳嗽、打喷嚏、大笑、举重或运动等）时，膀胱内压超过尿道阻力，少量尿液不自主地由尿道流出。原因有尿道括约肌张力减低、盆底肌肉及韧带松弛。多见于中老年女性，这类尿失禁多在直立体位时发生，对其身心健康及社会人际交往有较大的影响。

2.急迫性尿失禁

急迫性尿失禁指尿急或突然出现无法控制的强烈尿意时尿液的不自主流出，通常继发于膀胱炎、神经源性膀胱等。这类尿失禁可能由膀胱的不随意收缩引起。

3.混合性尿失禁

混合性尿失禁指同时具有压力性尿失禁和急迫性尿失禁的症状，症状间具有相互影响、相互加重的倾向，是膀胱和尿道功能失调的综合结果。混合性尿失禁是初诊患者中最常见的尿失禁之一。

4.持续性尿失禁

持续性尿失禁指尿液持续地从膀胱或尿道瘘中流出，几乎没有正常的排尿，膀胱呈空虚状态。常见原因为外伤、手术或先天性疾病引起的膀胱颈和尿道括约肌损伤。多见于妇科手术、产伤所造成的膀胱阴道瘘。也可见于前列腺手术引起的尿道外括约肌损伤，先天性异位输尿管开口于尿道、阴道或外阴前庭等。

5.充溢性尿失禁

充溢性尿失禁指膀胱功能完全失代偿，膀胱呈慢性扩张，当膀胱充盈达到一定压力时，即可不自主地溢出少量尿液。当膀胱内压力降低时，流尿活动即行停止，但膀胱仍呈胀满状态而不能排空。常见原因有：①神经系统病变，如脊髓损伤早期的脊髓休克阶段、脊髓肿瘤等导致的脊髓瘫痪；②下尿路梗阻，如前列腺增生、膀胱颈梗阻或尿道狭窄等。

（五）膀胱刺激征

膀胱刺激征主要表现为尿频、尿急、尿痛，三者同时出现。单位时间内排尿次数增多，成人排尿次数昼夜≥8 次，夜间≥2 次，平均每次尿量＜200 mL 时，考虑为尿频（fequent micturition），是由膀胱炎症或机械性刺激引起，严重时几分钟排尿一次，每次排尿仅几毫升。患者突然有强烈尿意，不能控制需立即排尿，称尿急（urgent micturition），起因于膀胱三角或后尿道的刺激，造成排尿反射活动特别强烈。排尿时膀胱区及尿道疼痛，称尿痛（dysuria），为病损区域受刺激所致。有膀胱刺激征时常伴有血尿。

四、尿液评估

1.颜色异常

尿液不同颜色反映出的临床常见疾病如表 6-1 所示。

表 6-1 尿液不同颜色反映出的临床常见疾病

异常尿液	颜色	常见病种
血尿	洗肉水色	急性肾小球肾炎、泌尿系统肿瘤、结石、感染
血红蛋白尿	浓茶色或酱油色	输入异型血
脓尿和菌尿	白色浑浊样	泌尿系统感染
乳糜尿	乳白色	丝虫病
胆红素尿	深黄色或黄褐色	阻塞性黄疸、肝细胞性黄疸

2.透明度

正常新鲜尿液透明，放置后可出现微量絮状沉淀物，系黏蛋白、核蛋白、盐类与上皮细胞凝结而成。蛋白尿不影响尿液的透明度，但振荡时可产生较多且不易消失的泡沫。新鲜尿液发生浑浊可见于以下情况：

(1)尿盐析出：尿盐含量高时，尿液冷却后，可发生尿液浑浊，但加热、加酸或加碱后，尿盐溶解，尿液澄清。

(2)脓尿：尿中含有大量脓细胞、细菌或炎性渗出物时，排出的新鲜尿液即呈白色絮状浑浊，此种尿液在加热、加酸或加碱后，其浑浊度不变。

3.酸碱反应

正常人尿液呈弱酸性，一般尿液 pH 值为 4.5～8.0，平均为 6.5。不同种类的膳食可影响尿液的 pH 值，如进食大量蔬菜，尿液可呈碱性；进食大量肉类，尿液可呈酸性。酸中毒患者的尿液可呈强酸性，严重呕吐患者的尿液可呈强碱性。

4.比重

成人正常情况下，尿比重波动于 1.015～1.025，一般尿比重与尿量成反比。尿比重的高低主要取决于肾脏的浓缩功能。若尿比重经常固定于 1.010 左右的低水平，提示肾功能严重障碍。

5.气味异常

新鲜尿液如有氨臭味，可怀疑有泌尿系统感染。

五、排尿异常患者的护理

(一)尿潴留患者的护理

护士应了解和分析尿潴留的原因，如属机械性梗阻，需在治疗原发疾病的基础上，给予对症处理；如属其他原因，可采用以下护理措施。

1.心理护理

安慰患者，消除其焦虑和紧张情绪；排尿时应给予患者足够的时间放松自己，以减轻其心理压力。

2.提供隐蔽的排尿环境

为患者创造一个有利于排尿的环境，关闭门窗，隔帘遮挡，请无关人员回避，适当调整治疗和护理时间，使患者有足够的时间，不受他人影响，安心排尿。

3.调整体位和姿势

协助患者取适当体位，如扶患者坐起或抬高上身，尽可能使患者以习惯的姿势排尿。对需绝对卧床的手术患者，应事先有计划地训练床上排尿，以免因不适应排尿姿势的改变而导致尿潴留。

4.利用条件反射诱导排尿

如听流水声或用温水冲洗会阴；亦可采用针刺中极、曲骨、三阴交穴或艾灸关元、中极穴等方法，刺激排尿。

5.热敷和按摩放松肌肉

若患者病情允许，可用手按压膀胱协助排尿，即用手掌自患者膀胱底部向尿道方向推移按压，直至耻骨联合。按压时，用力均匀，逐渐加力，一次按压到底。若未排尿，可重复操作，直至患者排尿为止。切记不可强力按压，以防膀胱破裂。

6.药物治疗

必要时根据医嘱肌内注射氯化卡巴胆碱等。

7.导尿

经上述处理均不能解除尿潴留时，可采用导尿术。

(二)健康教育

护士应帮助患者和家属了解维持正常排尿的重要性，取得主动合作。指导患者养成定时排尿的习惯，学会正确的自我放松方法。对需手术的患者，可术前训练患者床上排尿，以避免术后因不适应卧床排尿的姿势而导致尿潴留。

(张艳玲　许萍)

第二节　排便的护理

一、与排便有关的解剖和生理

(一)大肠的解剖

人体参与排便活动的主要器官是大肠。大肠全长 1.5～1.8 m，分为盲肠、结肠、直肠和肛管四部分，其中结肠又分为升结肠、横结肠、降结肠和乙状结肠四部分，从右髂窝至左髂窝呈“M”形排列。直肠全长12～15 cm，从矢状面上看，有2个弯曲：骶曲和会阴曲。骶曲是直肠在骶尾骨前面下降形成凸向后方的弯曲，会阴曲是直肠绕过尾骨尖形成凸向前方的弯曲。肛管上续直肠，下止于肛门，长约4 cm，为肛门内外括约肌所包绕，肛门内括约肌为平滑肌，有协助排便作用，对控制排便作用不大；肛门外括约肌为横纹肌，是控制排便的重要肌束。

（二）排便的生理

当食物由口进入胃和小肠进行消化吸收后，其残渣贮存于大肠内，除一部分水分被大肠吸收外，其余均经细菌发酵和腐败作用后形成粪便。粪便中还包括脱落的大量肠上皮细胞细菌以及机体代谢后的废物，如胆色素衍生物和钙、镁、汞等盐类。粪便在大肠内停留时间越长，被吸收的水分就越多。

正常人的直肠腔除排便前和排便时通常无粪便。当肠蠕动将粪便推入直肠时，刺激直肠壁内的感受器发出冲动，经盆神经和腹下神经传至脊髓腰骶段的初级排便中枢，同时上传到大脑皮层，引起便意和排便反射。如果环境、条件许可，皮层发出下行冲动到脊髓初级排便中枢，通过盆神经传出冲动，使降结肠、乙状结肠和直肠收缩，肛门内括约肌扩张；同时，会阴部神经冲动减少，肛提肌收缩，肛门外括约肌舒张。此外，由于支配腹肌和膈肌的神经兴奋，腹肌、膈肌收缩，腹内压增加，使粪便排出体外。排便活动受大脑皮层的控制，如果个体经常有意识地抑制便意，就会使直肠渐渐失去对粪便压力刺激的敏感性，加之粪便在大肠内停留过久，水分吸收过多而干结，就会造成排便困难，这是产生便秘的最常见原因。

二、排便的评估

排便活动受诸多因素影响，护士应了解这些因素并对其进行分析，以明确患者在排便方面的健康问题。

（一）影响排便的因素

1.年龄

人的成长过程可影响肠道的排泄功能。3岁以下的婴幼儿由于神经肌肉系统发育不全常不能控制排便。老年人随着年龄增加，腹壁肌肉张力下降，胃肠蠕动减慢，盆底肌和肛门括约肌松弛，导致肠道排泄控制力减弱而出现排便功能异常。

2.饮食

每天均衡的饮食和足量的水分是维持正常排便的重要因素。富含纤维的食物可保证必要的粪便容积，刺激肠蠕动，加速食糜通过肠道，减少水分在大肠的再吸收，使粪便柔软而易排出。摄食量过少、食物中缺乏纤维或摄入液体量不足等均会引起排便困难或便秘。

3.活动

活动能维持肌肉的张力，刺激肠蠕动，有助于维持正常的排便活动。各种原因所致长期卧床、缺乏活动的患者,可因腹部或盆底肌肉张力减退而导致排便困难。

4.心理因素

心理因素是影响排便的重要因素。精神抑郁可导致身体活动减少,自主神经系统冲动减慢,肠蠕动减少,从而引起便秘。情绪焦虑、紧张、恐惧和愤怒,可导致迷走神经兴奋,肠蠕动增加,消化吸收不良而致腹泻。

5.个人习惯

生活中,许多人都有自己习惯的排便姿势、固定的排便时间、使用某种固定的便具,排便时从事某种活动,如阅读等。当这些习惯由于环境的改变而无法维持时,正常排便就会受到影响。

6.社会文化因素

社会文化因素影响个体的排便观念。大多数的社会文化都接受排便是个人隐私的观念。当个体因健康问题需要他人协助排便因而丧失隐私时,就可能压抑排便的需要而造成便秘等问题。

7.疾病因素

消化系统本身的疾病(如胰腺癌、肠癌、结肠炎等)以及其他系统的疾病(如脊髓损伤、脑卒中等)都会影响正常排便。

8.药物

有些药物可直接影响肠活动,如缓泻剂和导泻剂可软化粪便,刺激肠蠕动,促使排便。但过量使用泻药可使肠道水分吸收减少,肠蠕动加剧,导致肠道激惹,引起严重的腹泻。长期使用缓泻剂可降低肠道感受器的敏感性,导致慢性便秘。长时间服用抗生素,可干扰肠道正常菌群而导致腹泻。镇静剂可减慢肠蠕动,减弱肠活动而导致便秘。

9.治疗和检查

某些治疗和检查可影响个体的排便活动。例如,腹部、肛门部手术会因肠壁肌肉的暂时麻痹或伤口疼痛而造成排便困难。胃肠道的诊断性检查常需灌肠或服用钡剂,这些都可影响正常排便。

(二)排便活动的评估

正常情况下,人的排便活动受意识控制,自然、无痛苦、无障碍。一般成人每天排便1～3次,量为100～300 g,腹部无胀气。但许多因素会影响肠的活动,进而导致排便、排气等活动异常。

1.便秘(constipation)

便秘指正常的排便形态改变,排便次数减少,排出过于干硬的粪便,且排便不畅、困难。

(1)原因:①排便习惯不良,常抑制便意;②饮食结构不合理,以低纤维、高动物脂肪饮食为主;③饮水量不足;④长期卧床或缺乏规律性锻炼;⑤滥用缓泻剂、栓剂、灌肠剂等导致正常排泄反射消失;⑥某些药物不合理使用;⑦某些器质性和功能性疾病,如肠道疾病、甲状腺功能减退、低血钙和低血钾等;⑧神经系统功能障碍导致神经冲动传导受阻；⑨各类直肠、肛门手术；⑩精神抑郁、情绪消沉等。

(2)症状和体征：腹痛、腹胀、消化不良、乏力、食欲不佳、舌苔变厚、头痛等。粪便干硬，触诊腹部较硬实且紧张，有时可触及包块。

2.腹泻(diarrhea)

腹泻指正常的排便形态改变，频繁排出稀薄、不成形的粪便甚至水样便，是消化道消化、吸收和分泌功能紊乱的表现。任何原因引起的肠蠕动增加，可使肠内容物迅速通过肠道，水分和营养物质不能及时在肠道内被吸收；同时，由于肠道激惹，肠液分泌增加，均可使粪便变得稀薄。暂时性腹泻是一种保护性反应，有助于机体排出肠道内刺激性和有害物质。但持续严重的腹泻，可造成体内大量水分和消化液丧失，导致水、电解质和酸碱平衡紊乱。严重腹泻还可因机体无法吸收营养物质而造成营养不良。

(1)原因：①肠道感染或疾病；②饮食不当或食物过敏；③泻剂使用过量；④消化系统发育不成熟；⑤某些内分泌疾病如甲亢等；⑥情绪紧张、焦虑等。

(2)症状和体征：腹痛、肠痉挛、疲乏、恶心、呕吐，肠鸣音活跃、亢进，有急于排便的需要和难以控制的感觉，粪便不成形或呈水样便。

3.排便失禁(fecal incontinence)

排便失禁指肛门括约肌不受意识控制而不自主地排便。

(1)原因：生理方面多见于神经肌肉系统的病变或损伤，如瘫痪、消化道疾病等；心理方面多见于情绪失调、精神障碍等。

(2)症状和体征：患者不自主地排出粪便。

4.粪便嵌塞(fecal impaction)

粪便嵌塞指粪便持久滞留堆积在直肠内，坚硬不能排出。常见于难以缓解的慢性便秘者。

(1)原因：便秘未能及时解除，粪便滞留在直肠内，水分被持续吸收，粪便变得坚硬，而从乙状结肠排下来的粪便又不断加入，最终粪块变得又大又硬不能排出。

(2)症状和体征：典型体征是少量粪水从肛门渗出，尽管患者有反复排便的冲动，但却不能排出粪便。常伴有食欲差，腹部胀痛，直肠肛门疼痛。直肠指检可触及粪块。

5.肠胀气(flatulence)

肠胀气指肠道内有过量气体积聚，不能排出，肠壁牵张膨胀。正常情况下，胃肠道内的气体约有 150 mL，胃内的气体可通过口腔嗝出，肠道内的气体部分在小肠被吸收，其余通过肛门排出。

(1)原因：食入过多的产气性食物、吞入大量空气、肠蠕动减少、肠道梗阻及肠道手术等。

(2)症状和体征：腹部胀满、膨隆、痉挛性疼痛。腹部叩诊呈鼓音。当肠胀气压迫膈肌和胸腔时，可导致呼吸困难。

三、排便异常患者的护理

(一)便秘患者的护理

1.健康教育

护士应帮助患者及家属认识到维持正常排便习惯及获得有关排便知识的重要性。

2.帮助患者重建正常的排便习惯

护士应指导患者选择适合自身的排便时间,理想的排便时间是晨起或餐后 2 h 内(早餐后最佳),每天固定在此时间排便,不随意使用缓泻剂及灌肠等方法。

3.合理安排饮食

患者应多食富含纤维素的食物,如蔬菜、水果、豆类和谷类制品,每日摄入膳食纤维 20～35 g。养成多饮水的习惯,若病情允许,液体摄入量为 1.5～2 L/d,以促进肠蠕动,刺激排便。

4.鼓励患者适当运动

除了运动受限的患者外,护士应根据患者的身体状况制订规律的运动计划并协助患者进行运动,如散步、打太极拳等。便秘患者运动项目的频次和程度无严格限制,一般推荐运动量为 30～60 min/d,至少 2 次/周。适当增加运动量可能对日常运动较少或老年便秘患者更有效。指导患者进行增强腹肌和会阴部肌肉的锻炼:患者取仰卧位,向内收紧腹部肌肉,并保持 10 s,然后放松,反复 5～10 次。根据患者的健康状况,每天进行这样的肌肉运动4 次,有助于增强肠蠕动和肌张力,促进排便。

5.提供适当的排便环境

当患者有便意时,护士应为患者提供私密的环境和充足的时间。患者排便时,应避免干扰。若患者必须在病室内使用便器,则应围起隔帘以遮挡,请探视者暂时离开,打开窗户和收音机(或电视机),并喷洒芳香剂除臭,以消除患者紧张的情绪,保持精神松弛。对于虚弱的患者,护士应守护在患者身边,以提供必要的帮助,因为虚弱患者用力排便时,其心血管系统可能无法维持脑部适当的血供,有发生晕厥的危险。

6.选择适当的排便姿势

蹲姿可有助于腹肌收缩,增加腹内压,促进排便。大多数人使用厕所便器时,身体向前倾斜。若患者较矮,应在便器前放置脚凳让患者踩着以增加髋部屈曲的幅度。若患者使用床上便器排便,病情允许时,可取坐位或抬高床头,以借助重力的作用增加腹内压,促进排便。对需绝对卧床或某些术前患者,护士应有计划地训练其在床上使用便器。

7.腹部环形按摩

患者在排便时,应进行环形按摩,沿结肠解剖位置由右向左再向下环形按摩可促使降结肠的内容物向下移动,并可增加腹内压,促进排便。

8.其他方法

护士可遵医嘱应用生物反馈疗法、口服缓泻剂、针刺疗法、服用中药、灌肠、肛门用栓剂等方法。儿童应选择作用温和的泻剂,慢性便秘的患者可遵医嘱选用容积性、渗透性、刺激性泻药或促动力药等。但应注意,长期使用缓泻剂或灌肠,可导致肠道失去正常排便功能,造成慢性便秘。

(二)腹泻患者的护理

1.祛除病因

如为肠道感染引起的腹泻,护士应遵医嘱给予药物治疗。

2.心理护理

护士应及时给予患者情感支持,腹泻患者往往难以控制便急,必要时置便器于患者易取处。及时更换被粪便污染的衣裤、床单和被套以保护患者自尊;开窗通风,保持室内空气清新,使患者感到舒适。

3.腹部护理

注意腹部保暖,以减少肠蠕动。

4.饮食护理

护士应鼓励患者饮水,酌情给予清淡的流质或半流质食物,以助于吸收,严重腹泻时可暂禁食。

5.防止水和电解质的紊乱

必要时,护士应遵医嘱给予止泻剂、口服补液盐或静脉输液等。

6.维持皮肤完整性

维持皮肤完整性,特别是肛周的皮肤,保持清洁和干燥,每次便后用软纸轻擦肛门,温水清洗,必要时在肛周涂润肤霜、油膏和爽身粉,保护局部皮肤。

7.密切观察病情

护士应记录排便的性质、次数等,必要时留取标本送检。

8.健康教育

护士应向患者及家属讲解有关腹泻的知识,指导患者注意饮食卫生,养成良好的卫生习惯。

(三)排便失禁患者的护理

1.心理护理

排便失禁的患者因心情紧张而感到窘迫,感到自卑和自尊丧失。护士应给予心理疏导和情感支持。开窗通风,去除异味,使患者感觉舒适。

2.维持皮肤完整性

床上铺不透水的尿垫,及时更换被粪便污染的衣裤、床单和被套;每次便后用温水洗净肛周和臀部皮肤,保持皮肤清洁干燥;密切观察骶尾部皮肤变化,预防压力性损伤的发生。

3.帮助患者重建正常排便控制能力

护士应了解患者排便规律，定时给予便器，如没有发现规律，可定时（如每隔数小时）给予便器，促使患者按时自己排便；与医生协调定时应用导泻栓剂或灌肠，以刺激患者定时排便；教会患者进行肛门括约肌及盆底部肌肉收缩锻炼。

4.健康教育

护士应指导患者实施排便功能训练计划。

（四）粪便嵌塞患者的护理

早期可使用栓剂、口服缓泻剂来润肠通便；必要时，先行油类保留灌肠，2～3 h后再做清洁灌肠；灌肠无效者可进行人工取便。由于人工取便易刺激迷走神经，心脏病、脊椎受损者应慎用，若患者出现心悸、头晕，应立刻停止操作。

（五）肠胀气患者的护理

护士应指导患者养成细嚼慢咽的良好饮食习惯；去除引起肠胀气的原因，如勿食产气食物和饮料，积极治疗肠道疾病；鼓励患者适当活动，卧床患者可做床上活动或变换体位；病情允许时，可协助患者下床活动，刺激肠蠕动，排出积气，促进肠毛细血管对气体的再吸收；轻微胀气时，可行腹部热敷或腹部按摩、针刺疗法；严重胀气时，遵医嘱给予药物治疗或行肛管排气。

（张艳玲　代小梅）

第七章　标本采集

第一节　痰标本

一、痰液标本的采集

痰液是气管、支气管和肺泡所产生的分泌物，正常情况下分泌量很少。痰液的主要成分是黏液和炎性渗出物。当呼吸道黏膜受到刺激时，分泌物增多，痰量也增多，但大多清澈、呈水样。如伴随呼吸系统疾病或伴有呼吸道症状时，痰量会增多，其透明度及性状也会有所改变。正确的痰液标本采集可为临床检查、诊断和治疗提供依据，所以，护士应熟练、正确地采集痰液标本为临床服务。临床上常用的痰液标本检查分为痰常规标本、痰培养标本、24 h 痰标本三种。

二、标本采集的目的

(一)痰常规标本

痰常规标本可检查痰液中的细菌、虫卵或癌细胞等。

(二)痰培养标本

痰培养标本可检查痰液中的致病菌，为选择抗生素提供依据。

(三)24 h 痰标本

24 h 痰标本可检查 24 h 的痰量，并可观察痰液的性状，协助诊断或做浓集结核杆菌检查。

三、标本采集的一般原则

（一）采集标本前

采集各种标本均应根据医嘱实施。医生填写检验申请单，并签署全名。护士应及时核对、仔细核实后方可执行；了解检验目的，根据检验要求选择适宜容器，贴上注明患者姓名、科别、床号、性别、检验目的及送检日期的标签，以便识别；了解患者病情，向患者解释采集标本的目的、方法、要求，以消除患者顾虑，获取其信任与配合。

（二）采集标本时

护士再次检查标本容器，容器应无破损，符合检验目的及要求；采集方法、采集量和采集时间要准确，符合检验要求；操作规范，避免无菌标本受到污染。

四、痰标本采集的步骤

（一）痰常规标本

1.能自行排痰者

护士嘱患者晨起后漱口，深呼吸数次后用力咳出气管深处痰液（晨起后第一口痰液），吐入痰盒中。

2.无法咳痰或不合作者

护士协助患者取适当卧位，由下向上叩击患者背部，戴无菌手套，将集痰器接管端连接吸引器，按吸痰法用，另一端吸痰管将痰液吸入集痰器内，取下集痰器上端带管的瓶盖，旋下尾端瓶盖，盖在集痰器上。

（二）痰培养标本

患者清晨起床后先用漱口溶液漱口，再用清水漱口，深呼吸数次后用力咳出气管深处痰液，吐入无菌集痰器内。昏迷患者可用无菌吸痰法吸痰。

（三）24 h 痰标本

护士在容器内先加一定量的水，注明留痰起止时间，嘱患者从早晨醒来（7 点）漱口后第一口痰开始留取，至次晨醒来（7 点）漱口后第一口痰作为结束，将 24 h 痰液全部吐入容器内，嘱患者不可将唾液、漱口水、鼻涕等混入；按需协助患者漱口或口腔护理；记录痰液外观和性状，24 h 痰标本应记录总量；及时送检。

五、注意事项

（1）收集痰液时间宜选择在清晨，因此时痰量较多，痰内细菌也较多，可提高阳性率。

（2）勿将漱口水、口腔、鼻咽分泌物（如唾液、鼻涕）等混入痰液中。

(3)如查出癌细胞,应用10%甲醛溶液或95%乙醇溶液固定痰液后立即送检。

(4)做24 h痰量和分层检查时,护士应嘱患者将痰吐在无色广口大玻璃瓶内,加少许防腐剂(苯酚)防腐。

(5)留取痰培养标本时,护士应先用朵贝氏液及冷开水漱口数次,尽量排除口腔内大量杂菌。

(6)真菌和分枝杆菌诊断宜连续采集多套痰标本,痰标本不能进行厌氧培养,痰涂片革兰氏染色镜检对痰培养结果具有参考价值。

(7)标本应尽快送检,不应放置过久,以免影响检查结果的准确性;特殊标本需注明采集时间;及时查收检验报告单,按规定整理入病历,若发现异常检验结果,应尽快通知医生。

(张艳玲 许萍)

第二节 咽拭子标本

一、概述

正常人咽峡部的口腔正常菌群是不致病的,但在机体抵抗力下降并和其他外界因素共同作用下出现感染可以导致疾病的发生。因此,咽拭子(throat swab)细菌培养能分离出致病菌,有助于白喉、化脓性扁桃体炎、急性咽喉炎等疾病的诊断。

二、目的

从咽部及扁桃体采取分泌物做细菌培养或病毒分离,以协助诊断。

三、操作步骤

(一)评估患者并解释

1.评估

护士评估患者的年龄、病情、治疗情况、心理状态及合作程度。

2.解释

护士向患者及家属解释咽拭子标本采集的目的、方法、注意事项及配合要点。

(二)患者准备

患者了解咽拭子标本采集的目的、方法、注意事项及配合要点;体位舒适,愿意配合，进食 2 h 后再留取标本。

（三）基本操作

1.贴标签或条形码

双人核对医嘱检验申请单（或医嘱执行单）、标签（或条形码）及无菌咽拭子培养试管，无误后将标签（或条形码）贴于无菌咽拭子培养试管外壁上。

2.核对

护士携用物至患者床旁，依据检验申请单（或医嘱执行单）查对患者的床号、姓名、住院号及腕带；核对检验申请单、无菌咽拭子培养试管以及标签（或条形码）是否一致；向患者及家属说明标本采集的目的及配合方法。

3.标本采集

（1）鼻咽拭子。①请患者头部保持不动，去除鼻前孔中表面的分泌物。②将拭子放入无菌生理盐水中湿润（一次性采样拭子则不需要）。③通过鼻腔轻轻、缓缓插入拭子至鼻咽部。④当遇到阻力即到达后鼻咽后，停留数秒（一般 15～30 s）吸取分泌物，轻轻旋转取出拭子，置于转运培养基中。⑤用于病毒学检验的拭子，将拭子头浸入病毒运送液，弃去尾部，旋紧管盖。⑥用于细菌学检验的拭子，插回采样装置或适宜的转运装置中。

（2）口咽拭子：①请患者坐下，头后倾，张大嘴，去除鼻前孔中表面的分泌物。②采样者用压舌板固定舌头，将涤纶或藻酸钙拭子放入无菌生理盐水中湿润后，越过舌根到咽后壁及扁桃体隐窝、侧壁等处，反复擦拭 3～5 次，收集黏膜细胞。③轻轻取出拭子，避免触及舌头、悬雍垂、口腔黏膜和唾液。④将拭子插回采样装置中或适宜的转运装置中。

4.洗手并记录

护士洗手并完成记录。

四、注意事项

最好在应用抗生素之前采集标本；避免交叉感染；采集真菌培养标本，须在口腔溃疡面上采集分泌物，避免接触正常组织。应用无菌生理盐水湿润的拭子清洁溃疡表面，弃去，再用第二根拭子自炎症区域擦拭并停留 3～5 s，取样于咽拭子培养试管中送检；注意无菌长棉签不要触及其他部位，防止污染标本，影响检验结果；避免在进食后 2 h 内留取标本，以防呕吐。

五、健康教育

护士应向患者及家属解释取咽拭子标本的目的，使其能正确配合；指导配合采集咽拭子标本的方法及注意事项。

（许萍　陈嵩凇）

第三节　血标本

一、概述

血液是由血细胞和血浆两部分组成的，在体内通过循环系统与机体所有的组织器官发生联系，在维持机体的新陈代谢、内外环境的平衡以及功能调节等方面起着重要的作用。血液系统的变化伴随着组织器官的调节变化，反之，组织器官的改变又可直接或间接地引起血液或其成分的改变。因此，血液检查是临床最常用的检验项目之一，它可反映机体各种功能及异常变化，为判断患者病情进展以及治疗疾病提供参考。

二、采血方法

（一）毛细血管血标本采集法

毛细血管血标本采集法是自外周血或末梢血采集标本的方法，一般由检验科工作人员具体实施。世界卫生组织（WHO）推荐毛细血管血标本采集法的部位以中指或无名指尖内侧为宜。凡用量较少的检查，一般从手指取血，手指采血操作方便，成人以左手无名指为宜，婴幼儿可从拇指或跟部处采血。特殊患者视情况而定，如严重烧伤患者，可选择皮肤完整处采血。采血部位必须无水肿、发绀、炎症或其他循环不良现象。外周血或末梢血由于血液循环较差，且易受气温、运动、外力挤压等物理因素影响而发生改变，因而检查结果不够稳定。

（二）静脉血标本采集法

静脉血标本采集是自静脉抽取血标本的方法。常用的静脉包括三种。①四肢浅静脉：上肢常用肘部浅静脉（贵要静脉、肘正中静脉、头静脉）、腕部及手背静脉，下肢常用大隐静脉、小隐静脉及足背静脉。②颈外静脉：常用于婴幼儿的静脉采血。③股静脉：股静脉位于股三角区，在股神经和股动脉的内侧。

真空采血系统是运用真空负压原理，通过特定的连接装置将人体静脉血液转移至标本盛装容器的器械组合。其核心组件包括真空采血管、采血针和持针器。

三、采血时间

采血时间有特殊要求的检测项目包括（不限于）：

（1）血培养：寒战或发热初起时，抗生素应用之前采集最佳。

(2)促肾上腺皮质激素及皮质醇:生理分泌有昼夜节律性,常规采血时间点为8:00、16:00和24:00。

(3)女性性激素:生理周期的不同阶段有显著差异,采血日期需遵循医嘱,采血前与患者核对生理周期。

(4)药物浓度监测:具体采血时间需遵循医嘱,采血前与患者核对末次给药时间。

(5)口服葡萄糖耐量试验:试验前3 d正常饮食,试验日先空腹采血,随后将75 g无水葡萄糖(相当于82.5 g含一水葡萄糖)溶于300 mL温水中,在5 min内喝完。从服第一口糖时计时,并于2 h采血,其他时间点采血需遵循医嘱。

(6)其他功能试验:根据相关临床指南推荐的功能试验方案所设定的时间采血。

(7)血液疟原虫检查:最佳采血时间为寒战发作时。

四、采血的目的

(1)全血标本:主要用于血细胞成分的检查,如血细胞计数和分类、形态学检查。

(2)血浆标本:主要用于凝血因子测定和游离血红蛋白以及部分临床生化检查,如内分泌激素、血栓等检查。

(3)血清标本:主要用于大部分临床生化检查和免疫学检查,如测定肝功能、血清酶、脂类、电解质等。

(4)血培养标本:主要用于培养、检测血液中的病原菌。

五、采血步骤

(1)护士开始采血前佩戴医用帽子、口罩和手套。宜在完成每一位患者血液标本采集后更换新的手套;如条件不允许,至少在完成每一位患者血液标本采集后使用速干手消毒剂进行消毒;如采血过程中手套沾染血液或破损,应及时更换。

(2)核对患者的姓名、性别、年龄、住院号、诊疗卡、身份证等信息,确保患者为被采血者本人。宜使用住院号(有条件的单位使用腕带)、诊疗卡、身份证等唯一信息,或至少两种非唯一信息。

(3)根据检测项目选择采血管数量与种类,标记患者及检测项目信息,宜使用电子条形码进行信息标记。

(4)采血位置:①坐位采血时患者侧身坐,上身与地面垂直,将手臂置于稳固的操作台面上,肘关节置于垫巾上,使上臂与前臂呈直线,手掌略低于肘部,充分暴露采血部位。②卧位采血时患者仰卧,使上臂与前臂呈直线,手掌略低于肘部,充分暴露采血部位。③告知患者不宜穿着袖口紧的上衣,以减少采血后出血和血肿的发生。

(5)穿刺静脉的选择:首选手臂肘前区静脉,优先顺序依次为正中静脉、头静脉及贵要静脉。当无法在肘前区的静脉进行采血时,也可选择手背的浅表静脉。全身严重水肿、大面积烧伤等特殊患者无法在肢体找到合适的穿刺静脉时,可选择颈部浅表静脉、股静脉采血。不宜选用手腕内侧的静脉，穿刺疼痛感明显且容易损伤神经和肌腱。不宜选用足踝处的静脉，可能会导致静脉炎、局部坏死等并发症。其他不宜选择的静脉包括乳腺癌根治术后同侧上肢的静脉(3 个月后，无特殊并发症可恢复采血)，化疗药物注射后的静脉，血液透析患者动静脉造瘘侧手臂的血管，穿刺部位有皮损、炎症、结痂、瘢痕的血管。

(6)扎止血带：止血带绑扎在采血部位上方 5～7.5 cm 的位置，宜在开始采集第一管血时松开止血带，使用时间不宜超过 1 min。如某些情况下止血带需要在一个部位使用超过 1 min，宜松开止血带，等待 2 min 后再重新绑扎。如需绑扎止血带的部位皮肤有破损，宜选择其他的采血部位。在穿刺时可让患者握拳(不可反复拍打采血部位)，使静脉更加充盈，以利于成功穿刺。穿刺成功后宜让患者放松拳头，尽量避免反复进行握拳的动作。

(7)消毒：以穿刺点为圆心，以圆形方式自内向外进行消毒，消毒范围直径不少于 5 cm，消毒 2 次。消毒剂发挥作用需与皮肤保持接触至少 30 s，待自然干燥后穿刺，可防止标本溶血及患者灼烧感。如静脉穿刺比较困难，在消毒后需要重新触摸血管位置，宜在采血部位再次消毒后穿刺。

(8)静脉穿刺与血液标本采集：①若使用采血系统，按照产品说明书操作。②使用真空采血系统时，按照说明书的要求组装采血针和持针器；如使用注射器采血，宜在采血前确保注射器内空气已排尽。③在穿刺部位下方握住患者手臂，拇指于穿刺点下方 2.5～5.0 cm 处向下牵拉皮肤固定静脉，避免触碰消毒区。④保持针头斜面向上，使采血针与手臂呈 30°左右的角度刺入静脉。成功穿刺入静脉后，可在静脉内沿其走向继续推进一些，保持采血针在静脉内的稳定。⑤使用真空采血系统时，将第一支采血管推入持针器连接到采血针上(直针采血时利用持针器的侧突防止采血针在静脉中的移动)。等待采血管真空耗竭、血流停止后从持针器/采血针上拔出采血管，以确保采血量的充足，以及正确的血液与添加剂比例。继续采集时，可将下一支采血管推入持针器连接到采血针上，并重复上述采血过程。使用注射器采血时，宜缓慢匀速回抽针栓杆直到活塞达到注射器末端刻度。

(9)不同采血管的采集顺序如下：①血培养瓶；②枸橼酸钠抗凝采血管；③血清采血管，包括含有促凝剂和/或分离胶；④含有或不含分离胶的肝素抗凝采血管；⑤含有或不含分离胶的乙二胺四乙酸(EDTA)抗凝采血管；⑥葡萄糖酵解抑制采血管。

(10)预防标本溶血的注意事项：①消毒后穿刺部位自然干燥。②不可穿过血肿部位采血。③如使用注射器采血，宜确保针头牢固地安装在注射器上，以防出现泡沫。④使用注射器时避免过度用力抽拉针栓。⑤轻柔颠倒混匀含有添加剂的标本。

(11)拔针与穿刺点止血：先松开止血带，从采血针/持针器上拔出最后一支采血管，从静脉拔出采血针。拔出采血针后，在穿刺部位覆盖无菌棉签、棉球或纱布等，按压穿刺点 5 min(凝血功能异常的患者宜适当延长时间)，直至出血停止。不宜屈肘按压，会增加额外的压力，导致出血、淤血、疼痛等情况发生。如在正确按压止血的前提下出现血肿或出血持续时间超过 5 min，可请临床医生对患者凝血功能进行评估及处理。对于已形成的血肿或淤青，24 h 内可给予冷敷止血，避免该侧肢体提拎重物，24 h后可热敷以促进淤血吸收。

(12)采血时间记录及送检：采血完成后立即使用书面或电子记录的方式，正确记录血液标本的采集时间。标本采集后应及时送检，以免影响检验结果。

(13)医疗废物处理：遵循《医疗卫生机构医疗废物管理办法》和《血源性病原体职业接触防护导则》要求。如使用真空采血系统，宜按生产厂家的使用说明开启安全装置，将采血针弃入锐器盒中。如使用注射器，针头不宜重新套上针帽，不宜弯曲、折断、剪断针头，也不宜从注射器上卸下。消毒和止血所用的棉球、棉签、纱布等应弃入标有生物危险标识的废物箱。

六、健康教育

护士应向家属或者患者说明采集血液标本的目的，以获得配合；向患者解释空腹采血的意义，嘱其在采血前空腹；采血后，嘱患者压迫止血的时间不宜过短；向患者或家属说明如在采集标本前患者已使用抗生素，应向医护人员说明。

（张艳玲　李茹）

第四节　尿标本

一、概述

尿液检验是临床上最常用的检测项目之一，主要用于泌尿生殖系统、肝胆疾病、代谢性疾病（如糖尿病）及其他系统疾病的诊断和鉴别诊断、治疗监测及健康普查。

尿标本(urine specimen)分以下几种：常规标本（如晨尿、随机尿等）、12 h 或 24 h 标本及培养标本（如清洁尿）。

二、目的

（一）尿常规标本

尿常规标本用于尿液常规检查，检查有无细胞和管型，特别是各种有形成分的检查和尿蛋白、尿糖等项目的测定。

(二)12 h 或 24 h 尿标本

12 h 尿标本常用于细胞、管型等有形成分计数,如 Addis 计数等。24 h 尿标本适用于体内代谢产物尿液成分定量检查分析,如蛋白质、糖、肌酐等。

(三)尿培养标本

尿培养标本主要采集清洁尿标本(如中段尿、导管尿、膀胱穿刺尿等),适用于病原微生物学培养、鉴定和药物敏感试验,协助临床诊断和治疗。

三、尿液标本的采集

实验室应制定正确采集和处理尿液标本的指导手册,确保负责采集尿液标本的人员方便获取,并能正确实施手册中的要求。各类尿液标本采集指导手册的内容至少包括采集标本容器、采集方法、采集尿量、送检时间、接收地点、检验科室、联系电话、报告时间、添加防腐剂种类等。

(一)患者自行采集尿液标本,对患者的指导

患者采集标本前,医护人员应对患者进行指导,给患者介绍采集标本的正确方法及相关注意事项,如语言沟通有困难,宜给予书面指导,包括如下内容:

患者采集标本前要洗手,并采取其他必要的清洁措施;交给患者的尿液采集容器应贴有标签,并要求核对姓名;告知患者需要采集的最少尿量;采集标本时避免污染,如对于女性患者,避免在月经期、性交后留取标本,且留取标本前应对会阴部进行清洗,防止分泌物混入尿液标本;采集标本后,需将容器盖好,防止尿液外溢,并记录标本采集时间。

(二)患者自行采集尿液标本的要求

1.随机尿的采集

随机尿液标本的采集不受时间的限制,但应有足够的尿量用于检测,应记录尿液采集的准确时间。

2.第一次晨尿的采集

第一次晨尿的采集是指患者清晨起床后,未进早餐和做其他运动之前采集第一次排出的尿液;患者宜卧床 8 h 后排尿,且尿液在膀胱中储存不少于 4 h。

3.第二次晨尿的采集

第二次晨尿是指第一次晨尿排出后 2～4 h 所采集的尿液,要求患者从前一天晚上 10 点开始到采集此次尿液标本时,饮水量宜在 200 mL 以内。

4.计时尿的采集

计时尿是指特定时段采集的尿液标本(如餐后 2 h 尿、前列腺按摩后立即采集尿、24 h尿等)。标本采集的注意事项如下:

(1)采集计时尿液标本时,医护人员应告知患者该时段的起始和截止时间;采集前

应将尿液排空，然后采集该时段内(含截止时间点)排出的所有尿液。

(2)因防腐剂有生物危害性，医护人员应建议患者先将尿液采集于未加防腐剂的干净容器内，然后小心地将尿液倒入含有防腐剂的采集容器中。

(3)对尿液标本进行多项检测时，加入不同种类的防腐剂可能有干扰。当多种防腐剂对尿液检测结果有干扰时，应针对不同检测项目分别采集尿液标本(可分次采集，也可一次采集分装至不同容器中)。

(4)特定时段内采集到的尿液应保存于 2～8 ℃条件下。

(5)采集计时尿时，采集的尿量超过单个容器的容量时，需用两个容器；第二个容器采集的尿量一般较少，加入防腐剂的量也相应减少。

5.标本采集步骤

(1)采集标本前，患者应先用肥皂洗手或消毒湿巾擦手。

(2)指导未行包皮环切术的男性患者推上包皮露出尿道口。

(3)用消毒湿巾或类似消毒物清洁尿道口及周围皮肤。

(4)患者将开始部分的尿液排出后，采集中段尿于适当且无污染的容器中。

(5)如患者自己不能采用所推荐的采集方法，医护人员应给予帮助，操作时应戴无菌手套。

(三)医护人员采集的尿液标本

需要医护人员参与或指导的主要是清洁尿液标本的采集。

1.导管尿的采集

导管尿是采用无菌技术，将导管通过尿道插入膀胱后采集的尿液，从导出的尿液中取一部分作为尿液标本。对卧床的导尿患者，将尿袋置于冰袋上；如患者可走动，应定期排空尿袋，将尿液存放在 2～8 ℃条件下。

2.耻骨上膀胱穿刺尿的采集

医护人员采用无菌技术进行耻骨上穿刺，直接从膀胱抽取尿液。

(四)儿童尿液标本的采集

1.采集容器

使用儿科和新生儿尿液标本采集袋作为儿科尿液采集容器，适用于不能自行留取尿液标本的婴幼儿。

2.随机尿的采集

能自行留尿的儿童可按成人的方法采集尿液标本；自行留尿有困难的儿童，由医护人员按如下步骤操作：

(1)分开儿童双腿。

(2)保持会阴部清洁、干燥，无黏液、粉末、油和护肤品等物质的污染。

(3)采用儿科尿液采集装置，移去胶条表面的隔离纸。

(4)对于女性儿童，拉紧会阴部皮肤，将胶条紧压于外生殖器四周的皮肤上，避免来自肛门区域的污染;对于男性儿童,将采集袋套于阴茎上,将胶条压紧于会阴部皮肤上。

(5)确保胶条牢固地粘于皮肤,胶条的粘贴应无皱褶。

(6)定时(如每隔 15 min)查看采集容器。

(7)从患者处取回采集的标本,注明标识。

(8)将标本从采集袋倒入采集容器,在容器上贴标签,送往实验室检查。

(9)采集婴幼儿尿液标本时,若使用了脱脂棉球,尿沉渣显微镜检查时应注意外源性污染的存在。

3.微生物培养尿液标本的采集方法

采集儿童的尿液标本进行微生物培养时,医护人员应按如下步骤操作:

(1)应用肥皂洗手或用消毒湿巾擦手。

(2)分开儿童双腿。

(3)用肥皂和水清洗耻骨和会阴区,使之干燥,无粉末、油脂和护肤品等污染物。

(4)其他步骤可按上述儿童随机尿液标本的采集方法进行采集。

四、尿液标本的保存

如尿液标本在 2 h 内不能完成检测,宜置于 2～8 ℃条件下保存。计时尿液标本和未能在 2 h 内完成检测的尿液标本,存在尿液成分不稳定时,可根据检测项目选用适当的防腐剂。若防腐剂溢出可能对人体造成伤害时,应有警示说明,并口头告知患者。用于微生物学检查的尿液标本宜在 2 h 内进行检测,如不能立即送达实验室,可将标本置于 2～8 ℃条件下保存,24 h 内仍可进行尿液细菌培养。加硼酸防腐的标本无需在 2～8 ℃条件下保存,宜在 24 h 内完成微生物学检查。实验室应有措施保证标本存放条件符合要求。

五、健康教育

患者留取尿标本前,医护人员应根据检验目的向患者介绍尿标本留取的目的、方法及注意事项;向患者说明正确留取尿标本对检验结果的重要性,教会其正确的留取方法,确保检验结果的准确性。

(张艳玲　李茹)

第八章　危重患者的护理

第一节　病情观察

一、概念

病情观察是护士在护理工作中积极启动感觉器官以及辅助工具，有目的、有计划地了解和观察患者的生理、病理变化和心理反应的知觉过程。病情观察能力是临床护士必须具备的基本能力之一，对于及时发现病情变化，准确进行护理干预，有效预见病情转归有着重要的意义。

二、病情观察的目的

（一）为诊断疾病和制订治疗护理方案提供依据

疾病对机体的损害达到一定程度后，机体便会产生一定的反应，并以一定形式表现出来。护士可以通过这些表现及其发展过程的观察和综合分析，为医生对疾病的诊断和确定治疗方案提供信息；同时，细致入微的病情观察还可及时、准确地发现和预见患者病情变化，为确定护理问题、制订护理方案提供依据。

（二）了解治疗效果和用药反应

在疾病诊治过程中，护士应通过细致入微的病情观察来及时了解治疗方案的效果，并通过对用药后常出现的各种反应进行密切观察，从而减少或避免药物的毒性反应。

（三）及时发现危重症或并发症，防止病情恶化

患者在接受疾病的诊治过程中，有可能会出现病情突变或发生各种并发症，护士应严密观察，随时捕捉其先兆表现，及时做出准确的病情判断，并采取积极的护理措施。

尤其在危重症抢救时，及时的病情观察、准确的病情判断和积极、有效的临床护理决策常可使患者转危为安。

(四)预测疾病的发展趋势和转归

疾病的轻重常与患者的病情表现有一定关系，因此，病情观察有助于预测疾病的发展趋势和转归。

三、病情观察的要求

(一)提高专业能力，做观察病情的有心人

护士应具有高度的责任心，自觉加强专业理论学习，具备丰富的专业知识和沟通技巧，为及时、准确地观察、判断病情打好坚实基础。如护士应经常巡视病房并与患者多沟通，养成在实施护理措施的同时观察病情的好习惯。

(二)具有高度职业敏感性，细致而准确地观察病情

护士要善于从细微处及时、准确地发现患者的病情变化。病情观察常可受多种因素的干扰，如患者个性特征、耐受力、环境等，护士要善于鉴别影响因素，排除干扰，获取正确的观察结果。

(三)观察病情要有针对性，既抓住重点又兼顾全面

护士应根据不同的患者、不同的病情、不同的环境等确定不同的观察对象和观察内容，从而使病情观察更具有针对性。同时，要注意对重点观察对象的病情全过程及其重点观察内容的各个方面进行全面、细致的观察，如对有引流管的患者，要注意观察引流液量、颜色、性质等。

(四)准确记录观察结果，交班应简明扼要、突出重点

观察项目能用计量表示的要用具体数字表示，如体温、尿量等；不能量化的要表达准确，如用“嗜睡、谵妄、昏迷”等表达意识障碍的不同程度。认真记录观察结果，重要情况要进行交班，发现特殊病情变化时，要及时通知有关人员并进行积极处理。

四、病情观察的内容和方法

(一)一般状况的观察

1.发育与体型

发育正常与否，通常以年龄、智力和体格成长状态(身高、体重及第二性征)之间的关系进行综合判断。发育正常时，其年龄、智力与体格成长状态处于均衡一致。正常成人的判断指标一般为：头长等于身高的1/8～1/7，胸围约为身高的1/2，双上肢展开后，左右指端的距离约等于身高，坐高约等于下肢的长度。机体发育受个体遗传、内分泌、营养代谢、生活条件、体育锻炼等多种因素影响。如在发育成熟前，腺垂体功能亢进可

致巨人症；若在发育成熟后，则为肢端肥大症。临床上把成人的体型分为三种。①匀称型（正力型）：身体各部分匀称适中；②瘦长型（无力型）：身体瘦长，颈长肩窄，胸廓扁平，腹上角<90°；③矮胖型（超力型）：身短粗壮，颈粗肩宽，胸廓宽厚，腹上角>90°。

2.饮食与营养状态

饮食在疾病治疗中占重要地位，并在疾病的诊断、治疗中发挥一定作用。因此，应注意观察患者的食欲、食量、进食后反应、饮食习惯，有无特殊嗜好或偏食等情况。营养状态通常可根据皮肤的光泽度、弹性，毛发、指甲的润泽程度，皮下脂肪的丰满程度，肌肉的发育状况等综合判断。营养状态与食物的摄入、消化、吸收和代谢等因素有关，是判断机体健康状况、疾病程度以及转归的重要指标之一。营养状态可根据皮肤、毛发、皮下脂肪、肌肉的发育情况进行综合判断，也可通过测量一定时间内体重的变化来进行观察。

（1）营养状态的等级：临床上习惯用良好、中等、不良三个等级来表示。①良好：黏膜红润，皮肤光泽、弹性良好，皮下脂肪丰满而有弹性，肌肉结实，指甲、毛发润泽，肋间隙及锁骨上窝深浅适中，肩胛部和股部肌肉丰满。②不良：皮肤黏膜干燥、弹性减低，皮下脂肪菲薄，肌肉松弛无力，指甲粗糙无光泽，毛发稀疏，肋间隙、锁骨上窝凹陷，肩胛骨和髋骨棱角突出。③中等：介于两者之间。

（2）常见的营养异常状态：①营养不良：主要由摄食不足、消化吸收异常或消耗增多等因素引起，常表现为消瘦，即体重低于标准体重的10%以上。营养不良多见于慢性疾病或严重疾病的患者，如摄食障碍，食管、胃肠道病变，神经系统病变。②消化障碍：肝脏及胆道疾病引起消化液或消化酶合成和分泌减少，影响消化和吸收。③消耗增多：长期活动性结核病、恶性肿瘤等。④营养过度：超过标准体重20%者为肥胖。肥胖主要由于摄食过多，摄入量超过消耗量，过剩的营养物质转化为脂肪积存在体内所致。此外，内分泌、家族遗传、环境、运动、精神因素等皆对其有影响。肥胖可分为单纯性肥胖和继发性肥胖，后者多为病理性肥胖，如肾上腺皮质功能亢进。

3.面容与表情

健康人表情自然、神态安怡，而患者由于病痛困扰常可出现特征性病态面容与表情。常见的几种典型面容如下：

（1）急性病容：面色潮红，兴奋不安，呼吸急促，鼻翼扇动，表情痛苦，可有口唇疱疹，见于急性热病，如大叶性肺炎、流行性脑脊髓膜炎等患者。

（2）慢性病容：面容憔悴，面色灰暗或苍白无华，目光暗淡，见于慢性消耗性疾病，如恶性肿瘤、肝硬化等患者。

（3）贫血面容：面色苍白，唇舌及结膜色淡，表情疲惫，见于各种原因所致的贫血患者。

（4）甲亢面容：面容惊愕，眼裂增宽，眼球突出，目光闪烁，兴奋，烦躁，见于甲状腺功能亢进患者。

（5）二尖瓣面容：面色晦暗，双颊紫红，口唇轻度发绀，见于风湿性心脏病患者。

（6）满月面容：面圆如满月，皮肤发红，常伴痤疮和小须，见于肾上腺皮质功能亢进及长期应用肾上腺皮质激素的患者。

(7)病危面容:面容枯槁,面色苍白或铅灰,表情淡漠,目光无神,眼眶凹陷,鼻骨峭耸,见于大出血、严重休克、脱水、急性腹膜炎等患者。

4.姿势和体位

姿势是指个人举止的状态。健康成人躯干端正,肢体动作灵活适度。体位是指身体所处的状态。体位对某些疾病的诊断具有一定意义,如极度衰竭或意识丧失的患者常呈被动卧位;心力衰竭患者常采取强迫坐位,以减轻心脏负担并改善呼吸;发绀型先天性心脏病患者往往在步行不远或其他活动中采取蹲踞体位,以缓解呼吸困难和心悸等症状。

5.步态

步态即一个人行走时所表现的姿态。某些疾病可表现出特征性的步态改变,如佝偻病、大骨节病、进行性肌营养不良或双侧先天性髋关节脱位等患者,走路时身体左右摇摆,称为蹒跚步态(鸭步);小脑疾患、乙醇中毒或巴比妥中毒患者走路时重心不稳,步态紊乱如醉酒状,称为醉酒步态。此外,患者突然出现步态改变,可能是病情变化的征兆之一,如高血压患者突然出现跛行,则应考虑有发生脑血管意外的可能。

6.皮肤、黏膜

皮肤、黏膜的表现常是全身疾病表现的一部分,主要应观察其颜色、弹性、温度、湿度以及有无皮疹、出血、水肿等情况。例如,贫血患者皮肤苍白,休克患者皮肤常苍白湿冷,肝胆疾病患者常有巩膜黄染,严重缺氧患者常表现为口唇、指(趾)端发绀,脱水患者常出现皮肤干燥且弹性降低,造血系统疾病患者常出现皮肤、黏膜的出血点、紫癜、瘀斑等,肾脏疾病患者常可见全身水肿,而右心衰竭患者则可出现下肢水肿等症状。

(二)生命体征的观察

生命体征的观察贯穿于对患者护理的全过程,在患者病情观察中占据重要地位。体温、脉搏、呼吸、血压均受大脑皮层的控制和神经、体液的调节,保持其相对恒定。当机体患病时,生命体征变化最为敏感,若体温不升,多见于大出血休克患者;体温过高排除感染因素外,夏季应考虑是否为中暑所致;收缩压、舒张压持续升高,应警惕发生高血压危象。

(三)神经系统与精神心理状况的观察

1.意识状态

(1)嗜睡(somnolence):是最轻的意识障碍,患者处于持续的睡眠状态,能被唤醒,醒后能正确回答问题和做出各种反应,但刺激去除后很快又入睡。

(2)意识模糊(confusion):意识水平轻度下降,是较嗜睡深的一种意识障碍,患者能保持简单的精神活动,但对时间、地点、人物的定向力发生障碍。

(3)昏睡(sopor):是接近于人事不省的意识状态。患者处于熟睡状态,不易唤醒。虽在强烈刺激下(如压迫眶上神经、摇动患者身体等)可被唤醒,但很快又再入睡,醒时答话含糊或答非所问。

(4)谵妄(delirium):是一种以兴奋性增高为主的高级神经中枢急性活动失调状态,临床上表现为意识模糊、定向力丧失、感觉错乱(幻觉、错觉)、躁动不安、言语杂乱。谵妄可发生于急性感染的发热期间,也可见于某些药物中毒(如颠茄类药物中毒、急性酒精中毒)、代谢障碍(如肝性脑病)、循环障碍或中枢神经系统疾病等。有些患者可发展为昏迷状态。

(5)昏迷(coma):是最严重的意识障碍,表现为意识持续的中断或完全丧失,按其程度可分为三种。①轻度昏迷:意识大部分丧失,无自主运动,对声、光刺激无反应,对疼痛刺激(如压迫眶上缘)可有痛苦表情及躲避反应。瞳孔对光反射、角膜反射、眼球运动、吞咽反射、咳嗽反射等可存在。②中度昏迷:对周围事物及各种刺激均无反应,对于剧烈刺激可出现防御反射。角膜反射减弱,瞳孔对光反射迟钝,眼球无转动。③深度昏迷:全身肌肉松弛,对各种刺激均无反应,深、浅反射均消失。

2.瞳孔

瞳孔的变化是许多疾病或病情变化的一个重要指征。观察瞳孔要注意两侧瞳孔的形状、位置、大小、边缘、反应等。

(1)瞳孔形状和大小:正常瞳孔等大、同圆,位置居中,边缘整齐,在自然光线下直径为 2~5 mm,对光反射和调节反射两侧均存在。瞳孔直径小于 2 mm 称瞳孔缩小,瞳孔直径大于 5 mm 称瞳孔扩大,但儿童的瞳孔稍大,老年人稍小。双侧瞳孔缩小常见于有机磷、吗啡中毒,单侧瞳孔缩小常提示同侧小脑幕裂孔疝早期。双侧瞳孔扩大常见于双侧小脑幕裂孔疝、枕骨大孔疝及濒死状态;单侧瞳孔扩大、固定常提示同侧小脑幕裂孔疝;患者瞳孔突然扩大,常是病情急剧变化的标志。

(2)对光反射:对光反射是光线刺激引起的瞳孔收缩,是检查瞳孔功能活动的测验。感光后瞳孔缩小称直接对光反射,对侧未感光的瞳孔也收缩称间接对光反射。正常人,当眼受到光线刺激后瞳孔立即缩小,移开光源后瞳孔迅速复原。瞳孔对光反射迟钝或消失常见于昏迷患者。

3.心理状态

心理状态的观察应包括患者的思维能力、语言和非语言行为、情绪和情感反应等,如有无记忆力减退、思维混乱、反应迟钝、语言和行为怪异等情况,以及有无焦虑、忧郁、恐惧、绝望等情绪状态。

(四)常见症状的观察

1.疼痛

疼痛是临床上常见的症状,它既是促使患者就医的主要原因之一,也是一种警诫信号。因此,一旦出现疼痛要引起重视,并需仔细地观察和了解疼痛的部位、发生的急缓、疼痛的性质和程度、缓解的方式、持续时间、伴随症状、疼痛与体位及按压的关系、既往有无类似发作、有无牵涉痛等。

2.咳嗽与咳痰

当呼吸道受到异物、炎症、分泌物、化学气体或过敏性因素等刺激时,即可反射性地引起咳嗽。观察时应注意咳嗽发生的急缓、性质、伴随症状、有无时间规律、与气候的关系、有无职业和环境的影响等。如急性咳嗽常见于呼吸器官的急性炎症或异物吸入,经常性咳嗽、寒冷季节及晨间加剧者见于慢性支气管炎、支气管扩张等,阵发性咳嗽伴有哮喘者见于支气管哮喘、心源性哮喘等,刺激性咳嗽常见于肺癌等。呼吸道疾病患者常出现咳痰症状,观察痰液应注意痰量,痰液的性质、颜色、气味,咳痰的时间,伴随症状等。

3.咯血

咯血是支气管、肺部疾病的常见症状之一。观察咯血应分清是痰中带血还是大口咯血,量有多少,颜色鲜红还是暗红,有无口腔、鼻腔、齿龈等处出血,大量咯血应注意与呕血相区别。

4.恶心与呕吐

恶心与呕吐是临床常见的症状。恶心常为呕吐的前奏,但两者未必同时发生。应观察恶心、呕吐的次数,与进食的关系,有无相关诱因和伴随症状,呕吐物的性状、量、颜色、气味等。例如,呕吐伴有恶心等前驱症状,呕吐后患者感觉轻松,常见于幽门梗阻、药物刺激、视觉和内耳前庭器官受刺激等;呕吐常无前驱症状,呕吐后患者并不感觉轻松,则多见于颅内压增高、尿毒症、糖尿病酮症酸中毒,以及应用吗啡、洋地黄类药物等。护士应根据需要收集标本送检。

(五)其他方面的观察

其他方面的观察包括对饮食、睡眠、排泄物、药物治疗后或特殊治疗后不良反应的观察等。

(六)危重患者的观察

危重患者病情重、复杂、变化快,若不及时发现病情变化,则可能延误抢救而影响预后,甚至威胁生命。因此,护士应重点观察其生命体征及相关的症状,以期尽早发现或预见病情变化,及时采取预防或应急措施,抢救患者生命。如对慢性肺源性心脏病患者,应重点观察其呼吸、血压、脉搏的变化;同时,还应密切观察患者的神志、意识状态,若发现患者头痛、烦躁不安、言语障碍或嗜睡,则可能是发生了肺性脑病。鉴于危重患者病情复杂多变,观察病情应全面、连续、细致,同时做好交接班。

(周庆福　许萍)

第二节　危重患者的支持性护理

危重患者病情重而复杂、变化快,随时可能发生生命危险,护士应认真、全面、缜密地观察病情，判断疾病转归。危重患者身体极度虚弱，抵抗力差，护士应加强各方面的护理，预防并发症，减轻患者痛苦，促进其早日康复。必要时应设专人护理，并将观察结果和治疗经过详细记录于护理记录单上，为医生诊疗和采取相应的护理措施提供参考。

一、严密观察病情

护士必须严密观察并随时掌握患者的病情变化，尤其要重点加强对生命体征、意识、瞳孔等内容的观察，以随时了解患者心、肺、肾、肝等重要脏器的功能状态及治疗反应与效果，及时、正确地采取有效的救治措施。

二、保持呼吸道通畅

昏迷患者常因呼吸道分泌物及唾液等积聚于喉头而引起呼吸困难甚至窒息，故应使患者头偏向一侧，及时吸出呼吸道分泌物，保持呼吸道通畅。长期卧床患者易患坠积性肺炎，护士应经常帮助患者变换体位；对于清醒者，护士应鼓励患者定时做深呼吸或轻拍背部以助分泌物咳出，防止发生坠积性肺炎。

三、加强基础护理

（一）眼的护理

眼睑不能自行闭合的患者，由于眨眼少，角膜干燥，易发生溃疡，并发结膜炎，可涂金霉素眼膏或盖凡士林纱布，以保护角膜。

（二）口腔护理

护士应做好口腔清洁，以增进患者食欲。对不能经口进食的患者，更应做好口腔护理，防止口腔炎症、口腔溃疡、腮腺炎、中耳炎等并发症的发生。

（三）皮肤护理

危重患者由于应激、长时间卧床、大小便失禁、大量出汗及营养不良等原因，容易发生压力性损伤。因此，必须加强皮肤护理，做到“七勤”，保持皮肤处于完好状态。

（四）肢体被动锻炼

危重患者由于活动少，容易发生肌腱、韧带退化和肌肉萎缩，关节日久不动也会僵硬而失去正常功能。故护士应注意保持患者肢体的功能位置，病情允许时，每日为患者做被动关节活动范围练习 2～3 次，如伸屈、内收、外展、内旋、外旋等活动，并做按摩以促进血液循环，增加肌肉张力，帮助恢复功能，同时可预防静脉血栓的形成。

四、补充营养和水分

危重患者分解代谢增强，机体消耗大，因此需补充营养和水分。对不能进食者，可采用鼻饲或胃肠外营养；对大量引流或额外体液丧失等水分损失较多的患者，应补充足够的水分。

五、维持排泄功能

对发生尿潴留的患者，护士可采取帮助患者排尿的方法，以减轻患者的痛苦，必要时可在无菌操作下导尿。对有留置导尿管的患者，要保持引流通畅，防止泌尿系统感染。如患者便秘，可用各种通便方法协助其排出，必要时护士可戴手套帮助取出粪便。

六、保持引流管通畅

危重患者身上有时可有多根引流管，护士应将各种导管妥善固定，安全放置，防止堵塞、扭曲、脱落，并保持其通畅，发挥其应有的效能。在操作中严格执行无菌技术，防止逆行感染。

七、注意安全

对意识丧失、谵妄、躁动的患者，要注意安全，合理应用护具以防止坠床摔伤并维持患者舒适。对牙关紧闭抽搐的患者，要用压舌板裹上数层纱布放于上下臼齿之间，以免因咀嚼肌痉挛而咬伤舌头。同时，室内光线宜暗，工作人员动作要轻，避免因外界刺激而引起患者抽搐。

八、心理护理

危重患者常常会表现出各种各样的心理问题，如急性起病或因意外事件发病的患者常表现为恐惧、焦虑、过分敏感等；慢性病加重的患者常表现为消极、绝望、多疑等。因此，在抢救危重患者生命的同时，护士还应努力做好心理护理。护士要具有较强的人文关怀意识和心理护理能力，能敏锐地发现患者的心理变化及其原因，有的放矢地解除患者的心理障碍，为患者提供有效的心理支持。鉴于危重患者的特殊性，心理护理多是通过非语言交流来完成的。因此，在对患者进行护理时，态度应和蔼、诚恳，富有同情心；语言应精练、贴切、易于理解；举止应沉着、稳重；操作应娴熟认真、一丝不苟，给患者以充分的信赖感和安全感；此外，还要设法减少环境因素的刺激，如病室光线宜柔和，保持病室安静，保护患者隐私。

（周庆福　赵晓琳）

第九章　输血相关知识

第一节　医护人员用血的职责

一、临床医师在用血时的责任

(1)临床医师必须严格掌握输血指征,做到能不输血者坚决不输,能少输血者决不多输;如有输血指征,要开展成分输血,尽可能不输全血。若患者符合自身输血条件,则应积极开展自身输血,不输或少输同种异体血。

(2)临床医师要熟悉采供血机构所提供的血液及其成分的规格、性质、适应证、剂量及用法。

(3)输血治疗时,临床医师须向家属或患者说明输血目的及可能会产生的输血不良反应和经血液传播的疾病,征得家属或患者同意并签订输血同意书,输血同意书必须与病历同时存档。

(4)在输血过程中,临床医师必须严密观察患者的病情变化,如有异常反应,严重者要立即停止输血,迅速查明原因并做相应处理。所有输血不良反应及处理经过均应在病历中做详细记录。严重输血不良反应要及时向输血科及医务科报告。

(5)输血治疗后,临床医师要对输血的疗效作出评价,还应防治可能出现的迟发性溶血性输血反应。

二、临床护士在输血过程中的责任

(1)在输血前,应由两名医护人员对输血申请单、交叉配血试验报告单和血袋标签上的内容进行仔细核对,并检查血袋有无破损或渗漏,血袋内的血液有无溶血、浑浊及凝块等。

(2)输血前，护士应到患者床边核对受血者床号、住院号、患者姓名以确认受血者。如果患者处于昏迷、意识模糊或语言障碍时，输血申请单不能确认患者，需要护士在患者入院时将写有患者姓名和住院号的标签系在患者的手腕上，保留至出院为止。

(3)核对及检查无误之后，护士应遵照医嘱，严格按照无菌操作技术将血液或血液成分用标准输血器输给患者。

(4)输血时要遵循先慢后快的原则，输血开始后，前15 min要慢(每分钟约2 mL)并严密观察病情变化，若无不良反应，再根据需要调整输血速度。一旦出现异常情况，护士应立即减慢输血速度，及时向医师报告。

(5)输血结束后，护士应认真检查患者静脉穿刺部位有无血肿或渗血现象并做相应处理，若有输血不良反应，应记录反应情况，并将原袋余血妥善保管，直至查明原因。护士还应将输血有关化验单存入病历。

(周庆福　王丽华)

第二节　输血适应证

一、再生障碍性贫血

(1)血红蛋白(Hb)>70 g/L无须输血。

(2)Hb<70 g/L，并伴有严重代偿不全症状或在安静时也有贫血症状时，可考虑输血。血小板减少，有内脏出血、颅内出血倾向或出血指征时，应考虑预防性血小板输注或进行治疗性血小板输注。

二、地中海贫血

(1)轻型、中间型地中海贫血无症状时不必输血。

(2)中间型α或β地中海贫血患者在伴有感染、妊娠而贫血显著加重时才考虑输血。

(3)重型β地中海贫血患者一旦确诊，应尽早有规律地进行输血治疗，维持Hb在60～70 g/L的安全水平。

三、6-磷酸葡萄糖脱氢酶缺乏症

贫血症状严重，Hb<40 g/L，或住院后仍有显著血红蛋白尿者，或溶血且病情危急

者，可一次输注 2 U 红细胞；若症状未缓解，可考虑第二次输血。

四、自身免疫性溶血性贫血

(1)Hb＜40 g/L 或血细胞比容(Hct)＜0.13，在安静状态下有明显贫血症状。

(2)虽 Hb＞40 g/L，但因急性起病并进展较快，伴有心绞痛或心功能不全。出现嗜睡、反应迟钝及昏迷等中枢神经系统症状者。

(3)因溶血导致低血容量性休克等症状，可选择输洗涤红细胞。输血时要少量多次输注或配合肾上腺皮质激素治疗。

五、白血病

Hb＜60 g/L，伴明显贫血症状者或 Hb＞70 g/L，需化疗者，根据需要输注红细胞。血小板计数＜20×10^9/L，或化疗时血小板计数＜40×10^9/L，可考虑预防性输注血小板。中性粒细胞＜0.5×10^9/L，并发严重的细菌感染(也适用于急性粒细胞缺乏症)，强有力的抗生素治疗 48～72 h 无效时，立即输注浓缩粒细胞。

六、血友病

主要根据患者自发性出血、关节积血、外伤性出血或手术前后预防出血症状进行预防性输血。

(1)甲型血友病患者出现轻度出血时，给予凝血因子Ⅷ浓缩剂，剂量为 10～15 U/kg，维持 3 d。中度出血时，给予凝血因子Ⅷ浓缩剂，剂量为 20～30 U/kg，维持 3 d。重度出血或大手术时，给予凝血因子Ⅷ浓缩剂，剂量为 40～50 U/kg，维持 4～14 d 或直到伤口愈合。也可用冷沉淀治疗，常用剂量为 1.5 U/10 kg，或新鲜冰冻血浆，按每毫升血浆内含Ⅷ凝血因子约 0.71 U 输注。

(2)乙型血友病以凝血酶原复合物治疗为最佳，剂量与凝血因子Ⅷ浓缩剂相同。用血浆替代治疗时，最好应用凝血因子浓缩剂。

(3)治疗血管性血友病应输注冷沉淀或新鲜冰冻血浆。

七、特发性血小板减少性紫癜

对于血小板计数＜20×10^9/L，伴有活动性出血，可能危及生命者，或可能造成中枢神经系统出血者，以及术前或术中有严重出血者，可选择大量输注血小板，一次可输注两个治疗量的机采血小板。若患者体内存在自身血小板抗体，则应进行血小板交叉配合试验，选择相合的血小板输注。

八、弥散性血管内凝血(DIC)

DIC 患者可选择输注新鲜的红细胞，新鲜冰冻血浆 15 mL/kg，以补充凝血因子。

伴出血症状时，可输注 1.5～2 个治疗量机采血小板。

九、其他内科输血

（一）红细胞

当患者血红蛋白<60 g/L 或白细胞比容<0.2 时，可考虑输注红细胞制剂。对于可能引起同种异型白细胞抗体、血浆中某些成分过敏，以及自身免疫性溶血性贫血、高钾血症、肝肾功能障碍和阵发性睡眠性血红蛋白尿患者应给予洗涤红细胞。

（二）血小板

患者血小板计数>50×10^9/L，一般不需要输注。当血小板技计数为 10×10^9/L～50×10^9/L时，根据患者临床出血情况决定是否输注血小板。当血小板计数<5×10^9/L时，应立即输血小板，防止出血。在患者有出血表现时，应一次性足量输注，并测血小板计数增高指数(CCI)值。当 CCI>10 时，为输注有效。

（三）冰冻血浆

患者各种凝血因子缺乏，或凝血酶Ⅲ缺乏，并伴有出血表现时，应输注新鲜冰冻血浆，输注量为 10～15 mL/kg。如果用于补充稳定的凝血因子，可输注普通冰冻血浆。

（四）白细胞

机采浓缩白细胞悬液主要用于中性粒细胞缺乏，并发细菌感染且抗生素治疗难于控制者，应在充分权衡利弊后输注。

（五）冷沉淀

冷沉淀主要用于儿童及成人轻型甲型血友病、血管性血友病、纤维蛋白原缺乏症及凝血因子Ⅷ缺乏症。严重甲型血友病患者需加用凝血因子Ⅷ浓缩剂。

十、外科输血

(1)急性失血量少于血容量 20%，经晶体液扩容后，循环血容量稳定、Hct≥0.30，则不必输血。

(2)急性失血量超过血容量的 20%～30%，需要输血，部分患者可能需要大量输血。

(3)急性失血性休克先给予晶体液 20～30 mL/kg 或胶体液 10～20 mL/kg，加温后 5 min 内快速输注。晶体液用量为失血量 3～4 倍，失血量>30%血容量时可使用胶体液。

(4)如果循环血容量接近正常，血红蛋白<70 g/L，有明显贫血症状时可输红细胞纠正贫血。若患者较年轻、心肺功能良好，可不输血。

(5)血小板：若血小板计数<50×10^9/L；或血小板计数为(50×10^9～100×10^9)/L，但有自发性出血或伤口渗血；或术中出血，有新鲜冰冻血浆输血指征，如凝血酶原时间(PT)或活化部分凝血活酶时间(APTT)大于正常 1.5 倍，创面弥漫性渗血，应输注血小

板。输入大量库存全血或浓缩红细胞的急性大出血患者；患者病史或临床表现有先天性或获得性凝血功能障碍；紧急对抗华法林的抗凝血作用出现不可控渗血，血小板浓度低下时，均需输注血小板。

(6)患者治疗后期，当 Hb>100 g/L 时，可不输注红细胞制剂。当 Hb<70 g/L 时，应考虑输注红细胞制剂。当 Hb 为 70～100 g/L 时，应根据患者贫血程度、心肺代偿功能、有无代谢率增高及年龄等因素决定是否输注。

十一、妇产科输血

(1)判断失血量：妇女怀孕大出血时，准确判断失血量是诊断和治疗的关键。一般根据血红蛋白下降或红细胞计数下降的程度预估失血量。需要用晶体液维持血容量，同时也可用肝素等阻断凝血，预防产妇出现 DIC。

(2)DIC 治疗：一旦出现 DIC，紧急输血时可直接选用与受者相同血型红细胞或 O 型红细胞，输血同时进行交叉配型，确认供血者与受血者的血液相容性。确保输血量为估计失血量的 3 倍。当 PT 或 APTT 延长及纤维蛋白原降低时，可输注冷沉淀或新鲜冰冻血浆。当血小板计数$<50\times10^9$/L 时，可输注 1 个治疗量血小板，一次性快速输注 3 个治疗量的血小板临床效果较好。

以下情形考虑选择红细胞输注：Hb<50 g/L，持续时间<36 周；Hb≤60 g/L，持续时间>36 周；50 g/L≤Hb≤70 g/L，持续时间<36 周，有缺氧证据；60 g/L≤Hb<70 g/L，持续时间>36 周，有缺氧证据。

（王琳　白贝）

第三节　输　血

一、输血的概念

输血是临床常用的一种治疗和抢救措施，包括输入全血、成分血、生物工程制品和血浆。输血是补充血容量、改善循环、增加携氧能力、提高血浆蛋白、增进机体免疫力和凝血功能的重要手段。

二、临床输血进展

1900 年，奥地利医学家卡尔·兰德斯坦纳(Karl Landsteiner)发现 ABO 血型；

1915年，德国医生里夏德·勒威森(Richard Lewisohn)发明了用枸橼酸钠溶液保存血液的方法，可以用其贮存血液超过3个星期；1927年，国际上正式确立ABO血型系统；1940年，Landsteiner等发现了Rh血型；2001年，WHO、红十字会决定将Landsteiner生日6月14日定为"世界献血者日"。近十年来，由于各种高新技术不断出现，输血已成为一门独立的医学学科。

三、血型

血型是血液分类的方法，通常依据红细胞表面的抗原物质分型。其中最重要的分型有"ABO血型"和"Rh血型"。此外，还有其他三十多种罕见的血型，异型输血可致严重溶血，甚至死亡。Landsteiner于1900年发现了A、B、O血型；1902年，Landsteiner的两名学生又发现了较为稀少的AB型血。1927年，国际上正式采纳了Landsteiner原定的字母命名，ABO血型系统正式确立，确定血型有A、B、O、AB四种类型。

四、ABO血型系统是如何定型的

ABO血型系统是以人体红细胞上的抗原与血清中抗体而定型的。凡红细胞上含有A抗原，而血清中含有抗B抗体的称为A型；红细胞上含有B抗原，而血清中含有抗A抗体的称为B型；红细胞上含有A和B抗原，而血清中无抗A、抗B抗体的称为AB型；红细胞上不含有A、B抗原，而血清中含有抗A和抗B抗体称为O型。

五、输血的分类

输血按血液的来源可分为自体输血和血型相同的同种异体输血，按输血的内容可分为输全血和输成分血。

六、输血前的试验

输血前的试验包括ABO血型鉴定、Rh血型鉴定、交叉配血试验、抗体筛选试验(交叉配血不合适、输血史、妊娠史等)。

七、输血注意事项

严格查对：输血前要查对供受血者姓名、血型、交叉配血报告，检查血袋有无破损渗漏、血液颜色、保存时间。输血前后用生理盐水冲洗输血管道。

不加药物：血内不可加入其他任何药物，生理盐水除外。输血前，要将血浆与血细胞充分混合，轻轻摇匀。

八、输血基本原则

可输可不输的坚决不输，能少输的不多输。能输成分血的不输全血。能输自体血不输异体血。输血前应向受血者说明输血的必要性和危害性。输血前签署知情同意书。

九、输血量

输血量和输血速度需根据输血适应证、年龄、贫血程度、患者的一般状况和心肺情况等决定。一般说来，对一个体重 60 kg、血容量正常的贫血患者，输注 400 mL 全血约可提高血红蛋白(Hb)10 g/L 或血细胞比容(Hct)0.03。对大量出血或失血性休克患者，输血量要大。对血容量正常的慢性贫血患者，以每次输注 1～2 U 红细胞为宜。对老年人和儿童以及心功能不全的贫血患者，每次宜输少量红细胞。

（陈嵩凇　代小梅）

第四节　输血反应

一、发热反应

发热反应的发生率为 2%～10%。

（一）原因

免疫反应：常见于多次接受输血的人，其体内已经存在抗体，再次输血时发生抗原、抗体反应而发热。

（二）临床表现

发热反应多发生在输血后 15 min～2 h 内，患者先有畏寒、寒战，继而高热 38～40 ℃，可伴恶心、呕吐，少数患者可出现抽搐、呼吸困难、血压下降、昏迷等症状。

（三）治疗

减慢输血速度或停止输血，应用解热镇痛药，异丙嗪 25 mg 肌内注射，或地塞米松 5～10 mg静脉注射抗过敏治疗，畏寒时注意保暖，高热时可物理降温。

（四）预防

严格检查输血器具，提倡使用一次性用品；对多次接受输血者可输入不含白细胞和血小板的血。

二、过敏反应

过敏反应的发生率为 3%。

(一)原因

过敏体质者对血中蛋白质过敏;受血者多次输入血浆制品,产生抗血清抗体。

(二)临床表现

患者只输入几毫升血液或血浆后就会出现皮肤瘙痒或荨麻疹,严重时可出现咳嗽、憋喘、呼吸困难、神志不清、过敏性休克等症状。

(三)治疗

患者出现皮肤瘙痒或荨麻疹等轻度过敏反应时,减慢输血速度,应用抗组胺药如异丙嗪、苯海拉明等,静注地塞米松 5~10 mg;反应严重者立即停止输血,皮下注射肾上腺素 0.5~1.0 mg;对喉头水肿、呼吸困难者,应适时气管插管或气管切开。

(四)预防

1.有过敏史者

患者输血前半小时口服抗过敏药物,如苯海拉明 25 mg,静脉注射糖皮质激素。

2.多次输血者

患者可输洗涤红细胞。

三、溶血反应

溶血反应是极其严重的输血反应,是输血后受血者体内红细胞发生非生理性破坏的一种输血反应,死亡率高达 20%~60%。

(一)原因

1.血型不合

血型不合可引起以红细胞破坏为主的免疫反应。

2.非免疫性溶血

患者输入有缺陷的红细胞可引起非免疫性溶血,如血制品过期、过度预热或加了不等渗溶液。

(二)临床表现

患者输入少量血(一般输血 25~50 mL)后,出现头痛、腰背酸痛、寒战、高热、呼吸急促、血压下降和休克;手术中出现不明原因的广泛渗血、血压下降,应想到溶血反应的可能;患者可出现血红蛋白尿、溶血性黄疸、DIC。

(三)治疗

立即停止输血;早期应用糖皮质激素,如地塞米松或氢化可的松,减轻免疫反应;抗休克,扩充血容量。对休克严重及有出血倾向者,输新鲜同型血或冰冻血浆;保护肾脏,静脉输入 5%碳酸氢钠溶液,碱化尿液,防止肾小管阻塞;用利尿药加快游离血红蛋白的排出;肾衰患者可透析。

（四）预防

严格执行配血和输血的核查，杜绝错误输血；严格遵守输血操作规程，不向血内加药物，严格掌握输血预热温度。

四、细菌污染反应

细菌污染反应发生率低，后果很严重。

（一）原因

采血、贮存血环节的细菌污染血液。

（二）临床表现

输入毒力小、污染少的血液，患者可只出现发热反应。反之，输入毒性大的血液，可立刻发生休克和 DIC。主要表现为烦躁不安、寒战、高热、呼吸困难、发绀、腹痛、全身出血点、休克、血红蛋白尿、急性肾衰。

（三）治疗

立即停止输血；对所输血液送检，做细菌学检查；采用抗感染和抗休克措施。

（四）预防

严格遵守无菌操作制度，按无菌要求采血、贮血、输血。

（许萍　闫丽丽）

第五节　输血传播的疾病

一、病毒性肝炎

病毒性肝炎的发生率为 2.4%～27.3%，主要为乙肝和丙肝。

二、艾滋病

艾滋病由人免疫缺陷病毒（HIV）引起，输血是重要的传播途径。

三、巨细胞病毒感染

巨细胞病毒感染者一般症状轻，新生儿及器官移植、免疫缺陷者感染严重。

四、人T细胞白血病病毒感染

人T细胞白血病病毒可经血液传播。

五、梅毒

本病因输入二期梅毒患者的血而引起。

六、寄生虫病

寄生虫病包括疟疾、丝虫病、弓形体虫病等。输血前要检查血液，发现颜色改变、透明度变浊或产气增多时不得使用。

（陈嵩凇　赵晓琳）

第六节　成分输血

随着医学的发展和输血观念的进步，传统输全血的方法已经被改变，成分输血受到重视。成分输血是将供血者的血液成分（红细胞、白细胞、血小板、血浆、血浆蛋白）用科学的方法分离，依据患者的实际需要，分别输入相关的血液成分。

成分输血是临床输血的主要形式，按照“缺什么，补什么”的原则，不仅可以充分利用全血，而且可以减少各种输血反应。

一、红细胞

（一）浓缩红细胞

浓缩红细胞最常用，容量小，疗效高，不良反应小。每袋 110～120 mL，含 200 mL 全血中的全部红细胞，保存期依保存液和温度不同而不同，4 ℃以下保存 20～35 d。适用于各种急性失血和慢性贫血，特别是有心功能不全的老人和小孩。

（二）去白红细胞

去白红细胞是一种去除白细胞的红细胞制品，保存期为 4 ℃ 24 h。适用于因输血产生抗体造成发热的患者。

（三）洗涤红细胞

洗涤红细胞是将全血去除血浆及白细胞，用生理盐水洗涤 3～4 次，最后用生理盐水悬浮制成的。适用于对血浆蛋白有过敏反应的患者。

(四)冰冻红细胞

去血浆的红细胞加甘油保护剂,在－80 ℃下可保存10年,适用于稀有血型的患者或备以后自身使用。

二、白细胞悬液

白细胞悬液从单个供血者循环血液中采集,在22 ℃以下可保存24 h。作用是提高机体的抗感染能力,适用于粒细胞低下、抗生素治疗无效的重症感染患者。

三、浓缩血小板

浓缩血小板可以由全血手工分离制备或用细胞分离单采技术从单个供血者循环血液中采集。22 ℃条件下,普通袋保存期为24 h,专用袋为5 d。适用于血小板减少或功能障碍伴有出血倾向的患者。

四、血浆

新鲜血浆含有全部凝血因子。保存期为4 ℃以下24 h。作用是补充凝血因子和扩充血容量,适用于多种凝血因子缺乏引起的出血倾向。

(一)新鲜冰冻血浆

新鲜冰冻血浆含有全部凝血因子,在－20 ℃以下的保存期为1年,作用及适应证同新鲜血浆。

(二)普通冰冻血浆

普通冰冻血浆为保存1年后的新鲜冰冻血浆,在－20 ℃以下保存期为4年。可补充稳定的凝血因子和血浆蛋白。

(三)冷沉淀

冷沉淀为新鲜冰冻血浆融化后的沉淀物,含有凝血因子Ⅷ和纤维蛋白原,在－20 ℃以下保存期为1年。

五、血浆蛋白

血浆蛋白包括白蛋白制剂、免疫球蛋白及浓缩凝血因子等。

(一)白蛋白制剂

白蛋白制剂分为5%、20%、25%三种浓度。常用的为20%的浓缩白蛋白,可在室温下保存。适用于营养不良性水肿、肝硬化及低蛋白血症。

(二)免疫球蛋白

人免疫球蛋白(肌内注射、静脉注射用)为针对各种疾病的免疫球蛋白,如抗乙肝、抗破伤风免疫球蛋白等。

(三)浓缩凝血因子

浓缩凝血因子包括抗血友病因子、凝血酶原复合物(因子复合物)等,用于治疗血友病及各种凝血因子缺乏,其中凝血因子复合物有利于促进伤口愈合。

(张瑞玲　张艳玲)

第七节　自身输血

自身输血(亦称“自体输血”)是指采集患者自身的血液,满足患者需要时的一种输血疗法。自身输血可以避免血源传播的疾病和输血反应。

一、方法

(一)预存式自体输血

手术前采集患者自身血液进行保存,供手术期间输用,也可制成冰冻红细胞长期保存。

(二)稀释式自体输血

麻醉前后,抽取患者一定量的血液,同时用胶体液和晶体液补充血容量,使血液适度稀释,减少手术中的出血,然后根据手术中失血情况将自体血回输给患者。

(三)回收式自体输血

手术中,利用回收系统或“洗血细胞机”,经肝素抗凝、生理盐水洗涤和浓缩,从而得到浓缩红细胞,再回输给患者。

二、优点

自身输血可避免输血反应,无发生传染病的危险,不需检测血型和交叉配血,节约血液资源,可解决稀有血型患者急需用血的问题。

(陈嵩凇　王琳)

第十章 传播性疾病

第一节 尖锐湿疣

一、概念

尖锐湿疣(condyloma acuminatum)又称"生殖器疣",是由人类乳头瘤病毒(human papilloma virus,HPV)感染引起的好发于外阴及肛门的性传播疾病,主要由 HPV6、HPV11 等型引起。引起尖锐湿疣的某些 HPV 亚型与生殖器癌如宫颈癌的发生有关,因此需要格外重视。尖锐湿疣是由 HPV 病毒引起,核心为 DNA 双链,外绕以蛋白质的衣壳,衣壳由 72 个亚单位的壳微粒组成,它们排列成立体对称的 20 面体。DNA 双链与其外包绕的外壳合称为核壳体的包绕。核心 DNA 双链构成了 HPV 的基因组,由 7900 个核苷酸碱基组成,它们编码约 9 个蛋白质成分,E 组基因为病毒 DNA 复制所需要的基因。*L*1、*L*2 基因编码病毒颗粒衣壳蛋白质。

二、分类

HPV 有许多不同的类型,以往多采用血清学的方法,依照抗血清对 HPV 衣壳蛋白结合的特异性进行分型,但由于 HPV 至今尚未能培养,无法大量制备抗原及相应的抗血清,血清学的分型方法难以实际应用。分子生物学技术的出现,使我们能从 HPV 的基因型进行分型,采用分子杂交技术,已有 120 多个亚型被确定,约 40 种涉及生殖道感染,不同类型 HPV 可造成不同临床表现。与外生殖器尖锐湿疣等良性病变有关的 HPV 称低危型,包括 6、11、42、43、44 型等;与宫颈癌和宫颈上皮内瘤变有关的 HPV 称高危型,包括 16、18、31、33、35、39、45、51、52、56、58、59、68 型等。高危型 HPV 的持续感染是宫颈癌的主要原因。

三、临床表现

本病好发于男女生殖器及肛周。男性以冠状沟及包皮系带周围最为常见，也可见于阴茎、包皮、龟头及尿道口等部位。患者大多为处于性活跃期的中青年。发病前多有不洁性接触史或配偶有感染史，潜伏期1～8个月，平均3个月。临床上偶可见儿童发病，一般系通过接触污染的用具如毛巾等传染。

（一）典型损害

患者初发损害为小而柔软的淡红色丘疹，针帽或米粒大，逐渐增大且数量逐渐增多，成为乳头瘤样、菜花样、鸡冠样或蕈样的赘生物，表面高低不平，质地柔软。如不及时治疗，体积将逐渐增大，有的成为大的菜花状，基底有蒂；有的彼此融合，成为大块状，淡灰色，表面呈乳头瘤状，可以有糜烂、溃疡，有分泌物，因继发感染可致恶臭。患者一般无自觉症状。

（二）几个特殊部位的尖锐湿疣

1.男性尿道口

男性尿道口的疣状赘生物，表面可以是光滑的，也可呈乳头瘤样，颜色潮红，表面湿润。检查时需将尿道口的黏膜充分暴露，方能见到疣体。有时HPV病毒可沿尿道逆行向上，造成尿道上皮感染，此时需做尿道镜检查。尿道口虽不是尖锐湿疣的好发部位，但治疗困难且容易复发。

2.女性宫颈

宫颈口上皮是从阴道复层鳞状上皮向宫颈管柱状上皮相移行的部分，虽不是尖锐湿疣的好发部位，但一旦为HPV16、HPV18型所感染，上皮细胞多易发生非典型增生，乃至发生侵袭性痛。宫颈上皮感染多见亚临床感染，用3%～5%醋酸溶液浸湿的纱布敷在局部，进行阴道镜检查使损害更为清晰易见。

3.肛门周围

肛周皮肤多皱褶，且行走时多摩擦，因此，一旦发生尖锐湿疣，常常多发，初起时多数为丘疹，以后疣呈赘状生长，可呈大的有蒂菜花状，更多见扁平、表面有小乳头的斑块状。由于继发感染，分泌物常有难闻的臭味。个别患者病变可出现在肛门的黏膜上皮。发生在肛周的，应注意询问患者是否为同性恋，有无肛交史。

4.口唇及咽部黏膜

尖锐湿疣偶尔可发生在口腔及咽喉部黏膜上皮，表现为小的、潮红、表面柔软、呈乳头状的疣状赘生物。

（三）巨大型尖锐湿疣

这是指形状巨大的尖锐湿疣，拳头大小，表面呈乳头瘤状，因继发感染，分泌物常有难闻的臭味。好发于男性的包皮黏膜面及龟头，偶也可见于肛周及女性阴道。巨大型尖锐湿疣实质是一个疣状癌，病理为低度鳞状细胞癌的改变。虽然它极少发生转移，但损害可向深部穿透。在男性，其可侵及尿道，产生许多窦道，从中排出脓液及尿液。

（四）亚临床感染

它是指上皮细胞已经受到 HPV 感染，但尚未出现肉眼可见的变化。亚临床感染可以通过醋白试验清晰地显示出来。

（五）HPV 病毒携带者

采用敏感的分子生物学技术，即聚合酶链式反应（PCR），以从尖锐湿疣患者的配偶或性伴侣的外阴部或阴道拭子标本中提取的 DNA 作模板，进行扩增，发现有相当比例的配偶或性伴侣 HPV 检出阳性。他们临床上既无尖锐湿疣的损害，也无亚临床的感染，可以说是 HPV 携带者。生殖器上皮感染 HPV 后是否出现临床表现主要取决于 HPV 的类型、感染的部位及机体的状态，尤其是细胞免疫的状态。如前所述，有 20 余个 HPV 亚型可引起尖锐湿疣，主要是 HPV 的 6、11、16、18 及 33 型。双方性接触时男性包皮系带旁、冠状沟，女性后联合为临床上最易出现损害的部位。机体免疫功能有缺陷，尤其细胞免疫功能有缺陷者，如长期服用糖皮质激素或免疫抑制剂者易发生尖锐湿疣，且疣体生长速度较快。

四、治疗

（一）药物治疗

1.0.5％鬼臼毒素酊

方法是将药液涂于疣体上，每天用药 2 次，连续 3 d 为一个疗程。如果疣体没有脱落，则在休息 4 d 后进行第二疗程治疗，可连续用药三个疗程。不良反应主要是局部疼痛、红肿，没有发现全身性不良反应。孕妇禁用。

2.10％～25％足叶草酯酊

由于毒性较大，本药已逐渐被其提纯产物 0.5％鬼臼毒素酊所代替。每周 1 次，每次用药量不应超过 0.5 mL，1～4 h 后将药液洗去；用药 6 次未愈应改用其他疗法。孕妇禁用。

3.三氯乙酸溶液

本药浓度从 30％～80％不等，是一个化学腐蚀剂，应由有经验的医护人员使用，不宜交由患者本人使用。每日 1 次，将药液直接涂于皮损上，用药 6 次未愈应改用其他疗法。

4.2.5％～5％氟尿嘧啶软膏

本药主要作用为干扰并抑制 RNA 的合成。外用，每天 1～2 次，至疣体脱落，若周围正常皮肤黏膜出现红肿、糜烂，则应暂停使用。

5.5％咪喹莫特乳膏

咪喹莫特（imiquimod）属于非核苷类异环胺类药物，外用可通过诱导机体产生干扰素（IFN）、肿瘤坏死因子（TNF）和白介素（IL）等细胞因子，发挥免疫调节作用，主要用于治疗 HPV 感染引起的外生殖器和肛周尖锐湿疣。本品一般在患者睡前使用，隔日 1 次，疗程可达 16 周。咪喹莫特并不会破坏皮肤组织，但在外用部位可引起红斑、糜烂、水肿、剥脱、鳞屑以及瘙痒、灼热感等轻、中度的刺激。

6.干扰素

局部外用干扰素，通过刺激 T 细胞及对病毒的抑制作用而起到治疗效果，对小的尖锐湿疣有一定效果。干扰素外用的优点是药物无刺激性，局部不会出现红肿、疼痛等不良反应；缺点是起效较慢，需连续外用 4～6 周。亦可局部注射，但疼痛较显著且需多次治疗，不易为患者接受。

（二）物理疗法

1.液氮冷冻

用棉签蘸液氮后，稍加压放置于皮损上数秒钟，如此反复多次。每周 1 次，一般需数次治疗。不良反应有局部水肿，可持续数天。

2.二氧化碳激光

本方法适用于疣体较小的患者。在女性宫颈口、男性尿道口的尖锐湿疣难以使用外用药，可采用二氧化碳激光治疗。

3.光动力学治疗（PDT）

本方法是将新鲜配制的 20% 艾拉（ALA）溶液持续外敷于患处 3 h，然后用 150 MJ/cm^2 的氦-氖激光连续照射 20～30 min。间隔 1～2 周治疗 1 次，一般 1～3 次可治愈。本方法治疗尿道口尖锐湿疣可获得 98%以上的治愈率，而且复发率很低。

4.电灼

本方法适用于有蒂、大的尖锐湿疣。当尖锐湿疣呈菜花或疣赘状生长时，基底常形成蒂，此时先以电灼法在蒂部进行切割是理想的治疗手段，剩余的损害可采用冷冻、激光或药物等治疗。

5.手术

手术适用于大的尖锐湿疣。以手术方法将疣的主体切除，等伤口愈合后采用局部使用药物或冷冻等手法。有的患者包皮过长，建议做包皮环切术。

（三）系统治疗

1.干扰素

100 万～300 万 IU 干扰素皮下或肌内注射，隔日注射或每周注射 2 次，有一定效果。免疫功能低下的尖锐湿疣患者可以选用本方法。

2.左旋咪唑

鉴于部分尖锐湿疣患者的细胞免疫功能低下，故而采用本药，有口服及外用两种。口服每天 3 次，每次 50 mg，服用 3 d、停 11 d 为一疗程，可连续服用数个疗程。外用系将左旋咪唑溶液涂于左前臂屈侧。

3.其他免疫调节剂

其他免疫调节剂如转移因子等。

治愈的标准为疣体消失，预后好。尖锐湿疣的治愈率高，但易复发。治愈后反复复发的尖锐湿疣应及时取活体组织检查排除恶变。

五、护理

(1)保持患处清洁干燥。每日用温水清洗患处，避免使用刺激性肥皂或洗液。穿宽松透气的棉质内衣，减少摩擦与潮湿。

(2)避免自行处理疣体。禁止搔抓、挤压疣体或自行用药(如腐蚀性药膏)，以防扩散或继发感染。

(3)配合物理治疗。接受激光、冷冻或手术切除后，按医嘱使用抗生素软膏预防感染，观察创面愈合情况。

(4)治疗期间避免性生活，痊愈后 6 个月内使用避孕套。性伴侣需同时检查并治疗，避免交叉感染。

(5)内衣、毛巾需单独清洗并煮沸消毒，避免与他人共用浴盆、马桶。

(6)均衡饮食(多摄入富含维生素、蛋白质的食物)，规律作息，适度运动，戒烟限酒。

六、预防

洁身自爱，避免婚外性行为；提倡使用避孕套；有了尖锐湿疣应及时治疗，性伴侣或配偶应同时去医院检查；患者的内裤、浴巾等应单独使用，并应注意消毒。

(张桂文 张瑞玲)

第二节 梅 毒

一、概念

梅毒是由苍白密螺旋体引起的慢性全身性性传播性疾病。患者早期主要表现为皮肤黏膜损坏，完全侵犯心血管、神经系统等重要系统，产生各种严重症状及体征，造成劳动力丧失或死亡。患梅毒孕妇能通过胎盘将螺旋体传给胎儿引起完全流产、早产、死产或分娩先天梅毒儿。梅毒是严重危害人类健康的性传播性疾病，主要通过性行为传染，也可由输血、手术甚至衣物等间接传染。

二、临床分期

(一)早期梅毒

病期在2年以内的早期梅毒分为以下几类。

1.一期梅毒

一期梅毒即硬下疳。潜伏期从10日至90日不等,平均21日。

2.二期梅毒

潜伏期多在硬下疳发生后3～6周出现,偶见硬下疳未完全消退时已出现损害。

3.早期潜伏梅毒

凡有梅毒感染史且病期在2年以内,无临床症状或者症状已经消失,物理检查缺乏梅毒的表现,脑脊液检查阴性,而仅有梅毒血清反应阳性者,为早期潜伏梅毒。

(二)晚期梅毒(三期)

病期在2年以上的晚期梅毒分为以下几类。

(1)晚期良性梅毒:晚期良性梅毒包括皮肤、黏膜、眼和骨骼的晚期梅毒损害。

(2)心血管梅毒。

(3)神经梅毒。

(4)晚期潜伏梅毒:对于病期不明的潜伏梅毒,应该按照晚期潜伏梅毒对待。

三、临床表现

(一)一期梅毒

本期皮损为硬下疳,为1 cm左右单发的圆形或椭圆形结节,境界清楚,基底深在,硬度似橡皮或软骨样,无自觉疼痛或压痛;表面平坦,浸润明显,中央有溃疡,初期淡红色,晚期变为灰色;硬下疳疮面分泌物多为浆液性,内含大量螺旋体,传染性很强;个别患者可以出现2个以上的硬下疳,但少见。

硬下疳发生在男性冠状沟、包皮内侧、龟头、阴茎、尿道外口等处,女性则主要出现在阴唇系带、阴唇及宫颈。男性同性恋或双性恋者硬下疳常出现在肛门或直肠。硬下疳也可出现于口唇、舌部、咽部、乳房、手背等其他部位。

在未经治疗的情况下,硬下疳多数在3～6周内自行消退,留下一个浅表性瘢痕或色素沉着斑。

硬下疳出现1周后,局部淋巴结开始肿胀,以两侧腹股沟淋巴结受累最常见。淋巴结可从黄豆到手指头大小,质硬,无自觉疼痛及压痛,不融合,非化脓性,无粘连。如果硬下疳发生于其他部位,可以出现非对称性淋巴结肿大。

(二)二期梅毒

梅毒螺旋体沿血行播散至全身而出现症状和体征即为二期梅毒。可先有前驱症状，而后累及皮肤、黏膜，少数患者累及骨骼、神经系统等。二期梅毒的前驱症状有咽痛、全身不适、头痛、体重减轻、不规则发热、关节痛、肌肉痛等。

1.皮肤表现

二期梅毒中75%以上的患者发生皮肤损害，其中以斑疹性损害和丘疹性梅毒疹最常见。有时会出现脓疱性梅毒疹以及梅毒性白斑和皮肤附属器损害。患者自觉症状不明显。

(1)斑疹性损害：皮疹数目多，多对称分布，好发于胸腹、四肢屈侧。皮损为0.5～1.0 cm斑疹，初为淡红色，似蔷薇色，又称“蔷薇疹”，境界不清楚，充血但无浸润感。以后发展为暗红色，部分皮疹压之不完全褪色。皮疹孤立不融合，无自觉症状。如果未经治疗，斑疹性损害可自行消退，也可发展为丘疹性梅毒疹。

(2)丘疹性梅毒疹：丘疹多泛发于躯干、四肢，对称分布，散在不融合，无症状。典型损害为直径1.0 cm左右的丘疹，铜红色，境界清楚，浸润明显。早期表面光滑，而后出现鳞屑。丘疹性梅毒疹具有多形性，因而常与银屑病、玫瑰糠疹、药疹、扁平苔藓等其他皮肤病相似。但丘疹性梅毒疹掌跖处的皮疹具有特征性。表现为红色斑丘疹或丘疹，境界十分清楚，浸润明显。表面有明显鳞屑，尤以领口状脱屑更具特点。

另外，发生于外生殖器、肛门周围及腹股沟区、腋下等皱褶处的梅毒疹，表面常有糜烂、渗出、结痂，称扁平湿疣。由于局部的温暖、潮湿和摩擦等刺激，湿疹可增殖成疣状，因表面湿润，称扁平湿疣，其分泌物中含有大量螺旋体，传染性很强。

(3)脓疱性梅毒疹：临床很少见，主要发生于体弱、营养不良者，常继发于丘疹，有多种形态，如痤疮样脓疱疹，但无粉刺。

皮肤二期梅毒疹可自然消退。如未经治疗或治疗不足，螺旋体活力增强及机体免疫功能不足时，皮疹又可再发，称复发性二期梅毒疹。复发疹的特征是皮疹数目少，分布不对称，排列形状不规则。好发于后背、腰及四肢伸侧。皮疹直径更大，浸润更明显，甚至可以融合。皮疹复发得越晚，其表现越接近三期梅毒的皮损。

(4)梅毒性白斑：不常见。主要发生于女性颈部，为1～2 cm网状淡白斑，边界不甚清楚。患者无自觉症状。

2.黏膜表现

6%～30%的患者有黏膜损害。

(1)黏膜斑：多发生于口腔黏膜，如颊、舌及牙龈处，亦可出现在女性阴道黏膜。损害初为淡红色，而后表面糜烂，呈乳白色，周围绕以红晕，稍浸润，直径1～2 cm，圆形或卵圆形，境界清楚，表面分泌物中含有大量螺旋体，传染性强，损害单发或多发。自愈后亦可复发。

(2)咽喉部损害：咽红、充血，伴扁桃体肿大，为梅毒性咽峡炎。喉部表现为红斑，累及声带时出现声音嘶哑。

3.皮肤附属器表现

(1)梅毒性脱发：多发生在感染后1年左右。常侵犯头后部或两侧。脱发区为直径为0.5～1.0 cm的圆形或不规则形，呈虫蚀状或网状，边界不清。局部无炎性表现，无症状，可自愈。

（2）梅毒性甲床炎：不常见。甲前部肥厚，不光滑，易破碎，造成甲不全或甲变形。

4.淋巴结肿大

50%～86%的二期梅毒患者出现全身淋巴结肿大，常发生于感染7周后。表现为表浅淋巴结肿大，质硬，有弹性，无自觉症状，无压痛，活动性好，不粘连，不融合，无急性炎症及化脓性破溃。

5.二期梅毒的系统损害

10%的二期梅毒患者有系统损害，较常见的有关节炎、囊炎、骨炎。另外，由梅毒性肾小球肾炎而致的肾病综合征、肝炎、前色素膜炎以及急性脉络膜炎等也可见到。少数患者有脑膜炎、颅神经麻痹、横断性脊髓炎、脑动脉血栓以及神经性耳聋等。

（三）三期梅毒

三期梅毒的传染性逐渐降低，但损害的严重程度增加。开始为皮肤、黏膜及骨髓受损，10年后陆续侵及心血管和中枢神经系统等重要器官，对人的生命危害极大。

1.皮肤损害

临床上，将皮肤损害分为结节性梅毒疹和树胶肿两大类。

（1）结节性梅毒疹：皮损好发于头部、肩胛部和四肢伸侧，分布不对称。主要损害为0.5～1.0 cm暗红色结节，质硬，明显浸润，常呈环形、花边状、蛇形等奇特形状排列。皮损持续数周至数月不等。有些皮损一边消退一边新生，严重者出现溃疡，留有瘢痕。病程可达数年之久。

（2）树胶肿：头部、小腿及臀部等处多见，发生时间晚于结节性梅毒疹。初为皮下硬结，逐渐扩大为深在性斑块，中央溃疡，边缘锐利，境界清楚。溃疡基底凹凸不平，呈暗红色，表面有黏稠状脓性分泌物，形似树胶，故名树胶肿。树胶肿的溃疡有时可深达骨膜或造成骨质破坏，可单发或多发，愈合后留有明显的萎缩性瘢痕。

另外，部分患者在肘、膝关节附近出现对称性近关节结节，是一种无痛性皮下纤维结节。

2.黏膜损害

黏膜损害以溃疡为主，如硬腭处溃疡引起穿孔，软腭处损害破坏悬雍垂或扁桃体，鼻黏膜溃疡破坏鼻骨形成鞍状鼻等。

3.内脏损害

三期梅毒内脏损害以心血管和神经系统损害较多见，且危害很大。

（1）心血管梅毒：在早期梅毒时，梅毒螺旋体可侵犯主动脉壁，并再次休眠数年。而后引起动脉壁的炎症反应，继而产生动脉内膜炎，最终累及动脉全层，出现不同程度的肥厚、瘢痕化，内膜、中层和外膜产生动脉粥样硬化斑块和钙化。早期梅毒不出现心血管异常的临床表现，但在三期梅毒患者中，80%有心血管形态学上的改变，但出现心血管梅毒的表现者仅占其中10%。

心血管梅毒临床症状常发生于感染后 15～30 年，因而多数有症状的心血管梅毒患者的年龄为 40～55 岁，其中男性发病率为女性的 3 倍。临床主要表现为胸主动脉瘤、主动脉瓣关闭不全和冠状动脉口狭窄。

(2)神经梅毒：梅毒螺旋体在全身系统性播散的初期可侵犯脑膜而发生无症状神经梅毒，脑脊液-性病研究实验室(CSF-VDRL)试验阳性。此后，如果未经治疗或治疗不足，病情可出现如下转归：自然缓解，无症状性梅毒性脑膜炎，有症状性急性梅毒性脑膜炎。而随脑膜感染的发展，最终可导致持续性无症状神经梅毒、脑膜血管梅毒、脊髓痨或麻痹性痴呆，但这几种类型在临床上可以共同存在而相互重叠。约 10%的三期梅毒患者在感染后 15～20 年发生有症状神经梅毒。无症状梅毒指无神经系统症状或体征，但脑脊液检查异常。

四、实验室检查

(一)暗视野显微镜检查

取硬下疳、二期梅毒疹的丘疹、扁平湿疣及黏膜斑上的分泌物进行病原学检查，如标本中看到螺旋体，其形态与运动符合梅毒螺旋体特征，结果即为阳性。但如果在口腔黏膜取材，要注意与口腔腐生螺旋体相鉴别。若为阴性，不能排除此诊断。

(二)直接荧光抗体检查

采用直接荧光抗体法(DFA-TP)对分泌物进行梅毒螺旋体检查，可排除其他螺旋体，特别是口腔腐生螺旋体的干扰，对确诊一、二期梅毒及复发梅毒十分重要。但是阴性结果不能排除梅毒。

(三)血清学检查

1.非特异性螺旋体抗原血清试验

该试验用于梅毒的过筛检查和观察梅毒的活动情况，主要检测抗梅毒螺旋体细胞膜上脂类的免疫球蛋白 G(IgG)和免疫球蛋白 M(IgM)抗体。临床常用的试验包括性病研究实验室试验(VDRL)、不加热血清反应素试验(USR)、快速血浆反应素环状卡片试验(RPR)等。在一般人群中，此类试验的假阳性率为 1%～2%，然而在吸毒者中可高达 10%。另外，结核病、结缔组织病患者及孕妇等特殊人群假阳性率均有不同程度的升高。一般而言，90%的假阳性者其滴度低于 1∶8，但应注意潜伏梅毒和晚期梅毒者阳性滴度亦较低。应当指出的是，低危人群中非特异血清试验阳性者中半数为假阳性，所以此时需做特异抗体检测以确诊。

一期梅毒中，当硬下疳发生 14 d 后，VDRL 可出现阳性。而当确诊时，VDRL 检查有 30%～50%为阴性。因此，对可疑者需在随访过程中至少复查 2 次。

二期梅毒中非特异性试验几乎均为阳性，VDRL 滴度达 1∶16 以上。但当血清中抗体过多时，反而会导致阴性，即前带现象。因此，为避免此问题，应当稀释血清后再做试验。潜伏梅毒非特异血清反应阳性。

在无症状神经梅毒中，几乎所有患者非特异血清反应均为阳性，而且患者脑脊液VDRL阳性。脑脊液VDRL阳性是确诊神经梅毒的重要依据，但是阴性并不能完全除外神经梅毒。在三期心血管梅毒和晚期良性梅毒中，非特异血清试验阳性率下降。

2.特异性梅毒抗原血清试验

特异性梅毒抗原血清试验即螺旋体抗体检测。常用的试验有荧光密螺旋体抗体吸收试验(FTA-ABS)、梅毒螺旋体血凝试验(TPHA)、梅毒螺旋体颗粒凝集试验(TPPA)和FTA-ABS-19s-IgM试验。特异抗体试验在一期梅毒患者确诊时阳性率为70%～90%，对二期患者的敏感性和特异性均很高。因特异抗体不易随治疗而消退，因而对三期梅毒患者的诊断意义明显优于非特异血清试验。

尽管特异性抗体检测特异性和敏感性都很高，但还是有约1%假阳性的可能。其中FTA-ABS敏感性最高，因而发生假阳性的可能也最大。

五、脑脊液检查

脑脊液检查是确诊神经梅毒的主要依据。

(一)无症状神经梅毒

淋巴细胞数＜100/mm^3，蛋白质正常或稍升高(＜100 mg/dL)，非螺旋体血清试验阳性。

(二)脑膜梅毒

颅内压增高，单核细胞(10～500)/mm^3，有时高达2000/mm^3，蛋白质升高(45～200 mg/dL)，而45%的患者糖浓度下降，VDRL阳性。

(三)脑膜血管梅毒

细胞数(10～100)/mm^3，以淋巴细胞为主，蛋白质升高(45～250 mg/dL)，脑脊液VDRL阳性。

(四)麻痹性痴呆

颅内压正常或增高，淋巴细胞升高(8～100)/mm^3，蛋白质升高(50～100 mg/dL)；球蛋白升高，糖含量正常或中度下降；脑脊液非特异血清试验阳性。

(五)脊髓痨

脑脊液检查可正常，但部分患者异常。如以淋巴细胞为主的细胞数升高(5～160)/mm^3，蛋白质中度升高(45～100 mg/dL)，球蛋白升高。

六、诊断

(一)一期梅毒

1.病史

患者有感染史或性伴侣感染史,潜伏期为1～3周。

2.临床表现

(1)硬下疳。

(2)腹股沟或近卫淋巴结肿大。

3.实验室检查

(1)暗视野显微镜:皮肤黏膜损害或淋巴结穿刺液中可见梅毒螺旋体。

(2)非梅毒螺旋体试验(如RPR):可阳性;若感染不足2～3周,可阴性,应于感染4周后复查。

(3)特异性梅毒螺旋体试验(如TPHA):阳性,极早期可阴性。

(二)二期梅毒

1.病史

患者有感染史或性伴侣感染史,或有输血史,病期在2年内。

2.临床表现

(1)多形性皮肤损害。

(2)黏膜斑。

(3)虫蚀样脱发。

(4)全身浅表淋巴结肿大。

(5)梅毒性骨关节、眼、神经系统损害。

3.实验室检查

(1)暗视野显微镜:扁平湿疣、湿丘疹和黏膜斑可查见梅毒螺旋体。

(2)非梅毒螺旋体试验(如RPR):阳性。

(3)特异性梅毒螺旋体试验(如TPHA):阳性。

(三)三期梅毒

1.病史

患者有一期或二期梅毒病史或性伴侣感染史,或有输血史,病期在2年以上。

2.晚期良性梅毒的临床表现

(1)皮肤黏膜损害:头面部及四肢伸侧的结节性梅毒疹,大关节附近的近关节结节,皮肤、口腔、舌咽的树胶肿,上腭和鼻中隔穿孔,马鞍鼻。

(2)骨梅毒、眼梅毒,其他内脏梅毒可累及呼吸道、消化道、泌尿生殖道、内分泌腺和骨骼肌。

(3)心血管梅毒:可发生单纯性主动脉炎、主动脉瓣闭锁不全、主动脉瘤等。

3.实验室检查

(1)非梅毒螺旋体试验(如 RPR):阳性。

(2)特异性梅毒螺旋体试验(如 TPHA):阳性。

(3)组织病理:有三期梅毒的组织病理变化。

七、治疗

梅毒治疗原则为早期、足量、规则用药,首选青霉素。治疗后要追踪观察,对传染源及性接触者应同时进行检查和治疗。

(一)治疗药物

1.青霉素类

青霉素类为首选的高效抗梅毒的药物,血清浓度达到 0.03/mL 即可杀死梅毒螺旋体,且应该持续 2 周以上,常用的有苄星青霉素、普鲁卡因青霉素和水剂青霉素等。

2.头孢曲松钠

有头孢曲松钠治疗梅毒的报道,取得了良好的近期疗效,但在剂量、疗程和远期疗效方面尚无确切的经验。

3.四环素类和红霉素类

此两类药物疗效较青霉素为差,通常作为青霉素过敏者的替代治疗药物。四环素类常用的有四环素、多西环素和米诺环素,孕妇及儿童禁用。红霉素类常用的有红霉素、阿奇霉素,孕妇慎用阿奇霉素。

(二)治愈标准

1.临床治愈

一期梅毒(硬下疳)、二期梅毒及三期梅毒(包括皮肤、黏膜、骨骼、眼、鼻等)损害愈合消退,症状消失。但是以下情况不影响临床治愈的判断:继发或遗留功能障碍(视力减退等);遗留疤痕或组织缺损(马鞍鼻、牙齿发育不良等);梅毒损害愈合或消退,梅毒血清学反应仍为阳性。

2.血清治愈

抗梅治疗后 2 年以内,梅毒血清学反应(非梅毒螺旋体抗原试验)由阳性转变为阴性,脑脊液检查阴性。一期梅毒(硬下疳)初期,血清反应为阴性时,已接受充足抗梅毒治疗,可以不出现阳性反应,这种情况不存在血清治愈的问题。

八、护理

(一)基础护理

1.皮肤黏膜护理

一期梅毒:硬下疳部位保持清洁干燥,避免摩擦,使用生理盐水冲洗后覆盖无菌敷料。

二期梅毒：皮疹避免搔抓，遵医嘱使用炉甘石洗剂缓解瘙痒；扁平湿疣需配合医生进行局部治疗。

2.疼痛与症状管理

神经梅毒头痛或骨关节痛：遵医嘱使用非甾体抗炎药(NSAIDs)。

(二)预防传播

1.切断传播途径

性接触防护：治疗期间禁止性生活，性伴侣需同时治疗，治愈后3个月内坚持使用避孕套。

血液传播防护：避免共用针具、剃须刀等，医护人员操作时严格遵循无菌原则。

母婴阻断：孕妇需尽早规范治疗(妊娠早期，青霉素治疗可阻断95%以上胎儿感染)。

2.性伴侣管理

所有性伴侣(尤其是3个月内接触者)需接受梅毒血清学检测，必要时进行预防性治疗。

(三)心理支持

1.减轻病耻感与焦虑

告知患者梅毒经规范治疗可治愈(早期梅毒治愈率>95%)，避免患者因“性病”标签产生自卑感或抑郁感。

2.保护隐私

诊疗信息严格保密，尊重患者知情权。

(四)健康行为指导

1.增强免疫力

嘱患者均衡饮食(高蛋白质、高维生素)，规律作息，适度运动，避免酗酒。合并HIV感染者需强化抗病毒治疗，降低梅毒进展风险。

2.定期随访与检测

嘱患者治疗后第3、6、12、24个月复查RPR滴度，评估疗效；若出现头痛、视力障碍等，需做脑脊液检查。

(黄美玲　周庆福)

第三节 艾滋病

一、概念

艾滋病，即获得性免疫缺陷综合征(acquired immune deficiency syndrome，AIDS)，是人类因为感染 HIV 后导致免疫缺陷，并发一系列机会性感染及肿瘤，严重者可导致死亡的综合征。目前，艾滋病已成为严重威胁世界人民健康的公共卫生问题。1983 年，人类首次发现 HIV。目前，艾滋病已经从一种致死性疾病变为一种可控的慢性病。HIV 属于逆转录病毒科慢病毒属中的人类慢病毒组，分为 1 型和 2 型。目前世界范围内主要流行 HIV-1。HIV-1 为直径 100～120 nm 的球形颗粒，由核心和包膜两部分组成。核心包括两条单股 RNA 链、核心结构蛋白和病毒复制所必需的酶类，含有逆转录酶、整合酶和蛋白酶。HIV-1 是一种变异性很强的病毒，不规范的抗病毒治疗是导致病毒耐药的重要原因。HIV-2 主要存在于西非，目前在美国、欧洲、南非、印度等地均有发现。HIV-2 的超微结构及细胞嗜性与 HIV-1 相似，其核苷酸和氨基酸序列与 HIV-1 相比明显不同。

传播途径：HIV 主要存在于感染者和患者的血液、精液、阴道分泌物、乳汁中。①性接触传播：与已感染的伴侣发生无保护的性行为，包括同性、异性和双性性接触。②血液传播：与他人共用被感染者使用过的、未经消毒的注射工具，是一种非常重要的 HIV 传播途径；使用感染 HIV 的血液及血制品(包括人工授精、皮肤移植和器官移植)也可造成传播。③母婴传播：在怀孕、生产和母乳喂养过程中，感染 HIV 的母亲可能会把病毒传播给胎儿及婴儿。握手，拥抱，礼节性亲吻，同吃同饮，共用厕所和浴室，共用办公室、公共交通工具、娱乐设施等日常生活接触不会传播 HIV。

二、发病机制

(一)病毒感染过程

1.原发感染

HIV 需借助于易感细胞表面的受体进入细胞，包括第一受体和第二受体。HIV 进入人体后，在 24～48 h 内到达局部淋巴结，5 d 左右在外周血中可以检测到病毒成分，继而产生病毒血症，导致急性感染。

2.HIV 在人体细胞内的感染过程

HIV-1 感染人体后，有选择性地吸附于靶细胞的 CD4 受体上，在辅助受体的帮助下进入宿主细胞。经环化及整合、转录及翻译、装配、成熟及出芽，形成成熟的病毒颗粒。

3.HIV感染后的三种临床转归

由于机体的免疫系统不能完全清除病毒，形成慢性感染，在临床上可表现为典型进展者、快速进展者和长期不进展者三种转归。

（二）抗HIV免疫反应

抗HIV免疫反应包括特异性免疫反应和非特异性免疫反应，其中特异性免疫反应以特异性体液免疫和特异性细胞免疫为主，人体免疫系统主要通过针对HIV蛋白质的各种特异性抗体、特异性 $CD4^+$ T淋巴细胞免疫反应和细胞毒性T淋巴细胞（CTL）直接或间接分泌各种细胞因子（如肿瘤坏死因子、干扰素等），抑制病毒复制。

（三）免疫病理

1.$CD4^+$ T淋巴细胞数量减少

感染HIV后，体内 $CD4^+$ T淋巴细胞数量不断减少，分为3个阶段。

（1）急性感染期：$CD4^+$ T淋巴细胞数量短期内一过性迅速减少，大多数感染者未经特殊治疗，$CD4^+$ T淋巴细胞数可自行恢复至正常水平或接近正常水平。

（2）无症状感染期：$CD4^+$ T淋巴细胞数量持续缓慢减少，多为（350～800）/mm^3，此期持续数月至数十年不等，平均持续8年。

（3）有症状期：$CD4^+$ T淋巴细胞再次较快速地减少，多在350/mm^3以下，部分晚期患者降至200/mm^3以下，并快速减少。

2.$CD4^+$ T淋巴细胞功能障碍

$CD4^+$ T淋巴细胞功能障碍主要表现为T辅助细胞1（Th1）被T辅助细胞2（Th2）代替、抗原呈递细胞功能受损、白介素-2产生减少和对抗原反应活化能力丧失，使HIV患者易发生各种感染。

3.异常免疫激活

HIV感染后，$CD4^+$、$CD8^+$ T淋巴细胞表达CD69、CD38和HLA-DR等免疫激活标志物水平异常升高。异常的免疫激活状况不仅可以衡量血浆病毒载量的变化，还可以预测 $CD4^+$ T淋巴细胞减少的速度。

4.免疫重建

免疫重建指经抗病毒治疗后，上述HIV所引起的免疫异常改变能恢复至正常或接近正常水平，与艾滋病相关的各种机会性感染和肿瘤的发生率下降，艾滋病患者的死亡率和发病率减少。但抗HIV治疗并不能使所有艾滋病患者获得免疫重建，也不能重建抗HIV的 $CD4^+$ T淋巴细胞特异性免疫反应，$CD8^+$ T淋巴细胞特异性抗HIV的能力也下降，这意味着患者需长期维持用药。

三、临床表现

我国将HIV感染分为急性期、无症状期和艾滋病期。

(一)急性期

急性期通常发生在初次感染 HIV 后 2～4 周。主要临床表现为发热、咽痛、盗汗、恶心、呕吐、腹泻、皮疹、关节痛、淋巴结肿大及神经系统症状。多数患者临床症状轻微,持续 1～3 周后缓解。此期在血液中可检出 HIV-RNA 和 P24 抗原,而 HIV 抗体则在感染后数周才出现。$CD4^+$ T 淋巴细胞计数一过性减少,CD4/CD8 比例可倒置。

(二)无症状期

患者可从急性期进入此期,或从无明显的急性期症状而直接进入此期。此期持续时间一般为 6～8 年,但也有快速进展者和长期不进展者。此期的长短与感染病毒的数量、型别、感染途径、机体免疫状况等因素有关。

(三)艾滋病期

艾滋病期为感染 HIV 后的最终阶段。患者 $CD4^+$ T 淋巴细胞计数明显下降,多<200/mm^3,HIV 血浆病毒载量明显升高。此期主要临床表现为 HIV 相关症状、各种机会性感染及肿瘤。

HIV 相关症状:主要表现为持续一个月以上的发热、盗汗、腹泻,体重减轻 10%以上。部分患者表现为神经精神症状,如记忆力减退、精神淡漠、性格改变、头痛、癫痫及痴呆等。另外,还可出现持续性全身性淋巴结肿大,其特点为除腹股沟以外有两个或两个以上部位的淋巴结肿大;淋巴结直径≥1 cm,无压痛,无粘连;持续时间 3 个月以上。

HIV 相关机会性感染及肿瘤的常见症状:发热、盗汗、淋巴结肿大、咳嗽、咳痰、咯血、呼吸困难、头痛、呕吐、腹痛、腹泻、消化道出血、吞咽困难、食欲下降、口腔白斑及溃疡、各种皮疹、视力下降、失明、痴呆、癫痫、肢体瘫痪、消瘦、贫血、二便失禁、尿潴留、肠梗阻等。

四、辅助检查

(一)HIV 抗体初筛试验

本试验如酶联免疫吸收分析(ELISA)等,敏感性高,但可有假阳性出现,对于初筛阳性的患者应经确证试验确证。

(二)HIV 抗体确证试验

本试验常用免疫印迹法(WB)。WHO 规定,只要出现 2 条特异性带,即可判定为阳性。

(三)HIV-RNA 检测

本检查敏感性为 100%,但偶尔会出现假阳性,假阳性结果通常低于 2000 copies/mL,而急性感染期病毒载量通常很高,平均在 10^6 copies/mL。

(四)P24 抗原检测

P24 抗原检测有助于早期诊断,灵敏性及特异性均较高。

(五)快速检测试验

本试验可采集全血或毛细血管的血液,一般 15～30 min 可出结果。但其假阳性率及假阴性率均较高,不作为常规检测。

五、诊断标准

(一)HIV 感染的诊断

1.流行病学史

患者有不安全性生活史、静脉注射毒品史、输入未经抗 HIV 抗体检测的血液或血液制品、HIV 抗体阳性者所生子女或职业暴露史等。

2.临床表现

各期表现不同,见下述。

3.实验室检查

诊断 HIV 感染必须是经确证试验证实的 HIV 抗体阳性,而 HIV-RNA 和 P24 抗原的检测有助于 HIV/AIDS 的诊断,尤其是能缩短抗体检测"窗口期"和帮助早期诊断新生儿的 HIV 感染。

(二)急性期

诊断标准:患者近期内有流行病学史和临床表现,结合实验室 HIV 抗体由阴性转为阳性即可诊断,或仅实验室检查 HIV 抗体由阴性转为阳性即可诊断。80%左右 HIV 感染者感染后 6 周初筛试验可检出抗体,几乎 100%的感染者 12 周后可检出抗体,只有极少数患者在感染后 3 个月后或 6 个月后才检出。

(三)无症状期

诊断标准:有流行病学史,结合 HIV 抗体阳性即可诊断,或仅实验室检查 HIV 抗体阳性即可诊断。

(四)艾滋病期

(1)原因不明的持续不规则发热 38 ℃以上,超过 1 个月。

(2)慢性腹泻次数多于 3 次/日,持续超过 1 个月。

(3)6 个月之内体重下降 10%以上。

(4)反复发作的口腔白念珠菌感染。

(5)反复发作的单纯疱疹病毒感染或带状疱疹病毒感染。

(6)肺孢子菌肺炎(PCP)。

(7)反复发生的细菌性肺炎。

(8)活动性结核或非结核分枝杆菌病。

(9)深部真菌感染。

(10)中枢神经系统占位性病变。

(11)中青年人出现痴呆。

(12)活动性巨细胞病毒感染。

(13)脑弓形虫病。

(14)青霉菌感染。

(15)反复发生的败血症。

(16)皮肤黏膜或内脏的卡波氏肉瘤、淋巴瘤。

诊断标准:有流行病学史、实验室检查 HIV 抗体阳性,加上述各项中的任何一项即可诊断为艾滋病;或 HIV 抗体阳性,而 $CD4^+$ T 淋巴细胞数<200/mm^3,也可诊断为艾滋病。

六、治疗

高效抗反转录病毒治疗(highly active anti-retroviral therapy,HAART)是艾滋病最根本的治疗方法,患者需要终身服药。治疗目标:最大限度地抑制病毒的复制,保存和恢复免疫功能,降低病死率和 HIV 相关性疾病的发病率,提高患者的生活质量,减少艾滋病的传播。

(一)开始抗反转录病毒治疗的指征和时机

1.成人及青少年开始抗反转录病毒治疗的指征和时机

下列情况之一建议治疗:艾滋病期患者;急性期患者;无症状期患者,$CD4^+$ T 淋巴细胞<350/mm^3;$CD4^+$ T 淋巴细胞每年降低大于 100/mm^3;HIV-RNA>10^5 copies/mL;心血管疾病高风险;合并活动性乙型肝炎病毒或丙型肝炎病毒感染;HIV 相关肾病;妊娠。开始 HAART 前,如果存在严重的机会性感染或既往慢性疾病急性发作,应控制病情稳定后再治疗。

2.婴幼儿和儿童开始抗反转录病毒治疗的指征和时机

以下情况之一建议治疗:小于 12 个月的婴儿;12~35 个月的幼儿,$CD4^+$ T 淋巴细胞比例<20%,或总数<750/mm^3;36 个月以上的儿童,$CD4^+$ T 淋巴细胞比例<15%,或总数<350/mm^3。

(二)抗反转录病毒药物

核苷类反转录酶抑制剂(NRTIS)、非核苷类反转录酶抑制剂(NNRTIS)、蛋白酶抑制剂(PIS),整合酶抑制剂(integrase inhibitor)、融合抑制剂(FIS)及 CCR5 抑制剂。

七、护理

艾滋病是一种慢性、进行性、致死性传染病,护理人员需要经过专业的培训。对艾滋病患者的护理还包括并发症的护理。除注意 HIV 的消毒隔离外,还应针对患者并发症的不同病因,做好呼吸道、体液及接触隔离。要严格无菌操作,严格消毒隔离,接触患者的血液和体液时,应戴好手套、口罩或防护眼镜,穿好隔离衣,做好自我防护。

（一）心理护理

艾滋病患者不仅要面对疾病的折磨，死亡的威胁，还要承受来自社会和家庭的压力与歧视，因此常常出现情绪异常，甚至自杀倾向。这就需要加强心理护理。护理人员应密切观察患者的心理变化，注意倾听患者诉说，建立良好的信任关系，帮助他们树立起对生活的信心和希望。

（二）家庭护理

艾滋病是一种可控的慢性传染病，家属应了解关于艾滋病的传播方式、如何防治等基本信息，给患者精神上的支持，帮助他们树立生活的信心。同时注意自我防护，防止HIV的进一步传播。

（许萍　陈云超）

第十一章　疼痛管理

第一节　疼痛的概述

一、概念

疼痛是指因组织损伤或潜在组织损伤而引起的不愉快的主观感受和情感体验。

疼痛是最常见的临床症状之一，也是最常见、最严重的一种不舒适感觉。疼痛的发生往往提示个体的健康受到威胁，同时它与疾病的发生、发展与转归有着密切的联系。

二、疼痛的性质

疼痛不仅是某种特定刺激引起的一种单一感觉，而且是主观且高度个体化的感觉。在人类所有感觉经验中，疼痛是最具特点的。它具有以下性质和特点：

(1)疼痛是一种主观感受，很难加以评估。每个人的疼痛只有个体能感受到，他人的感受无法衡量当事人的疼痛感。

(2)疼痛常表示存在着组织损伤，可提示有干预的必要。疼痛是一种重要的症状，但疼痛的强度不一定与组织损伤的严重程度和范围成正比，不能显示出组织损伤的严重性或组织损伤的数量。

(3)相同程度的疼痛，因个人对疼痛的耐受力不同，出现的反应也不同。

(4)疼痛的强度、持续时间、节律、性质随引起疼痛的原因或被侵犯器官系统的不同而不同。

(5)疼痛存在一个明确的强度界限，即存在最大限度。只要疼痛强度达到一定的程度，其强度就不会再增加。疼痛的强度与神经传导有关。

(6)疼痛一般可以被治疗和治愈。

(7)疼痛是一种身体保护机制，是重要的危险警告信号。当机体碰到有害刺激(如遇到烫、热)时通过回缩反射，以极快的速度避开；同时，内脏中的内分泌腺体通过内脏反射分泌激素，使机体在躲避有害刺激引起的疼痛时有足够的能量，并使躲避更敏捷。一旦有害刺激出现，经神经传导至大脑并开始分析，在确定疼痛刺激的同时辨别刺激的来源，并依照过去的经验决定该如何应对。因此，失去或缺少痛觉反应的人比较容易受伤。

(王丽云　崔丽萍)

第二节　影响疼痛的因素

一、疼痛的原因

(一)病理因素

某些疾病造成机体的组织缺血缺氧、空腔脏器的过度牵拉、平滑肌的痉挛等均可造成疼痛，如胃痉挛所致的疼痛。

(二)物理损伤

物理损伤如刀割伤、针刺伤、肌肉受到挤压等可直接刺激游离神经末梢，引起疼痛；过高或过低的温度作用于体表，均会引起组织损伤，如灼伤或冻伤，受伤的组织释放组胺等化学物质，刺激神经末梢可导致疼痛。

(三)化学刺激

化学物质(如强酸、强碱等)可直接刺激神经末梢引起疼痛或损伤组织而释放致痛物质，而后再次作用于游离神经末梢，引起疼痛。

二、影响疼痛的因素

疼痛是直觉、生理、感觉、心理、情绪和其他反应的相互作用，与一连串的体验有关。因此影响疼痛的因素有很多，主要有以下几种：年龄、性别、社会文化背景、个人经历、注意力、情绪、个体差异、疲劳、舒适感、应对方式、支持系统的完善、治疗及护理因素等。

(王丽云　王晓宇)

第三节 疼痛患者的护理

治疗和护理疼痛的原则是尽早、适当地解除疼痛。早期的疼痛比较容易控制，疼痛时间越长，患者对疼痛的感受越深，最后越难以用药物解除。因此，一旦确定患者存在疼痛，应及时制订护理计划，采取措施减轻疼痛。

一、对症处理

减少或消除引起疼痛的原因，解除疼痛的刺激源。对于外伤引起的疼痛，应先给予止血、包扎等处理，再行止痛措施。对于因胸腹部手术后引起的伤口疼痛，在术前应对患者进行健康教育，指导患者有效咳嗽、深呼吸以及协助患者按压伤口等来缓解患者的疼痛。

二、促进舒适

促进舒适是减轻和解除疼痛的重要措施。如帮助患者取合适的体位、提供舒适整洁的病床单位、保证良好的采光和通风、调节适宜的室内温度和湿度等都是通过促进患者舒适，以减轻或解除疼痛。

三、健康教育

根据患者的具体情况，护士应选择相应的健康教育内容。一般应包括疼痛的概念、疼痛的原因、如何面对疼痛、疼痛评估的方法、减轻或解除疼痛的各种技巧等。

四、止痛措施

（一）药物止痛

药物止痛是最常用的止痛方法之一。了解患者身体状况和有关疼痛治疗的情况，正确使用镇痛药物。在诊断未明确前不应随意使用镇痛药，以免掩盖真实的体征和症状，延误疾病的治疗。对于慢性疼痛的患者，应掌握疼痛发作的规律，最好在疼痛发作前给药，这比疼痛发生后给药量小、给药效果好。同时，还应将护理活动安排在药物起效的时间段内，使患者容易接受。当疼痛缓解或停止时应立即停药，以减少和防止不良反应和耐药性的产生。对于长期应用可致成瘾性的药物，更应慎重使用。

1.三阶梯疗法

对于癌症疼痛的药物治疗，目前临床普遍推行WHO所推荐的三阶梯疗法（three-step analgesic ladder）。根据疼痛程度，合理使用不同级别的止痛药物，以达到缓解疼痛和减少药物不良反应的目的。其原则为按药效由弱至强使用药物；使用口服药时，按时、联合服药；用药剂量个体化。大多数患者接受这种疗法后能达到满意的止痛效果。

（1）第一阶梯：主要针对轻度疼痛的患者。选用非阿片类药物、解热镇痛药、抗炎类药物，如阿司匹林、布洛芬、对乙酰氨基酚等。

（2）第二阶梯：主要应用于中度疼痛的患者。若用非阿片类药物止痛无效，可用弱阿片类药物，如可卡因、复方可待因和曲马多等。

（3）第三阶梯：主要用于重度和剧烈癌痛的患者。选用强阿片类药，如吗啡、哌替啶和二氢埃托啡。在癌痛治疗中，常采取联合用药的方法，即加用一些辅助药以减少主药的用量和不良反应。常用的辅助药有非甾体抗炎药、抗焦虑药和抗抑郁药，如阿司匹林、地西泮、氯丙嗪和阿米替林等。

2.患者自控镇痛

患者自控镇痛（patient controlled analgesia，PCA）是指由患者根据其疼痛情况按压计算机控制的镇痛泵的启动键，自行给予由医生预先设定剂量的止痛药物的方法。此方法可满足不同患者、不同时刻、不同疼痛强度下的不同镇痛需求，并可使药物在体内持续保持最小有效镇痛药物浓度（minimum effective analgesic concentration，MEAC）。相比传统的大量低频给药法，PCA这种小量频繁给药的方式镇痛效果更好，也更加安全。

（二）针灸止痛

针灸止痛是根据患者疼痛的部位，通过采用不同的穴位行针法或灸法，使人体经脉疏通、气血调和，来达到止痛的目的。针灸止痛疗效显著，尤其对于神经系统引起的疼痛，疗效甚至超过药物治疗，如对神经性头痛、坐骨神经痛等都能获得理想的治疗效果。某些外科手术也常用针刺麻醉止痛。

（三）物理止痛

物理止痛是应用各种人工的物理因子作用于患病机体，引起机体的一系列生物学效应，促使疼痛缓解，有利于疾病康复。物理止痛常可应用冷、热疗法，如冰袋、冷湿敷或热湿敷、温水浴、热水袋等，推拿、按摩和理疗也是临床常用的物理止痛措施。

（四）经皮神经电刺激疗法（transcutaneous electrical nerve stimulation，TENS）

这是一种经皮肤将特定的低频脉冲电流输入人体，利用其所产生的无损伤性镇痛作用以缓解患者疼痛的电刺激疗法。其原理是采用脉冲刺激仪，在疼痛部位或附近放置2～4个电极，用微量电流对皮肤进行温和的刺激，使患者感觉有颤动、刺痛和蜂鸣等，以达到提高痛阈、缓解疼痛的目的。主要用于治疗各种头痛、颈椎病、肩周炎、腰腿痛、神经痛等病症。

五、采取认知行为疗法

（一）松弛术

松弛是身心解除紧张或应激的一种状态。冥想、瑜伽、渐进性放松运动等都是松弛技术。

（二）引导想象

引导想象是利用对某一令人愉快的情景或经历的想象的正向效果来逐渐降低患者对疼痛的意识。

（三）分散注意力

通过向患者提供愉快的刺激，可以使患者的注意力转向其他事物，从而减轻对疼痛的意识，甚至提高对疼痛的耐受性。这种方法最适用于持续几分钟的短促剧烈的疼痛。唱歌、大声地描述照片或图片、听音乐、愉快地交谈、下棋和做游戏等都是分散注意力的方法。

（四）音乐疗法

听音乐是一种有效的分散注意力的方法。通常应根据患者的喜好选择音乐类型，如古典音乐或流行音乐。

（五）生物反馈

生物反馈是一种行为治疗方法。操作时，告诉患者有关生理反应的信息（如血压或紧张）和对这些反应进行自主控制的训练方法，以产生深度松弛的效应。

（王丽云　吴秀）

第十二章 预防和控制医院感染

第一节 医院感染

一、概念

医院感染是指住院患者在医院内获得的感染，包括在住院期间发生的感染和在医院内获得出院后发生的感染，但不包括入院前已开始或入院时已存在的感染。医院工作人员在医院内获得的感染也属于医院感染。

二、诊断

医院感染的确定主要依据临床诊断，同时力求做出病原学诊断。

（一）下列情况属于医院感染

无明确潜伏期的感染，规定入院 48 h 后发生的感染为医院感染；有明确潜伏期的感染，自入院时起超过平均潜伏期后发生的感染为医院感染；本次感染直接与上次住院有关；在原有感染基础上出现其他部位新的感染（脓毒血症迁徙灶除外），或在原感染已知病原体基础上又分离出新的病原体（排除污染和原来的混合感染）的感染；新生儿在分娩过程中和产后获得的感染；由于诊疗措施激活的潜在性感染，如疱疹病毒、结核杆菌等的感染；医务人员在医院工作期间发生的感染。

（二）下列情况不属于医院感染

皮肤黏膜开放性伤口只有细菌定植而无炎症表现；由于创伤或非生物性因子刺激而产生的炎症表现；新生儿经胎盘获得（出生后 48 h 内发病）的感染，如单纯疱疹、弓形体病、水痘等；患者原有的慢性感染在医院内急性发作。

三、医院感染发生的条件

传染源、传播途径和易感人群是医院感染发生的三个要素，三者同时存在并互相联系，就构成了传染链，缺少或阻断任一要素，将不会发生医院感染。

（一）传染源

传染源，又称病原微生物贮源，指病原体自然生存、繁殖并排出的宿主（人或动物）或场所。根据其来源主要分为两类。

1.内源性传染源

内源性传染源是患者本人。患者身体某些特定部位（皮肤、泌尿生殖道、胃肠道、呼吸道及口腔黏膜等）的常居菌或暂居菌，或来自外部环境并定植在这些部位的正常菌群，以及身体其他部位感染的病原微生物，在个体抵抗力下降、菌群易位或菌群失调时，成为内源性医院感染的重要来源。其既可导致自身感染，也具有传播给他人的能力。

2.外源性传染源

外源性传染源是患者之外的宿主或环境，主要包括：

（1）已感染的患者及病原携带者：病原微生物侵入人体所引起的感染可表现为有临床症状的患者或无临床症状的病原携带者。已感染的患者是最重要的感染源，一方面患者不断排出大量病原微生物，另一方面排出的病原微生物致病力强，常具有耐药性，并且容易在另一易感宿主体内定植。病原携带者（包括携带病原体的患者、医院工作人员和探陪人员）是医院感染中另一重要感染源，其临床意义重大，一方面病原微生物不断生长繁殖并可能排出体外，另一方面携带者本身因无自觉症状而常常被忽视。

（2）环境贮源：医院的空气、水源、设备、器械、药品、食品以及垃圾等容易受各种病原微生物的污染而成为感染源，如铜绿假单胞菌、沙门菌等兼有腐生特性的革兰氏阴性菌，可在潮湿的环境或液体中存活并繁殖达数月以上；金黄色葡萄球菌、肺炎链球菌等革兰氏阳性菌可在医院干燥的环境物体表面存活多日，但由于不能繁殖，其致病力可随时间的延长而降低。

（3）动物传染源：各种动物，如鼠、蚊、蝇、蟑螂、蜱、螨等都可能因感染或携带病原微生物而成为动物传染源。

（二）传播途径

传播途径指病原体从传染源传播到易感者的途径。医院感染的发生可有一种或多种传播途径。接触传播指病原体通过手、媒介物直接或间接接触导致的传播，是医院感染中最常见也是最重要的传播方式之一。

四、医院感染的预防与控制

（一）建立医院感染管理体系，加强感染管理监控

医院感染管理机构应有独立完整的体系，加强医院感染的监测管理。住院床位总

数在 100 张以上的医院通常设置三级管理组织，即医院感染管理委员会、医院感染管理科、各科室医院感染管理小组；住院床位总数在 100 张以下的医院应当指定分管医院感染管理工作的部门；其他医疗机构应设 1 名医院感染管理专(兼)职人员，专职人员应定期接受监测与感染管理知识、技能的培训，并熟练掌握。

1.医院感染管理委员会

医院感染管理委员会是医院感染的最高组织机构和决策机构，负责制订、研究并确定医院感染管理工作计划，认真贯彻医院感染管理法律法规及技术规范、标准，制定本院预防和控制医院感染的规章制度、医院感染诊断标准并监督实施，并对医院感染管理工作进行考核和评价。医院感染管理委员会由院感科、医务部、护理部、临床科室、消毒供应室、麻醉科、手术室、医学检验科、药剂科、设备科、后勤保障中心及其他有关部门的主要负责人组成，主任委员由医院院长担任。

2.医院感染管理科

医院感染管理科是兼具管理、专业技术指导双重职责的职能科室，在医院领导和医院感染管理委员会的领导下行使管理和监督职能，根据相关规定配备专(兼)职人员来具体负责医院感染的预防与控制，进行医院感染的专业技术指导。

3.各科室医院感染管理小组

各科室医院感染管理小组成员是医院感染预防与控制的具体实践者。科室医院感染管理小组成员主要包括医生和护理人员，通常由科主任、护士长、医生组长、护理组长组成，分工明确，负责所在科室的感染预防与控制方面的管理和业务工作。

(二)健全各项规章制度，依法管理医院感染

医疗机构应当按照有关医院感染管理的规章制度和技术规范，加强医院感染的预防与控制工作。依照国家卫生行政部门颁发的法律法规、规范及标准来建立健全医院感染各项管理制度，建立和完善医院感染监测网络，建立健全医院感染暴发应急处置预案，做好医院感染的预防、日常管理和处理。发现医院感染病例或疑似病例，及时进行病原学检查及药敏试验，查找传染源、传播途径，控制蔓延，积极治疗患者，隔离其他患者，并及时准确地上报，协助调查，发现法定传染病按《中华人民共和国传染病防治法》中有关规定报告。

(三)落实医院感染管理措施并开展持续质量改进，切断传染链

依据预防和控制医院感染的法律法规、行业标准和操作规范，结合具体的工作过程，落实医院感染管理措施，制定相应的标准操作规程，开展医院感染管理措施的持续质量改进，不断明确易感因素、易感环节、易感染部位，采取有效的干预措施，切实做到控制传染源、切断传播途径、保护易感人群。

(1)医疗机构应当按照《消毒管理办法》，严格执行医疗器械、器具的消毒工作技术规范，并达到以下要求：进入人体组织、无菌器官的医疗器械、器具和物品必须达到灭菌水平，接触皮肤、黏膜的医疗器械、器具和物品必须达到消毒水平，各种用于注射、穿刺、

采血等有创操作的医疗器具必须一用一灭菌。

(2)医疗机构使用的消毒药械、一次性医疗器械和器具应当符合国家有关规定。一次性使用的医疗器械、器具不得重复使用。

(3)医疗机构应当制定具体措施,保证医务人员的手卫生、诊疗环境条件、无菌操作技术和职业卫生防护工作符合规定要求,对医院感染的危险因素进行控制。

(4)医疗机构应当严格执行隔离技术规范,根据病原体的传播途径,采取相应的隔离措施。

(5)严格探视与陪护制度,对易感人群实施保护性隔离,加强对主要感染部位,如呼吸道、手术切口等的感染管理。

(四)加强医院感染教育,督促各级人员自觉预防和控制医院感染

重视医院感染管理学科的建设,建立医院感染专业人才培养制度。医院感染专业人员应当具备医院感染预防与控制工作的专业知识和技能,并能够承担医院感染管理和业务技术工作,卫生行政部门应当建立医院感染专业人员岗位规范化培训和考核制度,加强继续教育,及时引入医院感染管理新理念,提高医院感染专业人员的业务技术水平。

(许萍　张桂文)

第二节　清洁、消毒、灭菌

一、清洁、消毒与灭菌的基本内涵

清洁、消毒、灭菌是预防和控制医院感染的关键措施。

(一)清洁

清洁是指通过除去尘埃和一切污染以去除和减少微生物数量的过程,是消毒灭菌前的必要步骤。

(二)消毒

消毒是指用物理、化学或生物的方法清除或杀灭环境中和媒介物上除芽孢以外的所有病原微生物的过程。

(三)灭菌

灭菌是指用物理、化学方法杀灭或者清除传播媒介上的一切微生物,包括致病微生物和非致病微生物，也包括细菌芽孢和真菌孢子。

清洁是消毒、灭菌的基础，没有清洁就没有消毒、灭菌。

二、清洁与清洗的区别

清洁是指采用物理擦拭的方法，去除诊疗器械、器具和物品表面上的有机物、无机物和可见污染物的过程。主要适用于不宜浸泡、大件物品的清洁以及日常诊疗用品和环境的清洁。清洗是指采用流动水去除诊疗器械、器具和物品上污物的全过程，流程包括冲洗、洗涤、漂洗和终末漂洗。主要适用于能够耐受用水冲洗与浸泡物品的清洁。有条件的医疗机构，可采用清洗消毒器来完成清洗工作。

三、消毒与灭菌的分类

（一）消毒

按照不同的评价方法可将消毒分为以下几种：

1.根据消毒的目的分类

（1）预防性消毒：指对可能受到病原微生物污染的物品和场所进行的消毒，如重症监护病房、手术部位的常规定期消毒等。

（2）疫源地消毒：指对存在或曾经存在传染源的场所进行的消毒。

（3）随时消毒：在疫源地内存在传染源时进行的消毒。

（4）终末消毒：指传染源离开疫源地后，对疫源地进行的一次彻底消毒。

2.根据杀灭微生物作用的水平分类

（1）高水平消毒：指能杀灭一切细菌繁殖体，包括分枝杆菌、病毒、真菌及其孢子和绝大多数细菌芽孢的消毒方法。高水平消毒剂包括含氯制剂、二氧化氯、邻苯二甲醛、过氧乙酸、过氧化氢、碘酊等。

（2）中水平消毒：指能够杀灭除细菌芽孢以外的各种病原微生物，包括分枝杆菌的消毒。中水平消毒剂包括碘类（碘伏、氯己定等）、醇类和氯己定的复方制剂等。

（3）低水平消毒：指能杀灭细菌繁殖体（分枝杆菌除外）和亲脂病毒的化学消毒方法以及通风换气、冲洗等机械除菌法。低水平消毒剂包括季铵盐类消毒剂（苯扎溴铵）、双胍类消毒剂（氯己定）等。

3.根据消毒作用的原理进行分类

（1）物理消毒：指利用物理因素杀灭或消除病原微生物及其他有害微生物。最常用的为热力消毒（如煮沸消毒、巴斯德消毒和流通蒸汽消毒等）以及紫外线辐照消毒。

（2）化学消毒：指用化学消毒剂作用于微生物，使其蛋白质变性，失去正常功能而死亡。目前常用的化学消毒剂有含氯消毒剂、过氧化物类消毒剂、碘类消毒剂、醛类消毒剂、醇类消毒剂、季铵类消毒剂等。

（二）灭菌

根据灭菌的温度不同，灭菌方法分为两种。

1.高温灭菌

高温灭菌如压力蒸汽灭菌、干热灭菌等。

2.低温灭菌

低温灭菌，如过氧化氢低温等离子灭菌、环氧乙烷低温灭菌、低温甲醛蒸汽灭菌等。

四、清洁、消毒与灭菌应遵循的基本原则

（1）重复使用的诊疗器械、器具和物品，使用后应先清洁，再进行消毒或灭菌。

（2）被朊病毒、气性坏疽及突发不明原因的传染病病原体污染的诊疗器械、器具和物品，应先进行无害化处理，再根据需要清洗、消毒、灭菌或按感染性医疗废物处理。

（3）耐热、耐湿的手术器械如手术刀等的灭菌，首选压力蒸汽灭菌，不能选择化学消毒剂浸泡灭菌的方法。

（4）环境与物体表面，一般先清洁，再消毒；当受到患者的血液、体液等污染时，先去除污染物，再进行清洁与消毒。

消毒工作中使用的消毒产品应经卫生行政部门批准或符合相应标准、技术规范，并应遵循批准使用的范围、方法和注意事项。

五、技术与方法

（一）清洗技术与方法

清洗方法包括手工清洗和机械清洗。

清洗是去除医疗器械、器具和物品上污染的全过程，流程包括冲洗、洗涤、漂洗和终末漂洗。清洗是保证消毒灭菌效果的关键，是任何灭菌或消毒措施必要的第一步，包括以下四个步骤。

（1）冲洗：使用流动水去除器械、器具和物品表面污物的过程。

（2）洗涤：使用含有化学清洗剂的清洗用水去除器械、器具和物品污染物的过程。

（3）漂洗：用流动水冲洗洗涤后器械、器具和物品上残留物的过程。

（4）终末漂洗：用经纯化的水对漂洗后的器械、器具和物品进行最终处理的过程。

（二）灭菌技术与方法

（1）常用的灭菌方法有压力蒸汽灭菌、干热灭菌、环氧乙烷气体灭菌、过氧化氢低温等离子体灭菌、低温甲醛蒸汽灭菌等。医疗机构应根据诊疗器械、器具与物品污染病原体类型、灭菌要求和实际需要，选择不同的灭菌方法。

（2）耐热、耐湿的手术器械如手术刀等的灭菌，首选压力蒸汽灭菌。

（3）耐热、不耐湿、蒸汽和气体不能穿透的物品，如玻璃、油脂、粉剂等，选用干热

灭菌。

(4)接台腔镜器械使用过氧化氢低温等离子灭菌技术灭菌。过氧化氢汽化、穿透性能好,灭菌结束无毒副残留,即刻使用,可满足接台手术需要。

(5)环氧乙烷穿透性好、有效性相对稳定、包装和材质兼容性好,适合复杂、细长管腔器械的灭菌。(管腔器械:直径≥2 mm,且其腔体中的任何一点距其与外界相通的开口处的距离≤其内径的1500倍的灭菌器械。)

(6)消毒剂擦拭:多孔材料表面宜采取浸泡或喷雾消毒法。

六、清洁、消毒、灭菌分类

(一)医院环境清洁、消毒

医院环境常被患者、隐性感染者或带菌者排出的病原微生物所污染,成为感染的媒介,其清洁与消毒是控制医院感染的基础。保持医院环境清洁,及时清除垃圾,做到窗明几净,无低洼积水、无蚊蝇孳生地、无灰尘、无蛛网、无蚊蝇。医院环境表面日常清洁消毒应遵循先清洁再消毒的原则;发生感染暴发或者环境表面检出多重耐药菌,需实施强化清洁与消毒。环境空气和物品表面的菌落总数符合卫生标准。

1.环境空气

从空气消毒的角度将医院环境分为四类,根据类别采用相应的消毒方法,如采用空气消毒剂,需符合相应国家标准。

(1)Ⅰ类环境是指采用空气洁净技术的诊疗场所,包括洁净手术部(室)和其他洁净场所(如洁净骨髓移植病房)。通常选用净化空气的方法:安装空气净化消毒装置的集中空调通风系统、空气洁净技术、循环风紫外线空气消毒器或静电吸附式空气消毒器、紫外线灯照射消毒、达到Ⅰ类环境空气菌落数要求的其他空气消毒产品。

(2)Ⅱ类环境均为有人房间,包括非洁净手术部(室)、产房、导管室、血液病病区、烧伤病区等保护性隔离病区,重症监护室,新生儿室等。必须采用对人无毒无害,且可连续消毒的方法,如通风、Ⅰ类环境净化空气的方法、达到Ⅱ类环境空气菌落数要求的其他空气消毒产品。

(3)Ⅲ类环境包括母婴同室、消毒供应中心的检查包装灭菌区和无菌物品的存放区、血液透析中心(室)、其他普通住院病区等。净化空气的方法:Ⅱ类环境净化空气的方法、气溶胶喷雾、气体熏蒸、达到Ⅲ类环境空气菌落数要求的其他空气消毒产品。

(4)Ⅳ类环境包括普通门急诊及其检查室、治疗室、感染性疾病科门诊及病区。可采用Ⅲ类环境中的空气消毒方法。

2.物品表面

环境物品表面、地面应保持清洁,不得检出致病性微生物。如无明显污染,采用湿式清洁;如受到肉眼可见污染时,应及时清洁、消毒。

(1)对治疗车、床挡、床头柜、门把手、灯开关、水龙头等频繁接触的物体表面应每天清洁、消毒。

(2)被患者血液、呕吐物、排泄物或病原微生物污染时，根据具体情况采用中水平以上的消毒方法。少量(小于 10 mL)的溅污，可先清洁再消毒；大量(大于等于 10 mL)的溅污，先用吸湿材料去除可见污染，再清洁和消毒。

(3)人员流动频繁、拥挤的场所应在每天工作结束后进行清洁、消毒。

(4)感染高风险的部门，如Ⅰ类环境、Ⅱ类环境中的科室以及感染性疾病科、检验科、耐药菌和多重耐药菌污染的诊疗场所，应保持清洁、干燥，做好随时消毒和终末消毒。

(二)医用织物洗涤、消毒

医用织物指医院内可重复使用的纺织品，包括患者使用的衣物、床单、被套、枕套，工作人员使用的工作服、帽，手术衣、手术铺单，病床隔帘、窗帘以及环境清洁用的布巾、地巾等。医院内被隔离的感染性疾病患者使用后或者被患者血液、体液、分泌物(不包括汗液)、排泄物等污染，具有潜在生物污染风险的医用织物称为感染性织物，除感染性织物以外的其他所有医用织物称为脏污织物。直接接触患者的衣服和床单、被套、枕套等，应一人一更换，住院时间长者每周更换，遇污染及时更换、清洗与消毒。医用织物的洗涤和消毒主要在洗衣房进行。洗衣房接受医院相关职能部门领导，设置办公区域和工作区域，人员职责明确，定期培训，医用织物的洗涤消毒工作纳入医院质量管理，感染性织物和脏污织物需分类收集、转运、洗涤、消毒、整理、储存，工作流程由污到洁，不交叉不逆行。脏污织物遵循先洗涤后消毒原则。感染性织物不宜手工洗涤，宜选择专机洗涤、消毒，首选热洗涤方法，有条件宜采用卫生隔离式洗涤设备。清洁织物外观应整洁、干燥，无异味、异物、破损。日常质检记录、交接记录具有可追溯性，记录的保存期≥6 个月。

(三)皮肤和黏膜消毒

皮肤和黏膜是人体的防御屏障，其表面有一定数量的微生物，其中有一些是致病性微生物或机会致病菌。

1.皮肤消毒

皮肤消毒指杀灭或清除人体皮肤上的病原微生物并达到消毒要求。用于皮肤消毒的化学制剂应符合国家标准，通常使用擦拭法，消毒范围、作用时间遵循产品的使用说明。一般完整皮肤常用的消毒剂有醇类、碘类、季铵盐类、酚类、过氧化物类等，消毒剂未用前菌落总数≤10 CFU/mL(g)，使用中菌落总数≤50 CFU/mL(g)，无论何时均不得检出致病菌，霉菌和酵母菌≤10 CFU/mL(g)。破损皮肤的消毒剂应无菌，常用季铵盐类、胍类消毒剂、过氧化氢、碘伏等消毒剂，消毒剂连续使用最长时间不应超过 7 d，性能不稳定的消毒剂，如含氯消毒剂，配制后有效期一般不超过 24 h。

2.黏膜消毒

黏膜消毒指杀灭或清除口腔、鼻腔、阴道及外生殖器等黏膜病原微生物的过程，并达到消毒要求。用于黏膜消毒的化学制剂应符合国家标准,常用碘伏、季铵盐类、过氧化物类、含氯制剂等。通常使用擦拭法、灌洗法或冲洗法,消毒范围、作用时间遵循产品的使用说明。消毒剂不得用于脐带黏膜消毒,不得作为黏膜治疗药物使用,阴道黏膜消毒剂不得用于性生活中性病的预防。

(四)器械物品的清洁、消毒

医疗器械及其他物品是导致医院感染的重要因素之一,必须严格执行医疗器械、器具的消毒技术规范,并遵循消毒、灭菌方法的选择原则。进入人体组织、无菌器官的医疗器械、器具和物品必须达到灭菌水平,接触皮肤、黏膜的医疗器械、器具和物品必须达到消毒水平;各种用于注射、穿刺、采血等有创操作的医疗器具必须一用一灭菌。灭菌后的器械物品不得检出任何微生物。应定期检测消毒液中的有效成分,使用中的消毒液染菌量≤100 CFU/mL,致病性微生物不得检出;消毒后的内镜,细菌总数≤20 CFU/件,不得检出致病性微生物。普通患者污染的可重复使用诊疗器械、器具和物品与一次性使用物品分开放置,一次性使用的不得重复使用。疑似或确诊朊病毒、气性坏疽及突发原因不明的传染病病原体感染者宜选用一次性诊疗器械、器具和物品,使用后进行双层密闭封装焚烧处理;可重复使用的被污染器械、器具及物品由消毒供应中心统一按要求回收并处置。

(五)医院污物、污水的处理

1.医院污物的处理

医院污物主要指医院废弃物,分为医疗废物、生活垃圾和输液瓶(袋)。通过规范分类和清晰流程,医院需建立分类投放、分类收集、分类贮存、分类交接、分类转运的废弃物管理系统。

2.医疗废物

医疗废物包括感染性废物、病理性废物、损伤性废物、药物性废物、化学性废物五类。根据具体类别进行收集。感染性医疗废物置黄色废物袋内,锐器置于锐器盒内,严禁混放各类医疗废物。盛装医疗废物的容器应符合要求,不遗洒,标识明显、正确,有效封口。医疗废物一般不超过容器容量的3/4,不得露天存放,严格落实危险废物申报登记和管理计划备案要求,交接登记等资料保存时间不少于3年。

3.生活垃圾

严格落实生活垃圾分类管理有关政策,做好生活垃圾的接收、运输和处理。将非传染病患者或家属在就诊过程中产生的生活垃圾,以及医疗机构职工非医疗活动产生的生活垃圾,与医疗活动中产生的医疗废物、输液瓶(袋)等区别管理。

4.输液瓶(袋)

按照“闭环管理、定点定向、全程追溯”的原则,按照标准做好输液瓶(袋)的收集,并集中移交回收企业。

5.医院污水的处理

医院污水指排入医院化粪池的污水和粪便,包括医疗污水、生活污水和地面雨水。有条件的医院应建立集中污水处理系统并按污水种类分别进行排放,排放质量应符合规定;综合医院的感染病区和普通病区的污水应实行分流,分别进行消毒处理。无污水消毒处理系统或不能达标排放的医院,应按照国家规定进行消毒,达到国家规定的排放标准方可排入污水处理系统。

(陈嵩凇　黄美玲)

第三节　手卫生

一、概念

手卫生为医务人员在从事职业活动过程中的洗手、卫生手消毒和外科手消毒的总称。

(一)洗手

医务人员用流动水和洗手液(肥皂)揉搓冲洗双手,去除手部皮肤污垢、碎屑和部分微生物的过程。

(二)卫生手消毒

医务人员用速干手消毒剂揉搓双手,以减少手部暂居菌的过程。

(三)外科手消毒

外科手术前,医护人员用流动水和洗手液揉搓冲洗双手、前臂至上臂下 1/3,再用手消毒剂清除或者杀灭手部、前臂至上臂下 1/3 暂居菌和减少常居菌的过程。

二、手卫生管理

(一)制定手卫生制度

医疗机构应根据《医务人员手卫生规范》制定并落实手卫生管理制度。

(二)配备手卫生设施

医疗机构应在财力与物力上大力支持手卫生工作,设置与诊疗工作相匹配的有效、便捷、适宜的手卫生设施。

（三）定期开展培训

医疗机构应定期开展手卫生的全员培训，培训形式和内容应根据培训对象的不同而调整，使广大医务人员能掌握必要的手卫生知识和技能，提高其无菌观念和自我保护意识，保证手卫生的效果。

（四）加强监督指导

医疗机构应明确医院感染管理、医疗管理、护理管理及后勤保障等部门在手卫生管理工作中的职责，加强对手卫生设施、手卫生行为的管理；对照世界卫生组织（WHO）“手卫生五个重要时刻”（接触患者前、进行无菌操作前、接触体液后、接触患者后、接触患者周围环境后）开展对医务人员的指导与监督。

（五）明确职责

医疗机构应明确医院感染管理、医疗管理、护理管理以及后勤保障等部门在手卫生管理工作中的职责，加强对手卫生行为的指导与管理，将手卫生纳入医疗质量考核，提高医务人员手卫生的依从性。卫生手消毒后，监测的细菌菌落数应≤10 CFU/cm^2；外科手消毒后，监测的细菌菌落数应≤5 CFU/cm^2。手消毒剂应符合国家有关规定，在有效期内使用。

三、手卫生设施

（一）洗手与卫生手消毒设施

(1)医疗机构应设置与诊疗工作相匹配的流动水洗手和卫生手消毒设施，并方便医务人员使用。

(2)重症监护病房在新建、改建时的手卫生设施应符合《重症监护病房医院感染预防与控制规范》的要求。

(3)手术部（室）、产房、导管室、洁净层流病区、骨髓移植病区、器官移植病区、新生儿室、母婴同室、血液透析中心（室）、烧伤病区、感染性疾病科、口腔科、消毒供应中心、检验科、内镜中心（室）等感染高风险部门和治疗室、换药室、注射室应配备非手触式水龙头。

(4)有条件的医疗机构在诊疗区域均宜配备非接触式水龙头。

(5)应配备洗手液（肥皂），并符合以下要求：盛放洗手液的容器宜为一次性使用；重复使用的洗手液容器应定期清洁和消毒；洗手液发生浑浊或变色等变质情况时及时更换，并清洁、消毒容器；使用的肥皂应保持清洁与干燥。

(6)应配备干手用品或设施。

(7)医务人员对选用的手消毒剂有良好的接受性。

(8)手消毒剂宜使用一次性包装。

（二）外科手消毒设施

(1)应配置专用洗手池。洗手池设置在手术间附近，水池大小、高度适宜，能防止冲洗水溅出，池面光滑无死角，易于清洁，洗手池应每日清洁与消毒。

(2)洗手池及水龙头数量应根据手术间的数量合理设置，每2～4间手术间宜独立设置1个洗手池，水龙头数量应不少于手术间的数量，水龙头开关应为非手触式。

(3)清洁用品：应配备符合要求的洗手液、清洁指甲的用物；可配备手卫生的揉搓用品，如配备手刷，手刷要方便取用，大小、刷毛的软硬度要合适，并且一用一消毒。

(4)外科手消毒剂：宜采用一次性包装，出液器应采用非手触式，重复使用的消毒剂容器应每周清洁与消毒。

(5)冲洗手消毒法应配备干手物品：使用经灭菌的布巾干手，布巾应一人一用；重复使用的布巾，用后清洗、灭菌，按要求储存；盛装布巾的包装物可一次性使用，如使用可复用容器，应每次清洗、灭菌，包装开启后有效期为24 h。

(6)其他：计时装置、外科手卫生流程图。

四、洗手与卫生手消毒

(一)下列情况医务人员应洗手和/或使用手消毒剂进行卫生手消毒

接触患者前；清洁、无菌操作前，包括进行侵入性操作前；暴露患者体液风险后，包括接触患者黏膜、破损皮肤或伤口、血液、体液、分泌物、排泄物、伤口敷料等之后；接触患者后；接触患者周围环境后，包括接触患者周围的医疗相关器械、用具等物体表面后。

(二)下列情况应洗手

当手部有血液或其他体液等肉眼可见的污染时，可能接触艰难梭菌、肠道病毒等对速干手消毒剂不敏感的病原微生物时，手部没有肉眼可见污染时，宜使用手消毒剂进行卫生手消毒。

出现下列情况时，医务人员应先洗手，然后进行卫生手消毒。

(1)接触传染病患者的血液、体液和分泌物以及被传染性病原微生物污染的物品后。

(2)直接为传染病患者进行检查、治疗、护理或处理传染病患者的污物之后。

(三)手消毒剂选择

卫生手消毒时首选速干手消毒剂，过敏人群可选用其他手消毒剂；针对某些对乙醇不敏感的肠道病毒感染时，应选择其他有效的手消毒剂；戴手套不能代替手卫生，摘手套后应进行手卫生。

五、手卫生的监测

(1)医疗机构应定期进行医务人员手卫生依从性的监测与反馈，依从性的监测用手卫生依从率表示。手卫生依从率的计算方法：手卫生依从率＝手卫生执行时机数/应执行手卫生时机数×100%。

(2)医疗机构应每季度对手术部(室)、产房、导管室、洁净层流病区、骨髓移植病区、器官移植病区、重症监护病房、新生儿室、母婴同室、血液透析中心(室)、烧伤病区、感染性疾病科病区、口腔科、内镜中心(室)等部门工作的医务人员进行手卫生消毒效果的监测。当怀疑医院感染暴发与医务人员手卫生有关时,应及时进行监测,并进行相应病原微生物的检测,采样时机为工作中随机采样。

(张瑞玲　张萍)

第四节　多重耐药菌的管理

一、概念

多重耐药菌主要是指对临床使用的三类或三类以上抗菌药物同时呈现耐药的细菌。常见多重耐药菌包括耐甲氧西林金黄色葡萄球菌(MRSA)、耐万古霉素肠球菌(VRE)、产超广谱β-内酰胺酶(ESBLs)细菌、碳青霉烯类耐药肠杆菌(CRE)[如产Ⅰ型新德里金属β-内酰胺酶(NDM-1)或产碳青霉烯酶(KPC)的肠杆菌科细菌]、耐碳青霉烯类抗菌药物鲍曼不动杆菌(CR-AB)、多重耐药/泛耐药铜绿假单胞菌(MDR/PDR-PA)和多重耐药结核分枝杆菌等。

二、加强多重耐药菌医院感染的管理

(一)重视多重耐药菌医院感染的管理

医疗机构应当高度重视多重耐药菌医院感染的预防和控制,针对多重耐药菌医院感染的诊断、监测、预防和控制等各个环节,结合本机构实际工作,制定并落实多重耐药菌感染管理的规章制度和防控措施。

(二)加强重点环节管理

医疗机构要采取有效措施,预防和控制多重耐药菌的医院感染。特别要加大对重症监护病房(ICU)、新生儿室、血液科病房、呼吸科病房、神经科病房、烧伤病房等重点部门以及长期收治在ICU的患者,或接受过广谱抗菌药物治疗或抗菌药物治疗效果不佳的患者,留置各种管道以及合并慢性基础疾病的患者等重点人群的管理力度,落实各项防控措施。

(三)加大人员培训力度

医疗机构要加强对医务人员医院感染预防与控制知识的教育和培训。提高医务人员对多重耐药菌医院感染预防与控制的认识，强化多重耐药菌感染危险因素、流行病学以及预防与控制措施等知识培训，确保医务人员掌握正确、有效的多重耐药菌感染预防和控制措施。

三、强化预防与控制措施

（一）加强医务人员手卫生

严格执行《医务人员手卫生规范》。医疗机构应当提供有效、便捷的手卫生设施，特别是在ICU、新生儿室、血液科病房、呼吸科病房、神经科病房、烧伤病房等多重耐药菌医院感染重点部门，应当配备充足的洗手设施和速干手消毒剂，提高医务人员手卫生依从性。医务人员在直接接触患者前后，进行无菌技术操作和侵入性操作前，接触患者使用的物品或处理其分泌物、排泄物后，必须洗手或使用速干手消毒剂进行手消毒。

（二）严格实施隔离措施

医疗机构应当对所有患者实施标准预防措施，对确定或高度疑似多重耐药菌感染患者或定植患者，应当在标准预防的基础上，实施接触隔离措施，预防多重耐药菌传播。

(1)尽量选择单间隔离，也可以将同类多重耐药菌感染患者或定植患者安置在同一房间。隔离房间应当有隔离标识。不宜将多重耐药菌感染或者定植患者与留置各种管道、有开放伤口或者免疫功能低下的患者安置在同一房间。多重耐药菌感染或者定植患者转诊之前应当通知接诊的科室，采取相应隔离措施。没有条件实施单间隔离时，应当进行床旁隔离。

(2)与患者直接接触的相关医疗器械、器具及物品，如听诊器、血压计、体温表、输液架等要专人专用，并及时消毒处理。轮椅、担架、床旁心电图机等不能专人专用的医疗器械、器具及物品要在每次使用后擦拭消毒。

(3)医务人员对患者实施诊疗护理操作时，应当将高度疑似或确诊多重耐药菌感染患者或定植患者安排在最后进行。接触多重耐药菌感染患者或定植患者的伤口、溃烂面、黏膜、血液、体液、引流液、分泌物、排泄物时，应当戴手套，必要时穿隔离衣，完成诊疗护理操作后，要及时脱去手套和隔离衣，并进行手卫生。

（三）遵守无菌技术操作规程

医务人员应当严格遵守无菌技术操作规程，特别是在实施各种侵入性操作时，应当严格执行无菌技术操作标准和操作规程，避免污染，有效预防多重耐药菌感染。

（四）加强清洁和消毒工作

医疗机构要加强多重耐药菌感染患者或定植患者诊疗环境的清洁、消毒工作，特别要做好ICU、新生儿室、血液科病房、呼吸科病房、神经科病房、烧伤病房等重点部门物体表面的清洁、消毒。要使用专用的抹布等物品进行清洁和消毒。对医务人员和患者频繁接触的物体表面(如心电监护仪、微量输液泵、呼吸机等医疗器械的面板或旋钮表面、听诊器、计算机键盘和鼠标、电话机、患者床栏杆和床头桌、门把手、水龙头、开关等),采用适宜的消毒剂进行擦拭、消毒,被患者血液、体液污染时应当立即消毒。出现多重耐药菌感染暴发或者疑似暴发时,应当增加清洁、消毒频次。在多重耐药菌感染患者或定植患者诊疗过程中产生的医疗废物,应当按照医疗废物有关规定进行处置和管理。

四、合理使用抗菌药物

(1)医疗机构应当认真落实抗菌药物临床合理使用的有关规定,严格执行抗菌药物临床使用的基本原则,切实落实抗菌药物的分级管理,正确、合理地实施个体化抗菌药物给药方案,根据临床微生物检测结果,合理选择抗菌药物,严格执行围手术期抗菌药物预防性使用的相关规定,避免因抗菌药物使用不当导致细菌耐药的发生。

(2)医疗机构要建立和完善临床抗菌药物处方审核制度,定期向临床医师提供最新的抗菌药物敏感性总结报告和趋势分析,正确指导临床医师合理使用抗菌药物,提高抗菌药物处方水平。

五、建立和完善对多重耐药菌的监测

(一)加强多重耐药菌监测工作

医疗机构应当重视医院感染管理部门的建设,积极开展常见多重耐药菌的监测。对多重耐药菌感染患者或定植高危患者要进行监测,及时采集有关标本送检,必要时开展主动筛查,以及时发现、早期诊断多重耐药菌感染患者和定植患者。

(二)提高临床微生物实验室的检测能力

医疗机构应当加强临床微生物实验室的能力建设,提高其对多重耐药菌检测及抗菌药物敏感性、耐药模式的监测水平。临床微生物实验室发现多重耐药菌感染患者和定植患者后,应当及时反馈医院感染管理部门以及相关临床科室,以便采取有效的治疗和感染控制措施。患者隔离期间要定期监测多重耐药菌感染情况,直至临床感染症状好转或治愈,方可解除隔离。

临床微生物实验室应当至少每半年向全院公布一次临床常见分离细菌菌株及其药敏情况,包括全院和重点部门多重耐药菌的检出变化情况和感染趋势等。

第五节　碳青霉烯类耐药肠杆菌预防与控制标准

一、概念

碳青霉烯类耐药肠杆菌是对亚胺培南、美罗培南、厄他培南、多尼培南等任一碳青霉烯类抗菌药物耐药的肠杆菌，或是产生耐碳青霉烯酶的肠杆菌。

二、管理要求

(1)医疗卫生机构应建立包括碳青霉烯类耐药肠杆菌在内的多重耐药菌预防与控制的联席会议制度和多部门/科室的协作机制，明确各部门/科室和人员的职责，加强对本机构内多重耐药菌防控的指导与管理。

(2)医疗卫生机构应根据实际情况，针对监测、诊断、治疗、预防和控制等各个环节，制定并落实碳青霉烯类耐药肠杆菌管理的相关制度，并及时总结、分析、报告与反馈。

(3)医疗卫生机构应将碳青霉烯类耐药肠杆菌医院感染率作为反映医院感染监测控制质量的重要指标，纳入医疗质量管理考核体系，以推动各部门/科室落实防控职责。

(4)医疗卫生机构应至少每季度在机构内发布本机构的碳青霉烯类耐药肠杆菌的感染情况和在临床标本中检出情况。

三、患者识别和管理

(1)医疗卫生机构应建立碳青霉烯类耐药肠杆菌感染的监测和报告体系，并定期进行数据分析反馈，持续质量改进，有效降低其所致的医院感染率。

(2)医师应对碳青霉烯类耐药肠杆菌检出患者及时进行感染诊断，应在病历中明确记录碳青霉烯类耐药肠杆菌检出结果和感染诊断意见，确诊后应在 24 h 内向本机构的医院感染管理部门或分管医院感染管理工作的部门报告。

(3)医疗卫生机构宜开展碳青霉烯类耐药肠杆菌感染的目标性监测，目标性监测宜采取信息化的监测方式。

(4)医务人员发现碳青霉烯类耐药肠杆菌感染聚集或疑似暴发，应立即向本机构的医院感染管理部门或分管医院感染管理工作的部门报告。

四、患者隔离

(1)碳青霉烯类耐药肠杆菌感染或定植患者宜单人单间隔离，应有单独的卫生间。

(2)当需要隔离的人数多或隔离单人间不够时,宜将大小便失禁、使用侵入性设备,或伤口持续有分泌物的患者优先进行单人单间隔离;宜将感染或定植同一碳青霉烯类耐药肠杆菌菌种的其他患者隔离在同一个多人间。

(3)对碳青霉烯类耐药肠杆菌感染或定植患者,宜实行分组护理;护理碳青霉烯类耐药肠杆菌感染或定植患者的人员不宜参与其他患者的护理。

(4)对隔离患者,不宜有陪护人员。确需陪护的应限 1 人,且不应同时陪护其他患者。

(5)隔离病室入口应张贴接触隔离标识,隔离标识宜简要注明接触隔离要求及注意事项。

(6)碳青霉烯类耐药肠杆菌感染或定植患者宜隔离至出院。

(7)若患者长期住院,应连续两次采样阴性,且采样时间相隔 24 h 或以上,方可解除隔离。

(8)对已知既往有碳青霉烯类耐药肠杆菌感染或定植的患者,宜在主动筛查前实施隔离。

五、接触预防措施

(1)医疗卫生机构中工作人员应提高手卫生意识、依从性和正确率。

(2)在确保诊疗、护理、康复等工作的前提下,宜最大限度地减少与患者及其周围环境与使用物品的接触。

(3)医疗卫生机构工作人员在接触碳青霉烯类耐药肠杆菌感染或定植患者时,应佩戴手套,诊疗活动结束后,应脱去手套并立即进行手卫生;进行侵入性操作、大面积接触(如给患者翻身、擦浴)或处理患者排泄物时应穿隔离衣,诊疗活动结束后,应脱去隔离衣;一次性隔离衣由内向外,由上到下卷好,按感染性废物处置;需重复使用的隔离衣污染面向外卷成一束悬挂于床旁,并采取措施避免污染或放入专用收集容器。重复使用的隔离衣应至少每 24 h 更换 1 次。

(4)对碳青霉烯类耐药肠杆菌感染或定植患者使用的低度危险性物品和器械(如听诊器、体温表、血压计等)应专人专用,并定期清洁和消毒;不能专人专用的物品和器械(如轮椅、车床、担架、床旁心电图机、超声仪器等)在每次使用后应清洁和消毒。

(5)碳青霉烯类耐药肠杆菌感染或定植患者周围物品、环境和医疗器械,应按有关要求执行清洁消毒工作。

(6)碳青霉烯类耐药肠杆菌感染或定植患者转科/出院后,应对隔离病室或床单元进行终末消毒。

(7)对碳青霉烯类耐药肠杆菌感染或定植患者不宜进行探视。

(8)确需探视(如临终关怀)时,工作人员应督导探视者采取相应的隔离措施(穿隔离衣、做手卫生和戴手套等)。

六、患者转运

(1)应充分评估碳青霉烯类耐药肠杆菌感染或定植患者转运的必要性,避免不必要的转运;对大小便难以控制、有伤口分泌物的碳青霉烯类耐药肠杆菌感染或定植患者,对其转运应尤其慎重。

(2)确需转运时,转出科室医务人员应向患者和转运人员进行告知,说明转运过程中的注意事项。

(3)医务人员和转运人员在转运全程均应采取接触预防措施,包括戴手套,充分遮盖患者躯干、四肢和伤口等;对气道开放患者在转运前应评估其吸痰指征,并依据评估结果做相应处置,需吸痰时宜采用密闭式吸痰方式;对大小便难以控制的患者,应在转运前处理大小便,并采取相应保护措施(如尿布等)。

(4)碳青霉烯类耐药肠杆菌感染或定植患者需外出检查和诊疗时,转出科室工作人员应提前告知接诊科室,提前做好防控。

(5)碳青霉烯类耐药肠杆菌感染或定植患者在院内转科时,转出科室应在患者转科记录上注明其碳青霉烯类耐药肠杆菌的检出情况,并提前通知接收科室。

(周庆福　张萍)

第十三章　护士的职业防护

第一节　职业防护的相关概念及意义

一、护士职业安全的概念

（一）护士职业安全

护士职业安全是指为保障护士自身安全，采取适当、有效的防护措施，避免护士受到职业性危害因素的影响，防止发生职业损伤的一系列管理规定及防护措施。由于医院工作环境和服务对象的特殊性，医护人员常暴露于多种职业性危害因素中，若不注意个人的安全防护，不但不能履行治疗疾病、促进患者康复的职责，反而可能造成自身损伤或成为传播媒介和传染源，危害患者及自身健康。

（二）护士职业暴露

职业暴露是指由于职业关系而暴露在危险因素中，从而有可能损害健康或危及生命的情况。护士职业暴露是指护士在从事护理工作中接触有毒、有害物质或传染病病原体，从而有可能损害健康或危及生命的情况。

（三）护士职业危害

护士职业危害是指护士在工作中受到某些职业性危害因素的影响，导致护士的身心健康受到不同程度的直接或间接的伤害，包括职业性危害因素导致的损伤和与工作有关的疾病。和其他许多职业危害一样，绝大多数护士职业危害是可以完全预防的。

（四）护士职业防护

护士职业防护是指在护理工作中采取适宜有效的措施，保护护士免受职业损害因素的侵袭，或将其所受伤害降到最低。良好的护士职业防护需要在医院硬件建设时做到布局合理、设施齐全、环境整洁，同时医院管理者和护士个人也需做到思想重视、措施得力，尤其要制定各种保障护士职业安全的规章制度并遵照执行。

二、护理职业防护的意义

（一）规避护理职业风险

通过职业防护知识的学习及职业防护技能的规范化培训，可以提高护士的职业安全意识，自觉履行职业规范要求，有效控制职业性有害因素，科学有效地规避护理职业风险。

（二）提高护理职业安全感

安全的护理工作环境可使护士产生愉悦的心情，增加其职业满意度、安全感及成就感，使之形成对职业选择的认同感。同时，和谐安全的工作氛围可以缓解护士的心理压力，改善其精神卫生状况，提高其职业适应能力。

（三）提高护士职业生命质量

护理职业防护不仅可以避免职业性有害因素对护士的损害，而且可以控制由环境和行为不当引发的不安全因素。通过护理职业防护可以维护护士的身体健康，减轻其心理压力，增强其社会适应能力，从而提高护士的职业生命质量。

三、护理职业防护的管理

为了维护护士的职业安全，规范护士的职业安全防护工作，预防护理工作中的职业暴露，且在发生职业暴露之后能够得到及时有效的处理，必须要依据和参照国家相关法律法规和行业标准，充分做好护士职业防护的管理工作。

（一）建立职业安全管理体系

医疗机构应建立与完善职业暴露的监测体系，职业安全管理分为三级管理，即医院职业安全管理委员会、职业安全管理办公室、科室职业安全管理小组三级管理，明确职责，系统开展职业安全管理工作。

（二）健全完善职业安全管理制度

1.健全职业安全管理制度

建立与完善职业暴露后的保护与保障机制，如职业暴露风险评估标准、上报制度、处理程序等，并严格遵守职业安全制度，保障护士的职业安全。

2.规范护理操作行为

制订与完善预防各种职业暴露的工作流程，并规范护理操作行为，如预防血源性病原体职业暴露、锐器伤及化疗药物暴露等操作流程，使护理职业防护工作有章可循，从而减少各种职业暴露的机会。

（三）增强护士职业安全意识

1.安全知识培训

各级卫生行政管理部门要充分认识到护理职业暴露的危险性和严重性，以及做好护士职业防护的重要性和迫切性，提供一定的人力、物力、政策及技术支持，做好岗前培训和定期在职培训与考核，并把护理职业安全作为学校教育和毕业后教育的考核内容之一。

2.安全文化建设

将护理职业安全纳入护理风险管理，营造安全文化氛围，将护理安全文化与人性化管理系统融合起来，建立和强化护士的安全文化观念和意识。

（四）提供护理职业防护设备

按照安全、有效、科学、方便、经济的原则，以及按需分配、分级防护的原则提供防护用品。

1.配备安全防护设备和用品

（1）常用的防护设施及设备：层流净化设备、感应式洗手设施、生物安全柜等。

（2）个人防护用品：医用外科口罩、医用防护口罩、全面型呼吸器、面罩、面屏、护目镜、手套、帽子、防水围裙、一次性防渗透隔离衣、防护服、鞋套、靴套等。

（3）安全用具：带自动激活装置的安全型针具、无针静脉输液系统和锐器回收器等。

2.建立静脉药物调配中心

建立符合中华人民共和国国家标准《洁净室及相关受控环境性能及合理性评价》（GB/T 29469—2024）的操作环境，并配备经过培训的药师和护士。根据药物特性，采取有效的防护措施，严格按照操作程序配制化疗药物及抗生素等，保证临床用药的安全性和合理性，以减少药物对护士的损害和环境污染。

3.积极推进实施标准预防

护理工作中应采取标准预防措施，既要预防和控制血源性传播疾病的损害，也要防止非血源性传播疾病的损害；既要保护医务人员，也要保护患者。护士必须正确掌握分级防护标准、防护措施及各种防护用品的使用方法，避免防护不足或防护过度。

4.建立职业安全信息系统

建立职业安全信息化管理系统，根据暴露护士的情况及时采取补救措施，并进行追踪、随访，同时加强关注暴露护士的心理健康。

（陈云超　刘彩娟）

第二节　护士职业安全的危害因素及防护

一、生物性危害因素及防护

（一）生物性危害因素

护士面临的生物性危害因素主要包括细菌、病毒、支原体等微生物。这些微生物可以存在于患者的痰液、血液、尿液、粪便、体腔积液、脓液等各种分泌物和排泄物中，也可以存在于患者所用过的各种器具及衣物中。生物性危害主要通过血液、呼吸道、皮肤接触等途径导致护士感染，如血源性疾病可通过被污染的利器刺伤、割伤，或通过眼、鼻、口腔黏膜及皮肤等直接接触而感染。

（二）防护措施

生物性危害因素的防护属于医院感染控制的范畴，其基本防护措施在于进行标准预防，主要包括戴手套、洗手、戴口罩、戴护目镜或眼罩、避免锐器伤、规范处置医疗标本及废弃物等。此外，疫苗接种对预防职业感染有着积极的意义，如接种乙肝疫苗的预防有效率可达96％。

二、物理性危害因素及防护

（一）物理性危害因素

1.机械性损伤

机械性损伤包括跌伤、扭伤、撞伤等。

2.温度性损伤

温度性损伤包括易燃、易爆物品（如氧气、乙醇等）所致的烧伤，各种电器（如烤灯、高频电刀等）所致的灼伤等。

3.锐器伤

锐器伤最为常见，包括针头、刀片所致的刺伤、切割伤等，多发生于分离注射器、双手回套针帽、处置用过的针头或拔针时误扎自己及侵入性操作不熟练等。

4.辐射性损伤

辐射性损伤包括电离辐射损伤和非电离辐射损伤。

5.噪声

（二）防护措施

物理性危害因素的防护以锐器伤防护为主，主要措施如下：

(1)加强护士职业安全教育及整体素质教育,强化护士职业安全防护意识。

(2)制订合理的防护措施,规范操作程序,以减少和防止职业损伤的发生。如安全处理使用过的针头等。

(3)创造安全健康的工作环境,改进医疗器具,完善监测系统和防护设施,严格遵守临床废弃垃圾管理规定等。

(4)对发生职业损伤者,及时报告主管部门,按要求进行治疗处理。

(5)建立护士健康档案,定期查体。

(6)定期组织学习,分析总结经验,为质量管理部门改进管理提供依据。

(7)加强高危科室的管理和高危人群的预防接种,提高机体免疫力。

三、化学性危害因素及防护

(一)化学性危害因素

化学性危害因素对护士职业安全的影响主要表现为化学性药物的暴露和损伤。其可能的暴露和损伤方式主要包括吸入药物、粉尘或小液滴、皮肤黏膜直接接触等。临床上可能造成化学性危害的危险因素主要有消毒剂、麻醉剂及麻醉废气、各种药品(特别是抗肿瘤药物)等。

(二)防护措施

(1)规范、正确地保存和使用各种消毒剂、麻醉剂、药品等。必要时穿防护服,戴防护手套、呼吸防护装置、护目镜等,及时、彻底地洗手。

(2)正确配制、保存、应用可产生化学性危害的药物,尤其是抗肿瘤药物,保存时应保持包装的完整性和安全性,采取措施防止有害物质的泄漏,制订书面的配制有害物质的指导原则和操作规程,开展对相关人员的培训,避免怀孕或哺乳期护士接触这些药物。

(3)采取适当的工程技术进行防护,以防止护士遭受潜在的药物危害,如配备具有垂直层流装置的Ⅱ级生物安全柜等。

(4)建立和遵循非注射剂型有害药物的调配和分发规程。

(5)制订急救预案,以确保在化学性损伤发生时及时干预。

四、人体工效学危害因素及防护

(一)人体工效学危害因素

临床护士由于工作性质的原因,常需做较大强度的体力劳动,如搬运患者或重物,推平车、轮椅等。同时,护士在日常工作中也常需做弯腰、扭身等动作,使得腰部负荷较重,腰肌长期处于过度牵伸状态,可导致腰椎间盘突出、腰肌劳损、腰背痛等病症。此外,护士因长时间站立,其下肢静脉曲张发生率高于其他人群。手术室护士经常长时间固定于某种姿势，容易发生颈椎病、强直性体位等。

（二）防护措施

（1）加强身体锻炼，提高护士身体素质：如加强腰部锻炼，尤其是腰背肌、腰椎活动度的锻炼，可放松腰肌、改善局部血液循环，预防椎间盘退变；加强小腿部肌肉锻炼，可促进静脉回流。

（2）保持正确的劳动姿势，避免长时间维持同一劳动姿势：如避免长时间站立或弯腰等。

（3）正确使用劳动保护用具：如佩戴腰围以加强腰部的稳定性，穿软底鞋、弹力袜可预防下肢静脉曲张。

（4）定期体检，以便及早发现病症，并早期治疗。

五、心理社会性危害因素及防护

（一）心理社会性危害因素

护士职业的心理社会性危险因素是指护士工作对其自身造成的心理社会方面不良影响的各种因素。导致护士出现职业心理健康问题的因素主要有临床繁忙的工作、患者的痛苦与死亡等情景的负性刺激、抢救情境造成的职业紧张、担心差错导致的压力、非常态的人际环境、医患纠纷时潜在的暴力损害等，这些因素均可能引起护士发生各种职业心理健康问题，如心身耗竭、强迫征象、抑郁、焦虑等心身反应和疾病。

（二）防护措施

1.积极构建良好的护患关系

尽量避免因护患关系紧张导致的心理社会危害。

2.运用有效的应激应对技能

树立积极的应激应对理念，学会应用积极、正性的应对方式，有效应对心理社会因素所致的危害。

3.培养良好的性格特征

积极、乐观、开朗的性格特征有利于护士以积极的心态去应对各种可能面临的困难。

4.努力争取社会支持

护士帮助患者和自身争取多方社会支持，有利于构建良好的护患关系和工作关系。

5.注重劳逸结合

护士应合理安排自己的生活和工作，注意劳逸结合，经常性放松精神，有利于预防心身耗竭综合征。

6.寻求专业帮助

护士在应对应激时，应积极寻求专业人员的帮助，如专业指导、心理支持等。

（陈云超　徐海燕）

第三节 常见护理职业暴露及预防措施

一、血源性病原体职业暴露

血源性病原体是指存在于血液和某些体液中的能引起人体疾病的病原微生物，如乙型肝炎病毒(HBV)、丙型肝炎病毒(HCV)和艾滋病病毒(HIV)等。血源性病原体职业暴露是指护士在从事护理工作中，通过口、鼻、眼及其他黏膜、破损的皮肤或非胃肠道，接触含有血源性病原体的血液或其他潜在传染性物质的状态(破损皮肤包括皮炎、倒刺、割伤、擦伤、磨伤及痤疮等)。血液中的血源性病原体浓度最高，0.004 mL 血液所含有的乙肝病毒足以使受伤者感染乙型肝炎；其他依次为伤口分泌物、精液、阴道分泌物、羊水等。目前，已经证实有 20 余种病原体可通过破损的皮肤和黏膜进入体内。因此，必须通过采取综合性防护措施，减少护士感染 HBV、HCV、HIV 及梅毒等的机会。

(一)血源性病原体职业暴露的原因

1.锐器伤

锐器伤是导致护士血源性病原体职业暴露的主要原因，主要是被污染的针头刺伤或其他锐器伤。双手回套针帽、拔除注射针、整理用过的针头、采血是最常见的暴露环节。

2.黏膜暴露

护士操作时发生意外，患者的血液、分泌物溅入护士的眼睛、鼻腔或口腔中；在为患者实施心肺复苏时，直接对患者施行口对口人工呼吸。

3.皮肤暴露

护士在进行接触血液、体液的操作时未戴手套；手部皮肤存在破损，在接触患者的血液或体液时，未戴双层手套等。

(二)血源性病原体职业暴露的预防措施

血源性病原体职业暴露的预防，要筑好两道防线，即预防暴露和暴露后的预防。

1.强化职业安全意识

(1)教育培训：医院和科室应定期对护士进行血源性传播疾病的流行病学知识、预防血源性病原体职业暴露的重要性以及标准的安全工作流程等培训。

(2)安全文化：把预防血源性病原体感染纳入护理风险管理；营造安全文化氛围，将护理安全文化与人性化管理系统融合起来；建立和强化护士安全文化观念和意识。

2.加强职业暴露管理

(1)建立职业安全和预防血源性病原体职业暴露的管理制度。

(2)制订预防血源性病原体职业暴露的发生和发生后的管理机制和措施,以及实施流程。

(3)建立预防血源性病原体职业暴露的专项培训、考核和评价制度。

3.做好个人安全防护

护士在执行可能发生血液、体液暴露的操作时,应做好个人防护,防止皮肤、黏膜与患者的血液、体液接触,包括手卫生,戴手套、防喷溅口罩、护目镜或面屏,穿隔离衣或防护服等。常见预期暴露风险的个人防护措施见表 13-1。

表 13-1　常见预期暴露风险的个人防护措施

预期暴露风险	个人防护措施
接触患者前后及周围环境后	手卫生
直接接触血液、体液、分泌物、排泄物、黏膜及破损皮肤	手卫生、外科口罩、橡胶手套/灭菌橡胶手套
在进行可能发生患者体液(血液、组织液等)、分泌物、排泄物等喷溅的诊疗、护理操作时	手卫生、外科口罩、橡胶手套/灭菌橡胶手套、护目镜或防护面罩、隔离衣或防护服

(1)手卫生:护士在接触患者前后或者周围环境后,特别是接触血液、排泄物、分泌物及污染物品后,无论是否戴手套均需洗手,必要时进行手卫生消毒。

(2)戴手套:护士接触患者的体液(血液、组织液等)、分泌物、排泄物等物质时,应戴一次性使用医用橡胶检查手套,手上有伤口时应戴双层手套。

(3)戴口罩和护目镜:在诊疗、护理操作过程中,有可能发生患者的血液、体液喷溅到护士面部等情况,如吸痰、气管内插管等操作时,应戴医用外科口罩、护目镜或面屏,以保护眼睛和面部。

(4)穿隔离衣:在有可能发生血液、体液大面积喷溅或者有可能污染护士身体时,应穿具有防渗透性的隔离衣或防护服,以免受暴露风险。

4.严格执行安全注射

安全注射是指注射时不伤及患者和护士,并且保障注射所产生的废弃物不对社会造成损害。因此,要确保提供安全注射所需要的条件,并严格遵守安全操作规程。

5.做好医疗废物处理

按照医疗废物分类目录,将其分别置于符合中华人民共和国环境保护行业标准《医疗废物专用包装袋、容器和警示标志标准》(HJ 421—2008)的防渗漏、防锐器穿透的专用包装袋或者容器内。盛装的医疗废物达到包装袋或者容器的 3/4 时,应当使用有效的封口方式,使包装袋或者容器的封口紧实、严密,放到指定地点,并由专人运送处理。

二、锐器伤

锐器伤是一种由医疗锐器，如注射器针头、各种穿刺针、缝合针、手术刀、剪刀及安瓿等造成的皮肤损伤。锐器伤是一种常见的职业损害，污染的锐器的损害是导致护士发生血源性传播疾病最主要的职业暴露因素。

（一）锐器伤的原因

1.人员因素

（1）自我防护意识薄弱：对锐器伤的危害性认识不足，缺乏必要的防护知识和技能，是发生锐器伤不可忽视的重要原因。

（2）身心疲劳：护士由于各种原因导致的疲劳，工作匆忙导致遵守标准预防措施程度低；焦虑等负性心理状态也是发生锐器伤的原因。

2.防护用品因素

安全器具使用率低，防护用具不能就近获取；锐器回收器配备数量不足、规格不适宜、放置位置不合理；锐器回收器内的医疗废物过满等。

3.工作环境因素

（1）环境不符合要求：环境采光不良、拥挤、嘈杂等。

（2）患者不合作：在护理工作中遇到一些极度不配合的患者（如酗酒者、精神病患者），护士在操作中易产生紧张情绪，导致操作失误而发生锐器伤。

（3）发生意外：在操作过程中，患者突然躁动，也极易发生锐器伤。

4.操作行为因素

双手回套针帽；用手直接接触锐器；锐器传递不规范；处理各种针头及整理、清洗锐利医疗器械动作过大；将各种锐器随意丢弃；操作时未采取防护措施，注意力不集中，操作流程不规范等，都与锐器伤的发生有密切关系。

5.职业防护培训因素

医院开展职业安全防护教育培训不到位，培训时间不足或培训形式单一。

6.制度保障因素

预防锐器伤的相关制度、规范、流程、标准及预案等未建立、修订和完善。

（二）锐器伤的预防措施

1.强化职业安全意识

（1）教育培训：医院和科室应定期对护士进行预防锐器伤的重要性等安全意识培训，特别是新上岗护士和实习护士；每年对护士进行正确的、标准的安全工作流程培训；培训护士正确使用安全型护理用具；每年进行血源性传播疾病的流行病学知识培训。

（2）安全文化：把预防锐器伤和预防血源性病原体感染纳入护理风险管理；营造安全文化氛围，将护理安全文化与人性化管理系统融合起来；组织多种形式的活动，建立和强化护士的安全文化观念和意识。

2.加强锐器使用管理

(1)建立职业安全和预防锐器伤的管理制度。

(2)制订各类预防锐器伤发生和发生后的管理机制和措施,以及实施流程。

(3)建立各类预防锐器伤的专项培训、考核和评价制度。

3.使用安全型针具

选择带自动激活装置的安全型针具,如无针静脉输液系统、安全型采血针、自毁式注射器等。

4.保证工作环境安全

(1)采光:操作时保证环境光线充足、明亮、舒适。

(2)空间:操作台应平展、宽敞,物品摆放有序。

(3)物品:操作前,应确保各种用具、工具、辅助用品在护士的可及范围内,避免手持锐器远距离移动。

(4)评估:评估患者的合作程度,给不配合的患者进行穿刺操作时,应有他人协助,操作前评估所负责患者的血清学检测结果,穿刺时采取标准预防措施,为有明确血源性传播疾病的患者做穿刺操作时,应戴双层手套。

5.规范护理操作行为

(1)护士操作时应保持镇定,严格执行各项穿刺操作的规范和流程。

(2)手术中需传递锐器时,应将锐器(缝合针、手术刀、手术剪等)置于弯盘或托盘中进行无接触式传递。

(3)使用无菌穿刺针具过程中,如必须回套针帽,应单手或使用辅助工具回套针帽。

(4)应将锐器回收器放置在操作可及区域内。

6.正确处理污染锐器

(1)穿刺针、注射器针头等锐器一旦打开,无论是否使用均要按照损伤性废物处理;严禁将使用后的穿刺针故意弯曲、折断;严禁将使用后的针头回套针帽;严禁徒手分离注射器针头及刀片(手术刀、备皮刀等);严禁二次分拣使用后的针头;严禁徒手接触使用后的刀片、安瓿等锐器。

(2)应将使用后的穿刺针、安瓿、刀片等锐器直接放入防渗漏且防锐器穿透的锐器回收器,尺寸以能容纳各种锐器为宜,并加盖管理,只装3/4满,以减少刺伤的机会。封存好的锐器回收器要有清晰的标识。

(3)严格执行医疗废物分类标准,锐器不应与其他医疗废物混放。

7.建立信息管理系统

(1)建立锐器伤预防信息管理系统。

(2)在系统中建立预防锐器伤的相关制度和流程。

(3)建立锐器伤的登记、报告制度和流程,准确收集、分析数据信息。

(4)定期维护升级系统,保障信息发布的及时性、同步性和全面性。

8.加强护士健康管理

(1)积极关心受伤护士,做好心理疏导,及时有效地采取预防补救措施。

(2)对已发生锐器伤者,应定期进行血源性和体征性追踪检测与记录。

(3)由于设备或工具等原因造成的锐器伤,及时向有关部门反馈,减少或避免再次发生损害。

(4)适当调整护士工作强度,实行弹性排班制,加强诊疗高峰期的人力配备,以减轻护士的工作压力,提高工作效率和质量,减少锐器伤的发生。

(三)局部处理措施

1.锐器伤的紧急处理流程

(1)依靠重力作用从近心端向远心端轻轻挤压伤口,尽可能挤出损伤处的血液,再用肥皂水和流动水冲洗,禁止进行伤口的局部挤压。

(2)受伤部位的伤口冲洗后,应当用75%的乙醇或者0.5%碘伏进行消毒,深部或大的伤口可进行无菌包扎。

2.黏膜暴露

用生理盐水反复冲洗被污染的黏膜,直至冲洗干净。如果戴有隐形眼镜的眼睛黏膜暴露,首先冲洗眼睛,然后把隐形眼镜去掉,并按正常的方法清洗镜片。

3.报告

(1)立即上报感染性疾病科及院感科。

(2)暴露者到感染性疾病科门诊就诊,感染性疾病科再次评估暴露源及暴露级别,并协调检验科进行相关项目检查。根据暴露源种类选择疫苗接种或注射免疫球蛋白。

(3)患者抗-HIV(+):应立即向院感科、感染性疾病科、分管领导报告。由感染性疾病科对暴露者进行评估与防护指导,根据暴露级别和暴露源病毒载量水平决定是否实施预防性用药方案,并建档追踪管理。

(4)感染性疾病科出具相关的就诊病历。

4.职业暴露处置

(1)24 h内(尽早)留取基础血样检验,保留基础血样。

(2)根据暴露源种类选择疫苗接种或注射免疫球蛋白。

(3)发生HIV职业暴露后,预防性用药应尽早开始,最好在4 h内实施,最迟不得超过24 h,即使超过24 h也应当实施预防性用药。

5.职业暴露后随访

(1)督促暴露者按时进行疫苗接种和检验,暴露者需密切配合,定期进行监测。

(2)在职业暴露处理过程中,相关职能部门应为职业暴露者提供相应的咨询,必要时可请心理医师提供帮助。

(3)有关知情人应为职业暴露者进行保密,不得向无关人员泄露当事人的情况。

(陈云超　凡月月)

第十四章　风险评估与预防措施

第一节　跌倒评估与预防措施

一、概念

跌倒指住院患者在医疗机构任何场所，未预见性地倒于地面或倒于比初始位置更低的地方，可伴或不伴有外伤。所有无帮助及有帮助的跌倒均应包含在内，无论其由生理原因（如晕厥）还是环境原因（如地板较滑）造成。若患者是从一张较低的床上滚落至垫子（地面）上，也应视其为跌倒。

二、评估时机

所有住院患者入院时，护士均要给予跌倒评估，以确定是否存在风险，并给予跌倒防护措施。

1.首次评估

患者入院后 2 h 内完成评估，如遇急症手术等特殊情况，术后及时完成评估。

2.再次评估

评估为高风险患者需每日白班进行再评估。无风险、低风险患者每周进行一次再评估。有以下情况需要再次评估。

（1）病情变化，如手术前后、疼痛、意识、活动、自我照护能力等改变时。

（2）使用影响意识、活动或易导致跌倒的药物，如抗胆碱药、抗高血压药、镇静催眠药、抗癫痫药、缓泻药、利尿脱水药、降糖药、抗过敏反应药、阿片类止痛药、抗抑郁药、抗精神病药物、眼药水时等。

（3）转病区后。

(4)发生跌倒事件后。

(5)特殊检查治疗后。

(6)自动列为高风险患者/患儿解除后。

三、跌倒风险评估

跌倒风险评估如表 14-1 所示。

表 14-1　跌倒风险评估

项目	评分标准	分值
近 3 个月有无跌倒	无	0
	有	25
多于一个疾病诊断	无	0
	有	15
使用行走辅助用具	不需要、卧床休息、护士辅助	0
	拐杖、助行器、手杖	15
	依扶家具行走	30
静脉输液	否	0
	是	20
步态	正常、卧床不能移动	0
	虚弱无力(≥65 岁,乏力、弓背、步幅短,可能出现步态凌乱)	10
	功能障碍(站立困难,平衡差,无法独立行走)	20
认知状态	量力而行	0
	高估自己能力、忘记自己受限制	15
自动列入高风险项目	□中深度镇静及手术后(局麻除外)的麻醉过程及复苏后 6 h □产妇产后 24 h 内　□步态不稳　□肢体无力　□癫痫 □晚期妊娠　□重度贫血 □视物不清　□意识障碍 □头晕　□眩晕 □精神状态差	45

四、风险级别

风险级别如表 14-2 所示。

表 14-2 风险级别

风险级别	量表得分
无风险	0～24
低风险	25～44
高风险	≥45

五、预防措施

(1)保持地面清洁干燥,告知卫生间防滑措施(淋浴时有人陪伴),鼓励使用卫生间扶手,门诊区域、病区走廊、卫生间张贴预防跌倒标识,病房张贴“预防跌倒的措施”等温馨提示。

(2)提供足够的照明,夜晚开地灯,及时清除病房、床旁、通道及卫生间的障碍。

(3)教会患者/家属使用床头灯及呼叫器,放于可及处。

(4)病床高度合适,将日常物品放于患者易取处。

(5)专人(家属或陪护人)陪住,患者活动时有人陪伴,护士指导患者渐进坐起、渐进下床的方法。

(6)嘱患者穿舒适的防滑鞋及衣裤,为患者提供步态技巧指导,告知患者若行走时出现头晕、双眼发黑、下肢无力、步态不稳等情况时,立即原地坐(蹲)下或靠墙,呼叫工作人员帮助。

(7)应用平车、轮椅时使用护栏及安全带,锁定病床、轮椅、担架床和坐便椅。

(8)向患者和家属提供跌倒预防宣教,评估并记录患者和家属对宣教的接受情况。

(9)如患者神志障碍,必要时限制患者活动,适当约束,家属参与照护。

(10)加强营养,定期协助患者排尿、排便。需服用镇静安眠类药物助眠者,嘱其服药前排尿,以免夜间因药物作用导致意识不清而摔倒。

(崔丽萍　韩艳艳)

第二节　压力性损伤评估与预防措施

一、概念

压力性损伤是指皮肤或/和皮下组织的局部损伤，通常位于骨突出部位，或与医疗器械或其他器具相关。这种损伤可表现为皮肤完整或开放性溃疡，可伴有疼痛。这种损伤是由强和/或持久的压力或者压力联合剪切力引起的。机械负荷包括皮肤与固体表面接触时对个体软组织施加的所有类型的力。机械负荷通常以正交力（垂直于皮肤表面的力，如压力）或剪切力（平行于皮肤表面的力）为特征。沿皮肤表面持续摩擦可能导致发红、炎症或伤口，称为擦伤性水疱。这些并不被视为压力性损伤，短时间高负荷和长时间低负荷均可能导致组织损伤。皮肤与支撑面间的微环境在 1 期或 2 期压力性损伤的形成方面具有重要作用。微环境是指湿度和温度。随着微环境水平的增加，皮肤越来越脆弱（更易受损），强度越来越低。过度干燥的皮肤脆弱，易破损。

二、分期

（一）Ⅰ期

伤处指压不变白红斑。局部组织表皮完整，出现非苍白性红斑，深肤色人群可能会出现不同的表现。局部呈现的红斑或感觉、温度或硬度变化可能会先于视觉的变化。颜色变化不包括紫色或褐红色，出现这些颜色可能表明存在深部组织压力性损伤。

（二）Ⅱ期

伤处部分真皮层缺失。伤口床是有活力的，基底面是粉红色或红色，潮湿，可能会呈现完整或破裂的血清性水疱，但不会暴露脂肪层和更深的组织。不存在肉芽组织、腐肉和焦痂。在不良的环境中，骨盆和脚跟皮肤受剪切力的影响通常会导致Ⅱ期压力性损伤。该期应与潮湿相关的皮肤损伤（MASD），如尿失禁性皮炎（IAD）、擦伤性皮炎（ITD）、医用胶黏剂相关的皮肤损伤（MARSI）或创伤性伤口（皮肤撕裂、烧伤、擦伤）区分。

（三）Ⅲ期

伤处全层皮肤缺损。溃疡内可呈现脂肪以及出现肉芽组织和外包（创面边缘会有卷边）。可能呈现腐肉和/或焦痂。损坏组织深部按解剖位置而异，脂肪较多的部位可能会呈现较深的创面。窦道也可能存在，但不暴露筋膜、肌肉、肌腱、韧带、软骨和/或骨头。如果腐肉或坏死组织掩盖了组织缺损的程度，即出现不可分期的压力性损伤。

（四）Ⅳ期

伤处全层组织缺损。溃疡面暴露筋膜、肌肉、肌腱、韧带、软骨或骨溃疡。伤口床可见腐肉或焦痂。上皮内卷、潜行、窦道经常可见。深部按解剖位置而异。如果腐肉或坏死组织掩盖了组织缺损的程度，即出现不可分期的压力性损伤。

（五）不可分期

伤处全层皮肤和组织缺损，因腐肉或焦痂掩盖了组织损伤的程度。一旦腐肉和坏死组织去除后，将会呈现Ⅲ期或Ⅳ期压力性损伤。在缺血性肢体或脚后跟存在稳定焦痂（干燥、附着、完整，无红斑或波动感）时不应将焦痂去除。

（六）可疑深部组织损伤

伤处完整或非完整的皮肤局部出现持续的非苍白性深红色、栗色或紫色变色，或表皮分离后出现深色伤口床或充血水泡。在发生颜色改变前往往会有疼痛和温度变化。在深肤色人群中变色可能会有不同。在骨隆突处强烈的压力和/或持续的压力和剪切力会导致该损伤的出现。伤口可能会迅速发展，呈现实际组织损伤程度或可能恢复而无组织损伤。如果出现坏死组织、皮下组织、肉芽组织、筋膜、肌肉或其他潜在结构，这表明全层组织压力性损伤（不可分期、Ⅲ期或Ⅳ期）。不能使用可疑深部组织压力性损伤来描述血管、创伤、神经性伤口或皮肤病。

三、风险因素和风险评估

风险评估是临床实践的一个重要组成部分，其目标在于识别出易患压力性损伤的个体，以便确定适当的干预措施，并防止压力性损伤的发生。尽早进行系统化风险评估和全面的皮肤评估（最迟不能晚于入院后 8 h），以识别群体发生压力性损伤的风险。如果个体的状况出现了任何显著的变化，应重新进行评估，对所有的风险评估进行记录，为具有压力性损伤风险的个人制订并实施针对性风险防治预案。识别出其他风险因素（灌注和氧合作用、营养状况不良以及皮肤湿度增加），并在使用风险评估工具的同时加以临床判断，应考虑一些因素（体温升高、年龄大、感官知觉、血液学指标和一般健康状况）对个体发生压力性损伤的潜在影响。在压力性损伤的预防、分类、诊断和治疗中，皮肤和组织评估非常重要，应是每一次风险评估的组成部分。皮肤和皮下组织的状况是压力性损伤早期体征的指标。皮肤状态和功能的变化，如干燥、变薄和发炎会削弱皮肤屏障的功能，并增加了对多种皮肤问题的易感性，包括浅表压力性损伤。重点为骨隆突处的皮肤。检查皮肤是否有红斑，并辨别红斑出现的原因以及是否有扩展现象（指压可变白红斑或指压不变白红斑）。每次皮肤评估中包括的因素有皮肤温度、水肿、周围组织相关的组织一致性变化。由于黑色素性皮肤上的红斑不可能总是能够识别出来，故局部发热、水肿以及周围组织相关的组织一致性的变化可作为判定早期压力性损伤的指标。压疮的评估如表 14-3 所示。

表 14-3　Braden 压疮评估量表

项目	评分			
感知	1 分(完全受限)	2 分(大部分受限)	3 分(轻度受限)	4 分(没有改变)
机体对压力所引起的不适感的反应能力	对疼痛刺激无反应(没有呻吟、退缩或紧握)或者绝大部分机体对疼痛的感觉受限	只对疼痛刺激有反应,能通过呻吟、烦躁的方式表达机体不适。或者机体一半以上的部位对疼痛或不适感有感觉障碍	对其讲话有反应,但不是所有时间都能用语言表达不适感。或者机体的一到两个肢体对疼痛或不适感有感觉障碍	对其讲话有反应,机体没有对疼痛或不适的感觉缺失
潮湿	1 分(持久潮湿)	2 分(经常潮湿)	3 分(偶尔潮湿)	4 分(很少潮湿)
皮肤处于潮湿状态的程度	由于出汗、小便等原因使皮肤一直处于潮湿状态,每当移动患者或给患者翻身时就可发现患者的皮肤是潮湿的	皮肤经常但不总是处于潮湿状态,床单每天至少每班换一次	每天大概需要额外换一次床单	皮肤通常是干的,只需按常规换床单即可
活动能力	1 分(卧床不起)	2 分(局限于轮椅)	3 分(可偶尔步行)	4 分(经常步行)
躯体活动的能力	限制在床上	活动行动能力严重受限或没有行走能力	白天在帮助或无需帮助的情况下偶尔可以走一段路。每天大部分时间在床上或椅子上度过	每天至少两次室外行走,白天醒着的时候至少每 2 h 行走一次
移动能力改变	1 分(完全受限)	2 分(严重受限)	3 分(轻度受限)	4 分(不受限)
控制躯体位置的能力	在没有帮助的情况下不能完成轻微的躯体或四肢的位置变动	偶尔能轻微地移动躯体或四肢,但不能独立完成经常的或显著的躯体位置变动	能经常独立地改变躯体或四肢的位置,但变动幅度不大	独立完成经常性地大幅度体位改变
营养	1 分(重度营养摄入不足)	2 分(营养摄入不足)	3 分(营养摄入适当)	4 分(营养摄入良好)
平常的食物摄入模式	从来不能吃完一餐饭,很少能摄入所给食物量的 1/3,每天能摄入两份或以下的蛋白质量(肉或者乳制品),很少摄入液体,没有摄入流质饮食。或者禁食或清流质摄入或静脉输入大于 5 d	很少吃完一餐饭,通常只能摄入所给食物量的 1/2,每天蛋白质摄入量是 3 份肉或乳制品。偶尔能摄入规定食物量。或者可摄入低于理想量的流质或者管饲	可摄入供给量的一半以上。每天 4 份蛋白质量(肉或者乳制品),偶尔拒绝肉类,如果供给食物通常会吃完。或者管饲或全肠外营养(TPN)能达到绝大部分的营养所需	每餐能摄入绝大部分食物,从来不拒绝食物,通常吃 4 份或更多的肉和乳制品,两餐间偶尔进食。不需其他补充食物

续表

项目	评分		
摩擦力和剪切力	1 分(有此问题)	2 分(有潜在问题)	3 分(无明显问题)
摩擦力和剪切力	移动时需中到大量的帮助,不可能做到完全抬空而不碰到床单,在床上或椅子上经常滑落。需要在大力帮助下重新摆体位。痉挛、挛缩或躁动不安通常导致摩擦	躯体移动乏力,或者需要一些帮助,在移动过程中,皮肤在一定程度上会碰到床单、椅子、约束带或其他设施。在床上或椅子上可保持相对好的位置,偶尔会滑落下来	能独立在床上或椅子上移动,并且有足够的肌肉力量在移动时完全抬空躯体。在床上或椅子上总是保持良好的位置
总分 23 分,15～18 分为低危,13～14 分为中危,10～12 分为高危,≤9 分为极高危			

四、干预措施

(一)预防性皮肤护理

(1)尽可能避免个体的红斑区域受压。

(2)保持皮肤清洁干燥,特别要注意皮肤褶皱处。

(3)使用 pH 值中性的皮肤清洁剂。

(4)不要按摩或频繁摩擦可能发生压力性损伤的皮肤。

(5)实施个性化的失禁管理。失禁之后立即清洗皮肤,并涂抹护肤品以保护皮肤不再暴露。

(6)考虑使用润肤露湿润干燥的皮肤,以降低皮肤损伤的风险。

(二)预防压力性损伤的新兴疗法

新兴疗法包括微环境控制、设计可减少剪切力和摩擦力的纤维织物、给予预防性敷料以及脊髓损伤个体的电刺激,均证明可以预防压力性损伤。

(1)骨隆突处(如足跟、骶骨等)敷贴聚氨酯泡沫敷料,以预防频繁受到摩擦力和剪切力的解剖区域发生压力性损伤。

(2)在选择预防性敷料时,应考虑敷料管理微环境的能力、易用性和易揭除性,定期评估皮肤的保护能力、敷贴敷料的解剖位置以及正确的敷料尺寸。

(3)如果敷料受损、移位、松动或过度潮湿,应更换该预防性敷料。

(三)压力性损伤预防和治疗中的营养

(1)营养是消化足够量的糖类、蛋白质、脂肪、维生素、矿物质和液体以满足营养需求的过程。营养不良指的是任何形式的营养失衡现象。营养不良与一些不良后果有关，其中包括压力性损伤和伤口难愈风险。

(2)对具有压力性损伤风险或患有压力性损伤个体的营养状况进行筛查。为具有压力性损伤风险或患有压力性损伤的个体制订个性化的营养护理方案，确保其具有足够的热量、蛋白质、维生素和矿物质摄入量。

(3)对评估为具有压力性损伤风险或患有压力性损伤的个体，提供并鼓励其每天摄入足够的液体，以便进行水合作用。

(四)翻身和早日活动

在压力性损伤的预防中，个体的翻身和活动是非常重要的组成部分。以一种姿势(身体特定部位)长时间坐、卧，无法使压力在身体表面重新分配，可能导致软组织持续变形，最终导致出现缺血和不可避免的组织损伤。

(1)对具有压力性损伤风险或患有压力性损伤的个体进行翻身，除非存在禁忌证，避免皮肤经受压力和剪切力，定期检查足跟皮肤，确保足跟不接触床面，有时称为“悬浮足跟”状态。使用简单的技术，如提起床单，避免推、拉、拖的行为动作。

(2)确定翻身频率时，应考虑可使用的压力重新分配支撑面，使用30°倾斜侧卧位(右侧、背面、左侧交替)。

(3)对患者翻身的方式应能够缓解或重新分配压力。对具有指压不变白红斑的患者，避免使骨隆突处受力，不要使用环形减压器械。

(4)在不减压的情况下，应限制个体坐在椅子上的时间。

(五)医疗器械相关的压力性损伤

医疗器械相关的压力性损伤是指使用诊断或治疗用器械所导致的压力性损伤。

(1)评估成人和儿童使用医疗器械是否有压力性损伤的风险。根据器械的压力或剪切力所造成伤害最小的原则来选择医疗器械。

(2)检查医疗器械下及其周围的皮肤是否存在压力相关损伤的体征，每日至少两次。

(3)保持医疗器械下的皮肤清洁干燥。

(4)为预防医疗器械相关压力性损伤，应考虑使用预防性敷料。

五、压力性损伤的处理原则

(1)Ⅰ期压力性损伤患者局部使用半透膜敷料或水胶体敷料加以保护；禁止按摩局部发红皮肤，不宜使用橡胶类圈状物。每次更换敷料时，应观察压力性损伤是否存在需要改变治疗方案的体征，在每次换敷料时均对压力性损伤进行清洗。选择统一、一致的方法测定伤口的长度和宽度，或伤口区域，以便于对治疗期间伤口测量结果进行有意义的比较。

(2)Ⅱ期压力性损伤应保护创面，避免感染，如果两周内压力性损伤无愈合的迹象，应重新评价压力性损伤评估方案。

(3)Ⅲ～Ⅳ期压力性损伤清除坏死组织，选择合适的敷料，控制感染，管理渗液，根据渗液多少定时更换敷料。考虑使用含表面活性剂或抗菌剂的清洗液对含有碎片、证实感染、疑似感染或疑似高水平细菌定植的压力性损伤进行清洁，使用清洗液清洁伤口时应施加足够的压力，同时避免损伤组织或驱使细菌进入伤口。

(4)对可疑深部组织损伤和不可分期的压力性损伤需进一步全面评估，选择合适的清创时机。可疑深部组织损伤应避免急而强烈的清创，根据组织损伤程度选择相应的处理方法。选择最适合个体、创面和临床情况的清创方法。最常见的清创方法是外科/锐性清创术、自溶清创术、酶促清创术、生物清创术和机械清创术，对于保守锐性清创术和手术/锐性清创术，使用无菌器械。

(5)不要清除缺血肢体上的稳定、干硬的结痂(干燥、黏附、完好、无红斑或波动感)，因其可作为“身体天然(生物)覆盖物”。

六、术中个体管理

压力性损伤通常会在手术室或病房的个体中发生。人们通常认为手术后发生的压力性损伤是在手术(外科)期间引起的，但是压力性损伤的形成并不总是有明确的时间。从压力性损伤形成到在皮肤中可见的时间通常为几小时到3～5天。然而，某些损伤显然与术中制动有关，因为手术期间患者无法移动，固定在一个相对较硬的平面上，无法感觉到压力和剪切力引起的疼痛，也不能改变自己的体位以缓解压力。

(1)对接受手术的患者，应考虑一些额外风险因素，包括手术前的制动时间、手术时间、手术期间低血压状态、手术期间核心体温较低以及术后第1天的行动不便等。

(2)手术期间，患者的摆位方式应减少压力性损伤形成的风险。当个体处于俯卧位时，使用额外的支撑面(如面部垫)缓解面部和身体所承受的压力。请勿将个体直接放置在医疗器械上，除非不可避免。

(3)确保足跟不接触手术台表面。

七、脊髓损伤个体管理

脊髓损伤个体由于不能活动、感觉减退以及诱发皮肤破裂的病理生理性改变，其患压力性损伤的风险增加。

(1)个性化地选择轮椅/座椅支撑面，以及姿势和压力重新分配的相关设备并定期进行重新评估，同时考虑身体大小和外形、姿势和畸形对压力分配的影响、活动性和生活需求。

(2)将患有压力性损伤的个体安置在座椅支撑面上，其能够贴合身体轮廓、均匀压力分布以及具有高标准陷入或减压能力。

(3)座位要有适当的倾斜度，以防止患者在轮椅/座椅上向前滑动；调整脚踏板和扶手，以保持合适的姿势和压力再分配。

(4)考虑卧床休息的时间,以促进坐骨和骶骨溃疡的愈合。

(5)避免坐骨溃疡患者以完全垂直的姿势坐在椅子上或床上。

(崔丽萍　赵晓琳)

第三节　静脉血栓栓塞症的评估与预防措施

一、概念

静脉血栓栓塞症(venous thromboembolism, VTE),是指血液在静脉内不正常凝结,使血管完全或不完全阻塞,属静脉回流障碍性疾病。VTE包括深静脉血栓形成(deep venous thrombosis, DVT)和肺血栓栓塞症(pulmonary thromboembolism, PTE),两者相互关联,是VTE在不同部位和不同阶段的两种临床表现形式。深静脉血栓形成:血液在深静脉腔内异常凝结,阻塞管腔,导致静脉回流障碍,引起远端静脉压力增高、肢体肿胀、疼痛及浅静脉扩张等临床表现,多见于下肢,可造成不同程度的慢性深静脉功能不全。肺血栓栓塞症:来自静脉系统或右心的血栓阻塞肺动脉或其分支所致的疾病,以肺循环和呼吸功能障碍为其主要临床和病理生理特征,是导致住院患者死亡的重要原因之一。

二、评估时机

护士接诊患者24 h内完成首次评估,手术、转科、病情变化或出院前均需重新评估风险;应在患者病情或治疗变化如进行手术或介入操作(术前24 h内、术中、术后24 h内)、转科(转科后24 h内)、护理级别发生变化、报/停病危(病重)、住院期间进行中心静脉置管、确诊恶性肿瘤等特殊情况时,进行VTE风险评估;应在患者出院前24 h内,进行VTE风险评估。

三、VTE高风险因素

(一)患者自身相关因素

高龄、肥胖、易栓症、既往VTE史。

(二)疾病相关风险因素

恶性肿瘤(包含现患、化疗或既往恶性肿瘤)、各种原因卧床制动、感染、创伤、骨折。

(三)手术/治疗相关风险因素

手术(时间、类型、部位、方式)、雌激素治疗、中心静脉置管等。

(四)既往已知的遗传性风险因素

抗凝血酶缺乏、蛋白C基因或S基因缺乏、凝血因子V基因Leiden突变、凝血酶原基因G20210A突变。

(五)获得性风险因素

活动性恶性肿瘤、抗磷脂抗体综合征、既往VTE史、VTE家族史、获得性易栓症、急性心肌梗死和/或缺血性脑卒中、正在进行激素治疗、近期(≤1个月)创伤、近期(≤1个月)外科手术、急性感染和/或风湿性疾病、急性内科疾病住院、制动(需卧床休息至少3 d)、内科重症患者、心脏和/或呼吸衰竭。

四、VTE评估工具

(一)外科患者

外科患者宜使用Caprini风险评估量表进行评估,护士可按Caprini风险评估量表(见表14-4)的风险分级,判断患者为血栓低风险、中风险、高风险。低风险1～2分,中风险3～4分,高风险≥5分。

表14-4 Caprini风险评估量表

危险因素	评分
年龄41～60岁	1分
计划小手术	1分
大手术史(1个月内)	1分
肥胖(BMI>30 kg/m^2)	1分
卧床的内科患者	1分
炎症性肠病史	1分
下肢水肿	1分
静脉曲张	1分
严重的肺部疾病,含肺炎(1个月内)	1分
肺功能异常,慢性阻塞性肺疾病	1分
急性心肌梗死(1个月内)	1分
充血性心力衰竭(1个月内)	1分
败血症(1个月内)	1分
输血(1个月内)	1分

续表

危险因素	评分
下肢石膏或肢具固定	1 分
中心静脉置管	1 分
口服避孕药或激素替代治疗	1 分
妊娠期或产后(1 个月内)	1 分
原因不明的死胎史,复发性自然流产(≥3 次),由于毒血症或发育受限原因早产	1 分
年龄 61～74 岁	2 分
大手术(<60 min)*	2 分
腹腔镜手术(>60 min)*	2 分
关节镜手术(>60 min)*	2 分
既往恶性肿瘤	2 分
肥胖(BMI>40 kg/m^2)	2 分
年龄≥75 岁	3 分
大手术持续 2～3 h*	3 分
肥胖(BMI>50 kg/m^2)	3 分
VTE 病史	3 分
血栓家族史	3 分
现患恶性肿瘤或化疗	3 分
肝素引起的血小板减少	3 分
未列出的先天或后天血栓形成	3 分
抗心磷脂抗体阳性	3 分
凝血酶原 G20210A 阳性	3 分
凝血因子 V Leiden 阳性	3 分
狼疮抗凝物阳性	3 分
血清同型半胱氨酸升高	3 分
脑卒中(1 个月内)	5 分
急性脊髓损伤(瘫痪)(1 个月内)	5 分
选择性下肢关节置换术	5 分
髋关节、骨盆或下肢骨折	5 分
多发性创伤(1 个月内)	5 分
大手术(超过 3 h)	5 分

注:①每个危险因素的权重取决于引起血栓事件的可能性。如癌症的评分是 3 分,卧床的评分是 1 分,前者比后者更易引起血栓。②*只能选择一个手术因素。

(二)内科患者

内科患者宜使用 Padua 风险评估量表(见表 14-5)进行评估,经风险评估后,可按 Padua 风险评估量表的风险分级,判定为血栓低风险、高风险。低风险<4 分,高风险≥4 分。

表 14-5 Padua 风险评估量表

危险因素	评分
活动性恶性肿瘤,患者先前有局部或远端转移和/或 6 个月内接受过化疗和放疗	3 分
既往静脉血栓栓塞症	3 分
制动,患者身体原因或遵医嘱需卧床休息至少 3 d	3 分
已有血栓形成倾向,抗凝血酶缺乏症,蛋白 c 或 s 缺乏,凝血因子 V Leiden 及凝血酶原 G20210A 突变,抗磷脂抗体综合征	3 分
近期(≤1 个月)创伤或外科手术	2 分
年龄≥70 岁	1 分
心脏和/或呼吸衰竭	1 分
急性心肌梗死和/或缺血性脑卒中	1 分
急性感染和/或风湿性疾病	1 分
肥胖(BMI≥30 kg/m^2)	1 分
正在进行激素治疗	1 分

五、VTE 各项检查项目

(一)凝血四项

凝血酶原(PT)系列:使用肝素或华法林期间,以维持国际标准化比值(INR)2~3,PT 25~30 s,活化部分凝血活酶时间(APTT)1.5~3.0 倍为宜;D-二聚体:来源于纤溶酶溶解的交联纤维蛋白凝块,主要反映纤维蛋白溶解功能,增高见于继发性纤维蛋白溶解功能亢进,如高凝状态、弥散性血管内凝血、肾脏疾病、器官移植排斥反应、溶栓治疗等。

(二)上/下肢静脉 B 超

B 超可诊断患者有无血栓及血栓是否稳定。

(三)怀疑易栓症的检查

怀疑易栓症的患者可检查抗心磷脂抗体,凝血酶原 G20210A,凝血因子 V Leiden,

狼疮抗凝物，血清同型半胱氨酸酶等。

（四）有肿胀测量

有肿胀的患者应测量2处下肢周径（大腿：髌骨上缘以上15 cm；小腿：髌骨下缘以下10 cm）并左右对照/复查对照。巧记法：一看二按三测量，看有无皮纹，按压有无凹陷，测量腿围。

（五）影像检查

（1）B超是诊断下肢静脉血栓的首选方法，但髂静脉和下腔静脉受肠腔气体的干扰，不一定能显示清楚。

（2）下肢静脉数字减影血管造影（DSA）是诊断血管疾病的“金标准”，微创。

（3）肺动脉计算机体层成像血管造影（CTA）诊断肺动脉栓塞的分辨率高。

六、预防措施

（一）基础预防

1.良好的生活方式

患者应戒烟，戒酒，控制血压及血糖（控制在3.9～8.0 mmol/L），饮食宜清淡、低脂，富含维生素，多饮水（2000～3000 mL/d），改善血液黏稠度。偏瘫侧肢体和下肢应避免穿刺，减轻血管损伤。

2.早期功能锻炼

护士应鼓励患者早期下床活动；抬高肢体，病情允许的情况下，保持肢体功能位，抬高患肢20°～30°，协助患者做好抬臂、翻身等动作；腘窝及膝下避免垫硬枕，以免影响小腿静脉回流。踝泵运动：患者取平卧位或半卧位，踝关节主动、用力伸直和屈曲，达到不能再伸直和再屈曲的程度，4次/天，分早、中、晚、睡前，每次3～5 min，也可随时做踝泵运动。踝关节运动：保持肢体功能位，做踝关节内旋、外翻、背屈等活动。

（二）机械/物理预防

足底静脉泵/间歇充气加压泵，梯度压力弹力袜。禁忌证：不稳定血栓。

（三）药物预防

低分子肝素、低剂量普通肝素、华法林、利伐沙班等，选择其中一种即可。

（张萍　王琳）

第四节　骨质疏松症

骨质疏松症(osteoporosis,OP)是一种以骨量降低和骨组织微结构破坏为特征,导致骨骼脆性增加和易于发生骨折的代谢性疾病。本病各年龄段均可发病,但常见于老年人,尤其是绝经后的女性,其发病率居所有代谢性骨病的首位。本病按病因可分为原发性和继发性两类。原发性 OP:又分为两种亚型,即Ⅰ型(绝经后骨质疏松症)和Ⅱ型(老年性骨质疏松症);继发性 OP:病因明确,常由内分泌代谢性疾病(性腺功能减退症、甲亢、甲旁亢、库欣综合征、1 型糖尿病)或全身性疾病引起。

一、病因与发病机制

正常成熟骨的代谢主要以骨重建(bone remodeling)形式进行。原发性 OP 的病因和发病机制仍未阐明。凡可引起骨的净吸收增加和/或骨形成减少的因素都会导致骨丢失和骨质量下降,脆性增加,直至发生骨折。更年期后,男性的骨密度下降速度一般慢于女性,因为后者除增龄外,还有雌激素缺乏因素的参与。

(一)骨吸收因素

1.性激素缺乏

雌激素减少使破骨细胞功能增强,加速骨的丢失,这是绝经后骨质疏松症的主要病因。而雄激素缺乏在老年性 OP 发病中起了重要作用。

2.活性维生素 D 缺乏和甲状旁腺激素(PTH)增高

由于高龄和肾功能减退等原因,致肠钙吸收和 $1,25(OH)_2D_3$ 生成减少,PTH 代偿性分泌增多,导致骨转换率加速和骨丢失。

3.细胞因子表达紊乱

骨组织的白介素(IL-1、IL-6)和肿瘤坏死因子(TNF)等分泌增加而护骨素减少,导致破骨细胞活性增加和骨吸收增加。

(二)骨形成因素

1.峰值骨量降低

青春发育期是人体骨量增加最快的时期,在 30 岁左右达到峰值骨量(peak bone mass,PBM)。PBM 主要由遗传因素决定,并与种族、骨折家族史、瘦高身材等临床表现以及发育、营养和生活方式等相关联。

2.骨重建功能衰退

成骨细胞的功能与活性缺陷导致骨形成不足和骨丢失。骨重建功能衰退可能是老年性 OP 的重要发病原因。

（三）骨质量下降

骨质量主要与遗传因素有关，包括骨的几何形态、矿化程度、微损伤累积、骨矿物质与骨基质的理化与生物学特性等。骨质量下降导致骨脆性和骨折风险增高。

（四）不良的生活方式和生活环境

高龄、吸烟、长期卧床、体力活动过少、酗酒、蛋白质摄入不足、维生素 D 摄入不足、光照少、长期服用糖皮质激素等为骨质疏松症的危险因素。

二、临床表现

（一）骨痛和肌无力

轻者无症状，仅在 X 线摄片或骨密度测量时被发现。较重者常诉腰背疼痛、乏力或全身骨痛。骨痛通常为弥漫性，无固定部位，检查不能发现压痛区（点）。仰卧或坐位时疼痛减轻，直立后伸或久立、久坐时疼痛加剧；日间疼痛轻，夜间和清晨醒来时疼痛加重。乏力常于劳累或活动后加重。负重能力下降或不能负重。

（二）骨折

患者常因轻微活动、创伤、弯腰、负重、挤压或摔倒发生骨折。脊柱压缩性骨折多见于绝经后 OP，可引起驼背和身高变矮，多在突发性腰背疼痛后出现。髋部骨折多在股骨颈部，以老年性 OP 多见。

（三）并发症

驼背和胸廓畸形者可出现胸闷、气短、呼吸困难，甚至发绀等表现；肺活量、肺最大换气量和心排血量下降，极易并发上呼吸道和肺部感染。部分骨折患者常因感染、心血管病或慢性衰竭而死亡；幸存者生活自理能力下降或丧失，长期卧床加重骨丢失，使骨折极难愈合。

三、实验室及其他检查

（一）骨量的测定

骨矿物质含量（bone mineral content，BMC）和骨矿物质密度（bone mineral density，BMD）测量是判断低骨量、确定骨质疏松的重要手段，是评价骨丢失率和疗效的重要客观指标。其测量方法包括单光子吸收测定法、双能 X 线吸收测定法、定量超声检查。骨转换的生化测定多数情况下，绝经后 OP 早期（5 年）为高转换型，而老年性 OP 多为低转换型。

1.与骨吸收有关的生化指标

空腹尿钙或 24 h 尿钙排量是反映骨吸收状态最简易的方法，但受钙摄入量、肾功能等多种因素的影响。尿羟脯氨酸和羟赖氨酸，血浆抗酒石酸酸性磷酸酶在一定程度上也可反映骨的转换吸收状况。

2.与骨形成有关的生化指标

与骨形成有关的生化指标包括血清碱性磷酸酶(ALP)、血清型胶原羧基前肽和血骨钙素。

(二)骨形态计量和微损伤分析

结合骨组织学及生理学,用定性定量方法计算出骨组织参数,以评价、分析骨结构及骨转换。该方法目前主要用于探讨OP的早期形态与功能变化。

(三)X线检查

X线检查是一种简单而较易普及的检查OP的方法。

四、诊断要点

详细的病史和体检是临床诊断的基本依据,但确诊有赖于X线检查或BMD测定并确定是低骨量[低于同性别PBM的1个标准差(SD)以上但小于2.5个SD]、OP(低于PBM的2.5个SD以上)或严重OP(OP伴一处或多处骨折)。OP性骨折的诊断主要根据年龄、外伤骨折史、临床表现以及影像学检查确立。正、侧位X线摄片(必要时可加特殊位置片)确定骨折的部位、类型、移位方向和程度,CT和MRI对椎体骨折和微细骨折有较大诊断价值,CT三维成像能清晰显示关节内或关节周围骨折,MRI对鉴别新鲜和陈旧性椎体骨折有较大意义。骨痛和肌无力轻者无症状,仅在X线摄片或骨密度测量时被发现;较重者常诉腰背疼痛。

五、治疗

(一)一般治疗

1.合理膳食

补充足够的蛋白质有助于OP的治疗。多进食富含异黄酮类的食物,如大豆等对保持骨量有一定作用。老年人还应适当增加含钙丰富食物的摄入,如乳制品、海产品等。增加富含维生素D、维生素A、维生素C及含铁的食物,以利于钙的吸收。少饮酒、咖啡和浓茶。宜选择低钠、高钾、高钙和高不饱和脂肪酸的食物。

2.补充钙剂和维生素D

不论何种类型的OP,均应补充适量钙剂,使每天元素钙摄入量达800～1200 mg。除增加饮食钙含量外,可补充碳酸钙、葡萄糖酸钙、枸橼酸钙等制剂。同时服用维生素D 400～600 IU/d,促进钙吸收。

3.加强运动

多从事户外运动,加强负重锻炼,增强应变能力,减少骨折的发生。运动类型、方式和量根据患者具体情况而定。避免肢体制动,加强个人防护。

4.纠正不良生活习惯和行为偏差

戒烟忌酒等。

5.避免使用致 OP 药物

此类药物包括抗癫痫药、苯妥英钠、苯巴比妥、加巴喷丁、扑米酮等。

(二)对症治疗

对疼痛者给予适量非甾体抗炎药,如阿司匹林或吲哚美辛;发生骨折或遇顽固性疼痛时,可应用降钙素制剂,有镇痛作用,还能抑制骨吸收,促进钙在骨基质中的沉着。骨畸形者应局部固定或采用其他矫形措施,防止畸形加剧。有骨折时应给予牵引、固定、复位或手术治疗,同时应尽早辅以物理和康复治疗,尽早恢复运动功能。

(三)特殊治疗

1.性激素补充治疗

按患者的个体情况选择性激素的种类、剂量和给药方式。雌激素补充治疗主要用于女性绝经后 OP,如无禁忌证可应用雌激素替代治疗 5 年。雄激素则可用于男性老年患者。

2.二膦酸盐

二膦酸盐抑制破骨细胞生成和骨吸收,主要用于骨吸收明显增强的代谢性骨病(如变形性骨炎、多发性骨髓瘤)、绝经后 OP 患者等。老年性 OP 不宜长期使用,必要时应与 PTH 等促进骨形成类药物合用。常用制剂有依替膦酸二钠、帕米膦酸钠和阿仑膦酸钠。用药期间需补充钙剂。有血栓性疾病和肾功能不全者禁用。

3.降钙素

降钙素为骨吸收的抑制剂,主要适用于高转换型 OP、OP 伴或不伴骨折、变形性骨炎、急性高钙血症或高钙血症危象。主要制剂有:鲑鱼降钙素、鳗鱼降钙素、降钙素鼻喷剂等。孕妇和过敏反应者禁用。应用降钙素制剂前需补充数日钙剂和维生素 D。

4.PTH

小剂量 PTH 可促进骨形成,增加骨量,对老年性 OP、绝经后 OP、雌激素缺乏的年轻妇女和糖皮质激素所致的 OP 均有治疗作用。PTH 可单用或与雌激素、降钙素、二膦酸盐或活性维生素 D 联合应用。

(四)继发性 OP 的治疗

继发性 OP 应针对病因进行治疗。

六、护理诊断及护理措施

(一)有受伤的危险

患者有受伤的危险与骨质疏松导致骨骼脆性增加有关。

1.预防跌倒

保持病房灯光明暗适宜和地面干燥，相关设施齐全，如楼梯有扶手、梯级有防滑边缘、病床有床挡。尽量将常用的私人物品放置在固定位置，保持走道通畅。离床活动时应有人陪同，选择合适的裤子并穿防滑鞋。行动不便者，在他人陪同下使用助行器或轮椅。睡觉时将床挡拉起，加强巡视。在洗漱及用餐时段，应加强对意外的预防。当患者使用利尿药或镇静药时，严密防范其因频繁如厕以及精神恍惚所产生的意外。

2.心理护理

骨质疏松症患者由于疼痛、害怕骨折、发生骨折后限制活动等，容易出现焦虑等不良心理反应。护士要协助患者及家属适应其角色与责任，尽量减少对患者康复治疗不利的心理因素。

3.用药护理

(1)钙剂宜空腹服用，多饮水，以增加尿量，减少泌尿系结石形成的机会。同时服用维生素 D 时，不可与绿叶蔬菜一起服用，以免形成钙螯合物而减少钙的吸收。

(2)性激素必须在医生的指导下使用，剂量要准确，与钙剂、维生素 D 同时使用。服用雌激素应定期进行妇科和乳腺检查，阴道出血应减少用量，甚至停药。使用雄激素应定期监测肝功能。

(3)服用二膦酸盐应晨起空腹服用，同时饮清水 200～300 mL，服药后半小时内不能进食或喝饮料，也不能平卧，应采取立位或坐位，以减轻对食管的刺激。不能咀嚼或吮吸药片，以防发生口咽部溃疡。如出现咽下困难、吞咽痛或胸骨后疼痛，应警惕可能发生食管炎、食管溃疡和食管糜烂等情况，应立即停止用药。

(4)服用降钙素应注意观察不良反应，如食欲减退、恶心、颜面潮红等。

(二)疼痛

骨痛与骨质疏松有关。

1.休息

患者卧硬板床休息 1 周，可缓解疼痛。

2.对症护理

(1)使用骨科辅助物。必要时使用背架、紧身衣等，以限制脊椎的活动度和给予脊椎支持，从而减轻疼痛。

(2)物理疗法。对疼痛部位给予湿热敷、按摩，以及超短波、低频及中频电疗法等可缓解疼痛。

(3)用药护理。正确评估疼痛的程度，按医嘱使用镇痛药。吲哚美辛、阿司匹林等应餐后服用，以减轻胃肠道反应。

(三)潜在并发症

并发症常见为骨质疏松性骨折。

1.救治原则

骨折先固定，后搬动；如休克，应先抢救休克，后处理骨折。

2.搬运

动作要稳、准、轻，防止扭转躯干和肢体，以免加重损伤。

3.体位

脊柱损伤、骨盆骨折等患者需绝对卧床；四肢骨折患者应保持患肢功能位，抬高患肢局部制动。

4.病情观察

观察患者生命体征、患肢末梢血运及感觉、运动等情况。

5.预防并发症

并发症包括深静脉血栓、压力性损伤等。

6.手术治疗

手术治疗者，按骨科手术前后护理常规执行。

七、健康指导

（一）疾病预防指导

随着年龄的增长，均有不同程度的骨量丢失，在达到峰值骨量前就应开始预防骨质疏松症。青少年时期应建立良好的生活方式和饮食习惯，如加强户外运动及保证充足的钙摄入。成年后尽量延缓骨量丢失的速度和程度，除生活方式和运动指导外，对绝经后 OP 患者还应在医生的指导下正确补充雌激素等。

（二）疾病知识指导

护士应指导患者摄入高钙、高蛋白质、高维生素饮食，动物蛋白不宜过多。少饮碳酸饮料，少吃糖及食盐，戒烟酒，避免咖啡因的摄入。多进行户外运动，如步行、游泳、慢跑、骑自行车等，避免剧烈、有危险的运动。运动要循序渐进，持之以恒。

（三）预防跌倒

护士应加强预防跌倒的宣传教育，加强保护措施，如家庭、公共场所的防滑、防绊、防碰撞等措施。指导患者维持良好姿势，改变姿势时动作应缓慢。必要时可建议患者使用手杖或助行器，以增加其活动时的稳定性。嘱患者选择合身的衣裤和鞋，大小适中，且有利于活动。

（四）用药指导

护士应指导患者按时正确服用各种药物，学会自我监测药物不良反应。应用激素治疗的患者应定期检查，以早期发现可能出现的不良反应。

（王晓宇　赵晓琳）

第十五章 健康教育

第一节 健康评估的概念与重要性

一、概念

健康评估可以简单地理解为是对一个人的健康状况作出评判。但要真正准确理解其内涵,需要从护理程序以及整体护理理念的角度来看。护理程序包含评估、诊断、计划、实施与评价五个循环往复的步骤。从中可以看出,评估是启动护理程序的第一个步骤,有了全面系统的评估之后,才能正确作出护理诊断,进而制订及实施护理计划。而最后一步的评价,其中很重要的环节是通过对护理对象健康状况的评估来判断所实施的护理措施是否有效,可能存在的问题在哪里。健康评估贯穿于护理程序的始终。

从临床护理的角度,健康评估是系统地收集和分析护理对象的健康资料,以明确其健康状况、所存在的健康问题及其可能的原因,明确其护理需要,进而作出护理诊断的过程。健康评估是实施整体护理的基础和保证,是护士执行护理程序所必备的能力。

二、健康评估的重要性

早在南丁格尔时期,人们就已经意识到评估在护理实践中的重要性。弗洛伦斯·南丁格尔(Florence Nightingale)非常强调护理观察的重要性。她认为护士需要具有收集资料的技能,如观察和记录生命体征的能力。同时,她还强调通过与护理对象的交流以获取其健康与疾病相关信息是非常重要的。此外,她认为环境是影响护理对象健康状况的重要因素,在评估时还应该评估护理对象的生活环境。随着整体护理理念与实践的不断深入,护理对象的范围已经从患者扩展到健康人,从个体扩展到家庭、社区等群体,健康评估的内涵也在不断扩展。健康评估作为当代护士必须具备的核心能力之一，已是不争的事实，并在临床实践过程中发挥了重要的作用，彰显了护理学专业的独特价值。对护理对象的健康状况及可能的相关因素进行全面、系统、深入、精准的评估已经成为护理实践的重要组成部分。在临床护理实践中，如果护士不能准确地进行健康相关资料的收集，缺乏对健康资料进行综合分析、解释和诊断性推理的能力，就不可能在制订护理计划之前确认护理对象所存在的护理诊断/问题，其护理干预的行为也随之失去了科学的基础。因此，系统地研究健康评估的基本理论、基本知识和基本技能，是护理实践的重要内容。护士应该将在护理实践中通过评估确认护理对象对健康问题的生理、心理及社会等方面的反应，并在此基础上作出护理诊断的行为视为护理专业自主的、独特的、有别于医疗诊断的职责和临床护理工作的有机组成部分。

（王晓宇　王琳）

第二节　健康教育与健康促进

一、健康教育概念

健康教育是通过有计划、有组织、有系统的社会和教育活动，促使人们自愿地改变不健康的行为和影响健康行为的相关因素，消除或减轻影响健康的危险因素，预防疾病，促进健康和提高生活质量。

健康教育的核心问题是促使目标人群改变不健康的行为和生活方式，采纳健康行为；健康教育的对象是人群；健康教育的干预活动应建立在调查研究基础之上；健康教育的干预措施主要是健康信息的传播。行为和生活方式是人类健康和疾病的主要决定因素之一。许多不健康的行为和生活方式因受生活条件、社会习俗、文化背景、经济条件、卫生服务等影响，导致改变行为和生活方式是一个艰巨的、复杂的过程。为此要采取各种方法帮助群众了解他们自己的健康状况并做出自己的选择，以改善他们的健康。同时还必须增进健康行为的相关因素，如获得充足的资源、有效的社区开发和社会的支持及自我帮助的技能等。因此，健康教育必须是有计划、有组织、有系统的教育过程，才能最终达到预期的目的。

健康教育可分为专业性健康教育和普及性健康教育。专业性健康教育主要由健康教育专业机构的公共卫生医师承担，普及性健康教育主要由医疗卫生机构中的医务人员、担负基本公共卫生服务任务的基层卫生工作者和社会工作者等承担。

迄今为止，仍有不少人把健康教育与卫生宣传等同起来。无疑，通过健康信息的传播和教育提供基本知识与技能来武装个体、家庭和社区，使其做出更健康的选择是十分必要的，但当个体和群体做出健康选择时，更需要得到物质的、社会的和经济环境的支持，如积极的政策、可获得的卫生服务等，没有这些条件要改变行为是困难的。因此，卫生宣传仅是健康教育的重要手段，如果不能有效地促使群众积极参与并自觉采纳健康行为，这种健康教育是不完善的。健康教育应是包含多方面要素的系统活动，如仅仅告诉群众什么是健康行为，这不是健康教育。健康教育应提供改变行为所必需的条件，以促使个体、群体和社会的行为改变。

二、健康促进概念

健康促进是健康教育的发展和延伸。关于健康促进，世界卫生组织的定义是促使人们维护和提高他们自身健康的过程，是协调人类和环境的战略，它规定个人与社会各自所负的责任。这一定义既表达了健康促进的目的和哲理，也强调了其范围和方法。劳伦斯·格林教授等则认为，健康促进是指一切能促使行为和生活条件向有益于健康改变的教育与生态学支持的综合体。在这一定义中，健康教育在健康促进中起主导作用，这不仅是因为健康教育在促进行为改变中起重要作用，而且它对激发领导者拓展健康教育的政治意愿，促进群众的积极参与以及寻求社会的全面支持，促成健康促进氛围的形成都起到极其重要的作用。

(一)健康促进的行动领域

首届国际健康促进大会上通过的《渥太华宪章》将五个方面的活动列为优先领域。

1.制定健康的公共政策

健康的公共政策是一项健康投资和确保人类和社会可持续发展的机制，也是确保平等获得健康条件的机制，它包括政策、法规、财政、税收和组织改变等。

2.创造支持性环境

环境与健康息息相关。政府应帮助创造安全、舒适、满意、愉悦的工作、生活和休闲条件，为人们提供免受疾病威胁的保护，促使人们提高增进健康的能力。

3.强化社区行动

健康促进工作要立足于社区，发动社区的力量，利用社区的资源，其中社区群众的参与是社区行动的核心，要让群众参与社区健康问题的诊断，确定优先项目，做出决策，设计策略及其执行，以提升群众的积极性和责任感。

4.发展个人技能

通过提供健康信息、健康教育和提高生活技能以支持个人和社会的发展，这样做的目的是使群众能更有效地维护自身的健康和他们的生存环境，并做出有利于健康的选择。

5.调整卫生服务方向

世界卫生组织提出："卫生部门的作用不仅仅是提供临床与治疗服务，而必须坚持健康促进的方向。卫生系统的发展必须由初级卫生保健原则和有关政策推动，使其朝着改善人群健康的目标前进。”同时指出，卫生部门要“立足于把完整的人的总体需求作为服务内容”。此外，健康促进也明确了卫生服务中的责任，要求由个人、社区组织、卫生专业人员、卫生服务机构和政府共同承担。

（二）健康促进的三项基本策略

1.倡导

倡导政策支持，卫生部门和非卫生部门对健康负有责任，要努力满足群众的需求和愿望，积极提供环境支持，促进卫生资源的合理分配并保证把健康作为政治和经济的一部分。社会各界要强化对健康措施的认同，卫生部门要积极调整服务方向，激发社会和群众对健康的关注，并做出健康选择，从而创造有利于健康的社会、经济、文化与环境条件。

2.赋权

帮助群众具备正确的观念、科学的知识和可行的技能，激发其朝向完全健康的潜力，促使他们获得能够明智地、有效地预防疾病和解决个人、群体健康问题的能力，从而有助于保障人人享有卫生保健及资源平等机会。

3.协调

协调个人、社区、卫生机构、其他社会经济部门、地区行政机构、非政府与志愿者组织等在健康促进中的利益和行动，组成强大的联盟和社会支持体系，以保证更广泛、更平等地实现健康目标。

综上所述，健康促进的概念要比健康教育更为完整，因为健康促进涵盖了健康教育和生态学因素。健康促进是健康教育发展的结果。健康促进是新公共卫生方法的精髓，是“健康为人人”全球战略的关键要素。当然，这个意义上的健康促进不可能是某一组织、某一部门的专业活动得以实现的，还需要全社会的共同努力。

（张瑞玲　徐海燕）

第三节　健康相关行为

一、健康相关行为

人的行为是指具有认知、思维能力并有情感、意志等心理活动的人，对内外环境因素刺激所做出的能动反应，是有机体在外界环境刺激下所产生的生理、心理变化的反应。

人类的行为既具有生物性又具有社会性，人类的生物性决定了人类行为的生物性，主要表现在尽管对人类的行为起主要决定因素的是环境和后天的学习，但是与遗传也密切相关。同时，人类的生物性也决定了人类的各种本能行为，如摄食行为、性行为、睡眠行为、自我防御行为、好奇和追求刺激的行为等。人类的社会属性决定了人类行为的社会性。人类的社会属性全部是通过社会化方面获得的，其主要内容包括习得社会生活技能、社会生活行为规范，形成价值观、世界观和人生目标，获得社会角色和社会地位等。要使健康教育实现自己的根本任务，促进人们行为向有利健康的方向变化，就要注重社会化，使得每一个社会成员通过社会化养成有益于自身、他人和社会的健康行为和生活方式。

（一）行为的影响因素

行为的发生、发展受到自身因素和环境因素的影响。

1.自身因素

人自身有很多因素可以影响其行为，如遗传因素、生理因素等，其中最为重要的是心理因素。人的心理因素可以从不同的方面，以不同的机制来影响人的行为。其中需求和需要是人类行为的根本动因，人在需要的基础上产生动机，驱动人类采取行为，进而满足需求。人在同一时间常常是多种需要并存，在这种情况下不同动机可能相互矛盾和竞争，形成动机冲突。冲突的结果是产生出优势动机，决定着相应的行为。动机冲突中哪种动机会成为优势动机，受各种主客观因素的影响，如认知因素、态度、情绪和情感、意志等。

2.环境因素

自然环境、经济、法规、社会制度、社会思想意识、社会道德、风俗习惯、宗教、教育、家庭、工作、人文地理、医疗卫生服务等都是人类行为发生、发展的外在环境，有的对人的行为的影响是间接性的，有的是潜在性的。

（二）健康相关行为与行为干预

个体或群体与健康或疾病有关的行为称为健康相关行为，包括促进健康行为和危害健康行为。

1.促进健康行为

促进健康行为是个体或群体在客观上有利于自身和他人健康的行为。其可分为五类：日常健康行为，如合理营养、积极锻炼、充足的睡眠、饭前便后洗手等；避开环境危害行为，如不接触疫水、积极应对紧张生活事件等；戒除不良嗜好，如戒烟、限酒等；预警行为，如驾车时使用安全带等；合理利用卫生服务，如定期体检、预防接种等。

2.危害健康行为

危害健康行为是不利于自身和他人健康的一组行为。其可分为四类：不良生活方式，如吸烟、酗酒、缺乏体育锻炼等；致病性行为模式，如与冠心病密切相关的A型行为模式等；不良疾病行为，如疑病、讳疾忌医、不遵从医嘱等；违规行为，如吸毒等。

3.健康教育行为干预(或行为矫正)

行为矫正是运用传播、教育、指导、说服、鼓励、限制等方法和手段来帮助个体或群体改变危害健康的行为,采纳促进健康的行为以及强化已有的健康行为的健康教育活动。

二、健康相关行为理论

人类的健康相关行为与其他行为一样是一种复杂的活动,受到遗传、心理、自然与社会环境等众多因素的影响,因此,健康相关行为的转变也是一个相当复杂的过程,各国学者、专家提出多种健康相关行为理论,以期改变人们的健康相关行为,促进人类健康。目前,国内外应用于健康教育和健康促进的健康相关行为理论可分为三个层次:应用于个体水平的理论,包括知信行模式、健康信念模式、行为改变阶段模式、理性行为和计划行为理论;应用于人际水平的理论,如社会认知理论、社会网络与社会支持、紧张和应对互动模式;应用于社区和群体水平的理论,如创新扩散理论、社区组织和社区建设模式等。这里主要介绍比较常用的、应用于个体水平的几种健康相关行为理论。

(一)知信行模式(KABP 或 KAP)

知信行模式是知识、信念和行为的简称。这一模式认为,卫生保健知识和健康信息是建立积极、正确的信念和态度,进而改变健康相关行为的基础,而信念和态度则是行为改变的动力。只有当人们了解有关的健康知识,建立起积极、正确的信念和态度,才有可能主动地形成促进健康的行为,摒弃危害健康的行为。这一模式简洁、直观、明了,多年来广泛应用于我国健康教育工作。然而,该模式也有其局限性,常常会出现知识与行为之间的不一致。

(二)健康信念模式(HBM)

该模式在产生促进健康的行为,摒弃危害健康的行为的实践中大致有以下过程:

(1)充分让人们对他们目前的不良行为方式感到害怕(知觉到威胁)。

(2)让人们坚信,一旦他们改变不良行为,将会得到非常有价值的结果(知觉到益处),同时清醒地认识到行为改变中可能出现的困难(知觉到障碍)。

(3)使人们感到有信心、有能力通过长期努力改变不良行为(自我效能)。

健康信念模式对于解释和预测健康相关行为,帮助设计健康教育调查研究和问题分析,指导健康教育干预有很高的价值,但因涉及的因素较多,信度和效果检验比较困难。

(三)行为改变阶段模式

行为改变阶段模式认为,人的行为变化不是一次性的事件,而是一个渐进的和连续的过程,在行为变化的不同阶段需要综合应用不同的心理学理论加以干预。行为改变阶段模式将这种行为变化解释为一个连续的、动态的、由五个不同的阶段构成的过程。

1.无意识阶段

处于这一阶段的人没有在未来6个月内改变自己行为的意向。他们不知道或没有意识到自己存在不健康行为的危害性，对于行为转变没有兴趣。如“我不可能有问题”“吸烟不可能引起冠心病”。转变策略：帮助他们提高认识，推荐有关读物和提供建议。

2.意图阶段

处于该阶段的人们打算在未来6个月内采取行动，改变危害健康的行为，但却一直无任何行动和准备行动的迹象。这时候他们会意识到改变行为的益处，同时也会意识到改变行为的代价。利益和代价的均衡常使人们处于极度的矛盾之中，导致他们停留在这一阶段不再前进。转变策略：可以帮助他们拟定行为转变计划，提供专题文章或邀请参加专题报告会，提供转变行为的技能，指导行为转变的方法和步骤。

3.准备阶段

进入该阶段的人们将在未来1个月内改变行为。他们开始做出行为转变的承诺并有所行动，如向朋友和亲属宣布行为转变的决定，事实上他们在过去的1年中已经有所行动，如向他人咨询有关转变某行为的事宜、购买需要的书籍、制订行为转变时间表等。转变策略：提供给他们规范性行为转变指南，确定切实可行的目标；采取逐步转变行为的步骤；寻求社会支持，包括同事、朋友和家属的支持，确定哪些为倾向因素、促成因素和强化因素；克服在行为转变过程中可能出现的困难。

4.改变行为阶段

处于该阶段的人们在过去的6个月内已做出了行为改变。转变策略：争取社会的支持和环境的支持、邀请行为转变成功者做现身说法、寻求同伴的帮助等。

5.维持阶段

人们已经取得行为转变的成果并加以巩固。许多人取得了行为转变成功之后，往往放松警惕而造成复发。复发的常见原因是过分自信、经不起引诱、精神或情绪困扰、自暴自弃等。转变策略：这一阶段需要做取得行为转变成功的一切工作，创造支持性环境和建立互助组等。

（王晓宇　张瑞玲）

第四节　健康教育计划的设计、实施与评价

任何一项健康教育计划都由设计、实施和评价三部分组成，三者之间相互制约、密不可分。健康教育计划设计是基于研究目标人群有关健康问题及其特征，形成该健康问题的理论假设，提出解决该健康问题的目标以及为实现这些目标所采取的一系列具

体的方法、步骤和策略，为项目的实施奠定基础，同时又为科学的评价提供量化指标。实施是按照计划设计所规定的方法和步骤来组织具体活动，并在实施过程中修正和完善计划。评价是评估计划所规定的目标是否达到以及达到的程度。

一、健康教育计划设计

（一）制订健康教育计划的原则

1.目标指向原则

计划设计必须有明确的总体目标，即宏观的、计划理想的最终结果和切实可行的具体目标或具体的、量化的、可测量的目标，从而确保以最少的投入产出最大的效益。

2.参与性原则

社区政府和居民共同参与社区健康教育决策、参与健康教育计划和行动、评估和管理。参与性原则是保证社区健康教育项目成功的重要原则。

3.整体发展原则

健康教育计划要体现出整体性和全局性，目标要体现出长远性和先进性。

4.可行性原则

制订计划时要一切从实际出发，因地制宜地进行计划设计，要符合实际，易为目标人群所接受，切实可行。

5.灵活性原则

计划设计要留有余地，并制订相应的应变对策，以确保计划的顺利实施。

（二）健康教育计划设计思路

健康教育计划设计模式有多种，虽然在不同的场所开展健康教育时的计划内容各不相同，但在计划制订的程序上都是基本相同的，一般有以下几个程序：健康教育诊断（又称为“健康教育需求评估”）、确定优先项目、确定计划目标、制订教育策略（干预）。

1.健康教育诊断

在设计健康教育计划时，首先要通过系统地调查、测量来收集各种有关资料，并对这些资料进行分析、归纳、推理、判断，确定或推测人群的健康问题有关的行为和行为影响因素，以及健康教育资源可得情况，从而为确定健康教育干预目标、策略和方法提供依据。

2.确定优先项目

通过健康教育诊断，可以发现社区的需求和健康问题是多方面、多层次的。必须从中找出选择涉及面广、发生频率高，对目标人群健康威胁严重，对社会经济发展、社区稳定影响较大，发病频率或致残致死率高、后果严重、群众最关心的健康问题作为首先解决的对象，以最小的投入寻求最佳的效果。确定优先项目，就是确定优先干预的健康问题和行为问题。健康教育着眼于行为干预，因此在确定优先项目时还应该考虑干预效果的问题，即应当选择通过健康干预，能有效地促使其发生可预期改变的健康问题。有些健康问题虽然也普遍存在，但若目前没有有效的干预方法，就不应该作为优先，如妇女的乳腺增生、中老年男性的前列腺肥大等；而心血管疾病、代谢性疾病和生活行为习惯有比较明确的关系，也有比较成熟的干预方法，常常是社区健康教育项目的优先选择。

3.确定计划目标

一个健康教育计划必定要有明确的目标，并且是可以测量的，这是计划实施和效果评价的依据。

(1)总体目标：又称“远期目标”，是指在执行某项健康教育计划后预期应达到理想的影响和效果，它是宏观的、笼统的、长远的。

(2)具体目标：具体目标是为实现总体目标所要达到的具体结果，是明确的、具体的、可测量的。

4.确定健康教育干预策略和干预框架

(1)确定目标人群(干预对象)：干预对象是健康教育计划中干预的对象或特定群体。那些受疾病或健康问题影响最大、问题最严重，处在最危险状态的人群可确定为目标人群。目标人群可分为三类。一级目标人群：希望这些人群实施所建议的健康行为。二级目标人群：对一级目标人群有重要影响的人，或能激发、教育和加强一级目标人群行为和信念的人，如行政领导、亲属、朋友等。三级目标人群：社区行政领导、该地区卫生政策的决策者、经济资助者和其他对计划的成功有重要影响的人。

(2)确定干预内容：要根据不同目标人群的特点来确定三类行为影响因素，即倾向因素、促成因素和强化因素。

(3)确定干预策略：干预策略的制订要紧紧围绕目标人群的特征和健康教育计划目标，理想的干预策略应该包括教育策略、社会策略、环境策略三个方面。

①教育策略：常用的教育策略包括健康信息的传播、健康技能培训和行为干预等。实践表明，任何一种方法并不一定适合于所有的教育场合和教育对象，各种方法都有自己的特点和局限性。因此，要根据特定的场合、人群和环境的变化而不断调整策略，同时要注意运用易于为目标人群所接受、简便易行、可操作性强、经济的干预技术。②社会策略：通过政策、法规、制度、规定等在学校、工作场所激励健康的行为和生活方式，远离不健康的行为。③环境策略：改善有关社会文化环境和物质环境，促进目标人群健康行为的建立。

(4)确定干预场所：一个健康教育计划是否能得到有效的实施，一定程度上取决于干预场所的确定是否合理。以下是干预策略实施的五类主要场所：教育机构、卫生机构、工作场所、公共场所和居民家庭。实施健康教育计划时，可以上述五类场所同时并举，但更多的是根据主客观条件和需要选择其中几类。

二、健康教育计划实施

实施是按照健康教育计划去开展健康教育活动、实现计划中拟订的目标和获取实际效果的过程，这是所有健康教育计划的主体工作部分，也是健康教育活动的重点部分和关键部分。健康教育计划实施工作可归纳成五大环节：制订实施工作时间表、控制实施质量、建立实施的组织机构、配备和培训实施工作人员、配备所需设备物件和健康教育材料。健康教育计划实施中应充分发挥政策、法规和组织的作用。由于健康教育活动涉及多部门、多学科、多手段，因此健康教育计划实施的首要任务是做好社会动员，在当地政府的组织领导下，动员社区资源，规划社区行动，提高群众参与社区工作的积极性以及发展社区成员间的相互支持，进而发展与改善社区经济、社会、文化状况，依靠自己的力量去实现健康教育计划目标。

三、健康教育计划评价

评价是客观实际与预期目标进行的比较，是一个系统地收集、分析、表达资料的过程。计划评价不仅能使我们了解健康教育计划的效果如何，还能全面监测、控制，最大限度地保障计划的先进性和实施质量，从而也成为计划取得预期效果的关键措施。评价工作是健康教育计划设计的重要组成部分，贯穿于整个项目设计、实施和评价的始终。

（一）形成评价

形成评价又称为“诊断评价”，是在计划执行前或执行早期对计划内容所做的评价，包括为制定干预策略所做的健康教育诊断及为计划设计和执行提供所需的基础资料。其目的在于使计划符合目标人群的实际情况，使计划更科学、更完善。形成评价主要内容包括：根据目标人群特征和需求，健康教育计划的目标是否准确？干预策略是否清晰？策略、措施和方法是否可行？健康教育计划所涉及的人力、组织、工作机制、资源分配是否合理？目标人群能否参与项目工作？信息反馈渠道是否通畅？形成评价的基本方法有预试验、专家咨询、专题小组讨论和现场调查等。

（二）过程评价

过程评价是计划实施过程中监测计划各项工作的进展，了解并保证计划的各项活动能按规划的程序发展，即对各项活动的跟踪过程。过程评价起始于健康促进项目开始实施之际，贯穿于计划执行的全过程，包括对计划的设计、组成、实施过程、管理、工作人员工作情况等进行评价。过程评价是评估健康教育计划活动的质量与效率，目的在于控制健康教育计划实施的质量，有效地监督和保障计划的顺利实施，从而确保计划目标的真正实现。因此，过程评价又被称为“质量控制”或“计划质量保证审查”。

过程评价内容包括以下几个层面。

1.针对个体的评价内容

哪些个体参与了健康教育项目？健康教育活动是否按照计划执行？计划是否做过调整？为什么要调整？是如何调整的？目标人群对各项干预活动的参与情况如何？他们对干预活动的反应如何？是否满意并接受这些活动？项目资源的消耗情况是否与预

计相一致？不一致的原因是什么？

2.针对组织的评价内容

项目涉及哪些组织？各组织间是如何沟通的？他们参与项目的程度和决策力量如何？是否需要对参与的组织进行调整，该如何调整？是否建立完整的信息反馈机制？项目执行档案、资料的完整性、准确性如何？

3.针对政策和环境的评价内容

内容、项目涉及哪一层级的政府？具体与政府的哪些部门有关？在项目执行过程中有无政策、环境方面的变化？这些变化对项目有什么样的影响？在项目进展方面是否与决策者保持良好沟通？

过程评价的指标主要包括项目活动执行率、健康教育活动覆盖率、有效指数、目标人群的满意度、资源使用进展。主要评价方法有查阅档案资料、目标人群调查和现场观察。

（三）效应评价

效应评价是评价健康教育计划导致的目标人群健康相关行为及其影响因素的变化，又称为“近中期效果评价”。评价的重点在于计划或计划的某方面对参与者的知识、态度、行为的直接影响。这些因素包括影响有关健康行为的倾向因素（如知识、态度、信念等）、促成因素（资源、技术）及强化因素改变的程度；行为改变情况，如促进健康的行为有无增加或危害健康的行为是否得到控制；政策、法规制定情况，如领导及关键人物的思想观念是否得到转变或是否制定有利于健康的政策、法律，常用的评价指标包括卫生知识知晓率、健康信念持有率、行为流行率、行为改变率，以及环境、服务、公众舆论等方面的改变等。

（四）结局评价

结局评价着眼于健康教育计划实施后导致的目标人群的健康状况乃至生活质量的变化，又称为“远期效果评价”。结局评价可分为健康指标和经济指标两个方面。

1.健康指标

健康指标即计划对目标人群健康状况的影响，包括心理和生理变化的指标、疾病与死亡和生活质量。心理和生理变化的评价指标包括身高、体重、血压等生理指标和人格、抑郁等心理健康指标在干预后的变化；疾病与死亡指标包括疾病发病率、患病率、死亡率、平均期望寿命等的变化，了解健康教育计划是否影响某种疾病的发病和流行情况，患者存活率及存活时间有无改变等。

2.经济指标

经济指标主要指成本-效益分析和成本-效果分析，指规划改变人群健康状况所带来的远期社会效益和经济效益。我们在制订健康教育计划、选择某一方案、评价效果时，必须要将实施健康教育计划所费资源（费用或成本）与健康收益进行分析比较，目的在于确定以最少的投入产生最大效果的计划；比较不同计划的成本-效益（效果）以及评估某决定计划是否有继续实施的必要性。

（五）总结评价

总结评价是综合形成评价、过程评价、效应评价和结局评价及各方面资料做出总结性的概括，能全面反映健康教育项目的成功之处与不足，为今后的计划制订和项目决策提供依据。

（王晓宇　王丽华）

第五节　成年人的主要健康问题

一、成年人的发展阶段

人的生命周期是一个生物、心理、社会诸方面的动态变化过程。正如儿童生长发育可以分为若干阶段一样，成年人的发展也可以划分为青年、中年、老年三个阶段。关于这三个阶段的年龄划分，各国有不同的标准。世界卫生组织的划分标准为18～44岁为青年期，45～59岁为中年期，60～74岁为老年前期，75～89岁为老年期，90岁及以上为长寿老年期。我国对老年期的分段标准为：45～59岁为老年前期，即中老年人；60～89岁为老年期，即老年人；90岁及以上为长寿老年期，即长寿老人。

成人发展理论（adult developmental theories）认为，成人发展各阶段的表现形式是可以预测的，各有其表现的特征，依照一定的顺序发生，并且有其特定的发展任务（developmental task）需要完成。例如，青年期有步入成人社会、开始职业生涯、恋爱择偶、成家、生儿育女等发展任务；中年期是事业上的收获期和家庭的成熟期，同时需要调节以适应生理上的变化；老年期要适应退休、社会角色转变、健康状况减退、丧偶等变化，并据此调整和安排好生活。人生的任何阶段都可能面对和经历生活发生重大变化的时刻，这种变化时刻是关键期（critical period），人需要根据变化的性质和程度作出调整和适应以度过此关键期。人在经历重大健康问题或患病时也是处于人生的关键期，这一时期与护理专业工作密切关联，护士必须充分认识和理解健康问题或患病可能给患者的生活、工作及学习带来的重大变化。

二、成年人各发展阶段的主要健康问题

（一）青年期（young adulthood）

青年人的机体通常是处于健康和功能状态的最佳时期。虽然与老化有关的机体变

化从青年期就已经开始，但其变化程度并不明显。

1.影响青年期健康的心理社会因素

步入成人社会，青年人要面对日益激烈的社会竞争，就业压力、经济困难、恋爱情感问题、人际关系紧张等均是影响心理健康的因素。随着我国高等教育规模的迅速扩大，青年人中在校大学生的比例显著增加。除了同样要面对上述心理社会因素带来的压力外，青年学生群体还要面对学业的压力，适应不良时也可能影响心理健康。

2.青年期的主要健康问题

青年期的主要健康问题多与心理社会因素和不良生活方式有关，如意外伤害、酗酒、睡眠剥夺(sleep deprivation)、缺少运动、肥胖、接触环境或职业毒物，以及与持续性心理失调有关的问题(心身疾病如消化性溃疡，心理问题如焦虑症、抑郁症、自杀等)。青年学生中常见的问题有注意力不集中、记忆力减退等神经症状，缺乏自信心、情绪不稳定、学习紧张心理、人际关系失调等适应不良症状，以及挫折感、失败感等心理失调表现。有些慢性病的发病有年轻化倾向，如原发性高血压、冠心病、糖尿病、高脂血症、痛风等可在青年期发病，但往往未引起注意，直至若干年后发展为严重的健康问题。

3.青年期健康指导

青年期健康指导主要在于引导青年人认识自身的身心特点、经济条件、社会角色、责任和义务，保持乐观、自信、奋进、向上、平和、满意的健康情绪和心境，培养坚强的意志力、完整和谐的人格，时时注意维护和调整心理平衡，提高社会适应能力和应对挫折的承受力，以良好的心理素质，面对人生的挑战和机遇。

(二)中年期(middle adulthood)

进入中年期后，机体结构和功能上的老化表现趋于明显。生理功能的老化表现及其进展速度有着明显的个体差异，故不能完全以历法年龄推测生理功能。一般而言，机体外表的变化如皮肤干燥、出现皱纹、头发变白、体形改变往往是最早引起注意的变化。多数人可能出现肌力和敏捷性减退，但多能通过日常的调节和适应，尽量减少这些功能减退的影响。生命器官的老化始于青年期，在中年期变化显著，如心、肺、肾功能的减退。由于机体的调适和代偿，这些变化一般未引起注意。

1.中年期的主要健康问题

除了在青年期已见发病的疾病外，多种慢性病的发病率在中年期也有上升。

(1)亚健康状态：主要见于中年人群。

(2)“六高一低”倾向：虽然很多中年人自我感觉健康状况良好，但这一群体普遍存在“六高一低”倾向，即接近疾病水平的体力和心理高负荷、高血压、高血脂、高血糖、高血液黏滞度、高体重和免疫功能偏低。

(3)“五病综合征”：糖尿病、高血压、高脂血症、冠心病和脑卒中。

(4)其他：恶性肿瘤、肝硬化等。这些健康问题大多与不良生活方式有关，如摄入营养的结构不合理、缺乏体力活动、生活压力大等。

2.中年期健康指导

(1)坚持锻炼。中年期的体力和耐力均趋于下降,因此,坚持日常的运动锻炼至关重要。偶尔进行运动或过于剧烈的运动则容易导致受伤。

(2)控制体重。控制体重必须节制饮食,这对于某些社交活动和应酬频繁的中年人来说,并不容易做到,需要给予特别的强调和指导。

(3)积极应对压力。中年期往往要面对工作、家庭、经济、教育子女、照料年迈父母等多重生活压力,有些人依靠吸烟、饮酒、服用药物来缓解心理压力,这些是消极行为且有损健康,应引导和鼓励其积极应对压力源。

(三)老年期(older adulthood)

欧美等发达国家把65岁及以上的人群界定为老年人。我国根据国人的平均寿命、身体状况、退休年龄以及社会经济发展水平等多方面因素,规定60岁及以上者在我国为老年人。我国进入老龄化社会面临的养老保障负担日益沉重,为老年人服务的需求迅速增长,但老年人服务业发展严重滞后。护理专业人员作为卫生保健服务的主要力量之一,对老年人的医疗护理和照护服务需求应有足够的估计和重视。

1.老年期的主要健康问题

统计资料表明,65岁以上的老年人口中,多数患有一种或多种慢性病,并伴有不同程度的功能性残疾。老年人既往的健康状况及生活方式常影响其进入老年期后的健康状态。老年期的主要健康问题包括从青年、中年期延续而来的慢性疾病,如肥胖、心血管疾病、癌症等,还有老年期常见的神经精神疾病、退行性骨关节病变、视力或听力减退、营养不良,以及急、慢性呼吸系统疾病和肾脏疾病等。此外,老年人对机体或情感应激的承受能力减退,当机体的一个系统出现问题时,往往累及其他系统,出现多系统功能障碍。

显然老年人的健康问题不仅与患病有关,还与机体老化过程有关。老化是由于脏器的萎缩和实质细胞的减少而引起全身各系统的生理功能缓慢、不可逆的下降,虽然老化本身不可停止或逆转,但老化对健康和生活质量的影响是可以减轻的。良好的生活方式和习惯,包括乐观通达的心态、均衡的营养、适当的运动和休息、注意安全和正确使用药物,均是减轻老化影响的有效方法。

2.老年期的心理特征及影响因素

老年期的心理特征主要有近事记忆减退、固执保守、沉迷于往事、对外界事物不感兴趣、难以接受新事物、以自我为中心、猜疑、抑郁、疑病、孤独和空虚感等。老年期出现这些变化的原因很复杂,主要是老化引起的生物学变化,以及老年人在精神、心理、社会等方面对老年期各种变化的体验。患病和生理功能衰退会带来一系列的生活、家庭、经济和社会问题,退休角色改变、家庭结构改变、人际关系疏远引起人情淡薄的失落感和抑郁心理等,均能加重老年人负性情绪和消极心理。维护和增进老年人心理健康的努力应是全方位的,既需要对老年人进行关心和心理疏导,也需要构建一个健全的社会支持体系,使老年人得到安度晚年的保障。

3.老年人意外伤害问题

老年人常见的意外伤害有跌倒、交通事故、淹溺、自杀、火灾、意外中毒等，意外伤害的发生率随年龄增长而增高。其中跌倒致伤是老年人意外伤害死亡的首要原因，特别是跌倒所致的股骨颈骨折常导致老年人长期卧床，甚至死亡。与老年人意外伤害有关的危险因素包括机体老化带来的功能减退，如视力、记忆力、体力和反应速度的减退等；患病引起的身体不适，如头晕、肢体无力和活动障碍等；环境因素，如生活环境中的不安全因素等。老年人受伤的后果往往较年轻人严重，康复过程缓慢或不能完全康复。受伤带来的问题可以是多方面的：生理方面的有伤痛、发生并发症，甚至死亡；功能方面的有受伤致残使活动范围受限、生活自理能力下降；心理方面的有悲观、丧失自信心；社会方面的有经济负担、照料负担加重，因活动受限不能参与社会活动，人际交往减少等。对老年人的意外伤害问题，应予以足够的重视，采取切实可行的预防措施。一旦发生意外伤害，应予以积极的治疗，包括创伤的治疗、保持和恢复功能的康复治疗。

4.老年人安全用药

安全用药是老年护理的重要内容。老年期生理功能改变导致药物的体内过程和机体对药物的耐受性改变，故老年人用药易发生药物不良反应。老年人常患有一种以上的慢性病，往往长期同时使用多种药物，药物相互作用是不良反应发生率高的又一原因。在老年人用药行为方面，自行购药使用可能会导致用药不当或误用；理解能力、记忆力、视力减退，肢体运动功能障碍以致无法准确准备和服用药物；因各种原因自行减量或加量服药，均可影响正确用药。在老年人的用药护理中，应仔细评估老人准确服药的能力，对能自行服药者给予准确服药的指导，解释依从治疗计划服药的重要性；准备药物有困难的老人应为其分装每次需服用的药物，并检查服用情况；不能自行服药者应协助其按时服用。用药后注意观察疗效和不良反应。

5.老年人长期照护

WHO将长期照护(long term care)定义为由非专业照料者(家人、朋友或邻居)和专业人员(卫生和社会服务人员)进行的阶梯式照料活动，即根据服务对象不断变化的健康和功能状况调整照料活动，以保证不具备完全自我照顾能力的个人能持续得到符合其个人意愿的且较高的生活质量，获得最大可能的自立、参与、个人满足及人格尊严。

老年照护通常包括以下内容：

(1)卫生服务。医疗、护理、保健等服务是老年照护的重要内容，包括物理治疗、作业治疗、导管护理、静脉输液、伤口护理等，以及对老人及家属进行日常护理的指导等。

(2)生活照料、家庭劳务服务。为居家失能老人提供家居清洁、做饭、送餐、购物、协助洗澡等各种家政服务，外出时的交通服务，以及其他简单家庭事务的协助处理，以满足失能老人居家养老的需求，降低他们入住养护机构的概率。

(3)精神慰藉、娱乐和社会活动。采取多种形式为老人提供精神慰藉和心理安慰，可在社区举行各种形式的老人联谊活动，招募志愿者上门陪伴老人，鼓励家人经常探视入住养护机构的老人等。

(4)评估、协调和转介。为老人定期进行身体、心理、社会功能及经济状况的多维度综合性评估,作为提供照护服务的依据。应安排人员定时探访或电话联系独居老人,可安装“平安钟”等应急热线服务,以确保独居老人的安全。老人常因健康状况的变化而需要在家居、养护机构和医院之间转移,通过有效的评估、协调和转介服务,可保证老人得到衔接良好、全面周到、连续有序的照护,避免不同机构之间照护服务的脱节。

由于老年照护涉及多个学科专业领域,应采取多学科协作的工作模式,由医生、护士、康复治疗师、心理医生、社会工作者及辅助人员组成的团队合力进行照护,护士应积极参与其中,充分发挥自身的专业所长。同时,护理人员应积极参与我国老年照护体系的规划、建设、运行和管理,在应对人口老龄化中发挥积极作用。

(吴秀　白贝)

第十六章　护理病历书写要求

护理病历是指由护理人员书写(填写)为主的、归入病历的医疗文书,主要包括体温单、病重(病危)患者护理记录、手术物品清点记录、输血护理记录单、血糖测量记录单等病历资料,由相应资质的护士书写(填写)后归入病历,书写病历过程中必须严格遵循相应的规则,应当遵循客观、真实、准确、及时、完整、规范的原则。

客观是指记录患者客观存在的信息。患者所患疾病实实在在地存在,不以人的意志为转移,是患者身上所反映出来的内容。从病史上来说,应当尽量根据患者或病史陈述者描述的本意书写。从体征来说,应该是医师亲自诊查所感受和检查到的一切阳性和重要的阴性结果,不能是听来的,或者主观臆测,或者抄袭他人所写的东西。

真实是指记录的信息与实际发生的一致。真实是医师在询问病史、检查患者后,对患者陈述的病史和检查到的有意义的体征的分析结果在病历上体现。对患者陈述的病史、症状和自己检查到的体征,医师通过分析和综合判断,用医学术语和医学理论表达出来,恰当地对号入座,从而使医师书写的病历能够真实地再现患者的疾病发生、发展和演变的全过程。

准确就是准确记录医疗活动过程。要求从患者提供的大量关于疾病的陈述语言中找出与本次患病有关的内容,并进行加工和提炼。对于查体,要求在检查技术熟练的同时,力求准确。对于疾病的诊断,也要求尽量准确。

及时是指按照不同时限要求完成相应的病历内容书写。如应当在患者入院 24 h 内完成入院记录;因抢救急危患者而未能及时书写抢救记录的,可以在抢救结束后 6 h 内据实补记并加以注明。

完整是指对诊疗活动全过程相关信息进行记录。询问病史、查体等要全面,病历内容记录要详细、周全,应归入病历的所有资料不得丢失。

规范就是按照法律法规、规章规范、行业标准等相关规定及要求书写病历,医学术语应用得当,记录顺序符合逻辑。

(吴秀　代小梅)

第一节　体温单

一、填写要求

体温单是用于记录患者体温、脉搏、呼吸及其他情况的医疗文书。体温单项目内容包括眉栏、一般项目栏、生命体征绘制栏、特殊项目栏等。填写时应根据各项目的填写要求使用正确的颜色、符号进行记录，对计算机打印的纸质病历不做颜色要求。

二、眉栏

眉栏内容包括患者姓名、性别、年龄、科别、床号、病案号、入院日期等，使用黑色或蓝黑色笔填写。

三、一般项目

一般项目内容包括日期、住院天数、手术后天数等，使用黑色或蓝黑色笔填写。

1.日期

体温单的每页第 1 天应填写年、月、日(例:2020－03－26)，其余 6 天不填年、月，只填写日期；如在本页当中跨越月或年度，则应填写年、月、日。

2.住院天数

自入院当日开始计数，直至患者出院。

3.手术后天数

连续填写 7 天，如在 7 天内又做手术，则第 2 次手术日数作为分子，第 1 次手术日数作为分母填写。例：第 1 次手术 1 天又做第 2 次手术即写 1(2)，1/2，2/3，3/4……7/8，连续填写至末次手术的第 7 天。

四、生命体征

(一)体温单

在体温单 40～42 ℃之间的相应格内用红色笔纵式填写入院、分娩、手术、转入、出院、死亡等项目，除手术不填写具体时间外，其余均按 24 小时制，记录到分钟。

(二)记录

患者住院期间应每天常规测量体温、脉搏、呼吸等至少 1 次并记录，因做特殊检查或其他原因未在相应时间点测量时，顺延至下一时间点进行测量并记录。

（三）体温、脉搏、呼吸、疼痛等

1.体温

(1)体温用黑色或蓝黑色笔绘制，腋温以“×”表示、肛温以“• •”表示、口温以“●”表示，相邻温度用直线相连。

(2)常规体温每日测量1次(15:00)；当日手术患者术前加测1次(7:00)；手术后3天内每天常规测量2次(7:00、15:00)；新入院患者，即时测量体温1次，记录在相应的时间栏内。

(3)发热患者(体温>37.5 ℃)每4 h测量1次；如患者体温在38 ℃以下，23:00和3:00酌情免测试；体温正常后连测3次，再改为常规测量。

(4)与上次测量记录的体温相比，体温骤然上升(≥1.5 ℃)或突然下降(≥2.0 ℃)者要进行复测，在体温右上角用红笔划复测标号“v”。

(5)降温后的体温以红色“○”表示，再用红色虚线连接降温前体温，下次所测体温应与降温前体温相连。如患者高热经多次采取降温措施后仍持续不降，受体温单记录空间的限制，需将体温变化情况记录在护理记录中。

(6)体温在35 ℃(含35 ℃)以下者，可在35 ℃横线下用黑色或蓝黑色笔写“不升”两字，不与相邻两次的体温相连。

2.脉搏

①脉搏以红色“●”表示，相邻脉搏用红色直线相连。②脉搏如与体温相遇时，在体温标志外画一红圈，如“⊗”“◎”“⊙”。③短绌脉的测量为二人同时进行，一人用听诊器听心率，一人测脉搏。心率以红色“○”表示，脉搏以红色“●”表示，并以红线分别将“○”与“●”连接，在心率和脉搏两曲线之间用红色笔画斜线构成图像。

3.呼吸

(1)呼吸的记录用黑色或蓝黑色笔，以数字表示，相邻的两次呼吸数上下错开填写在“呼吸数”项的相应时间纵列内；每页第1次呼吸应当记录在上方。

(2)使用呼吸机患者的呼吸以“Ⓒ”表示，在“呼吸数”项的相应时间纵列内上下错开用黑色或蓝黑色笔画“Ⓒ”。

4.疼痛

(1)疼痛记录以红色笔绘制，以红色“▲”表示疼痛评估结果，相邻结果用直线相连。

(2)入院时或转入时责任护士当班完成对患者的疼痛评估，评估患者无痛时在体温单疼痛评分栏内记录为“0分”后，可不再进行疼痛常规评估。

(3)住院期间，根据患者的疼痛剧烈程度、对疼痛的反应、所接受的镇痛方式及病情，确定疼痛评估频次，进行评估并记录于体温单上。

(4)实施疼痛干预治疗后，根据所用药物或治疗方式达到峰值效果的时间(如胃肠外给药后15～30 min，口服镇痛药后1～2 h或根据药物说明书)进行疼痛复评。疼痛干预治疗后评估分值以红色“△”表示，记录于相应时间点栏内，用红色虚线与处理前疼痛评估的分值相连。

五、特殊项目

特殊项目栏内容包括血压、出入量、大便、体重、身高等，使用黑色或蓝黑色笔填写。

（一）血压

入院当天应测量血压并记录；住院期间按医嘱或护理常规测量并记录，每周至少1次；手术前当日常规测量血压1次，并记录于体温单相应栏内；持续监测血压的患者，每日在体温单上记录2次；如为下肢血压应当标注，如140/80（下）。

（二）出入量的记录

根据医嘱计算入量、出量等数值，并填写24 h总量。

（三）大便

（1）每日常规测量体温时询问患者24 h大便次数，并用黑色或蓝黑色笔填写。

（2）用“＊”表示大便失禁，用“☆”表示人工肛门。

（3）灌肠后大便1次，应在当日大便次数栏内写“1/E”，大便2次写“2/E”，无大便写“0/E”；灌肠前自行排便1次，灌肠后又排便1次用“1，1/E”表示；当大便次数无法或无须计数时，用“＊/E”表示。

（4）3天以上无大便者，结合临床酌情处理，处理后大便次数记录于体温单内。

（四）体重

入院常规记录体重1次；住院期间每周至少记录1次；入院时或住院期间因病情不能测量体重时，用“平车”“轮椅”或“卧床”表示。

（五）身高

身高入院常规记录1次；入院时因病情不能测量身高时，用“平车”“轮椅”或“卧床”表示。

（吴秀　闫丽丽）

第二节　输血护理记录单

一、要求

输血护理记录是护士对患者输血治疗期间生命体征及护理过程进行客观记录的医疗文书。

二、输血护理记录内容

输血护理记录包括患者科别、姓名、病案号、血型、有无输血史及输血不良反应史、血液输注开始及结束时间、输注过程中生命体征监测、执行者及核对者签名、有无输血不良反应等。

(1)记录单每页第1天应填写年、月、日(例:2020－03－26),同一页其余日期栏不填年、月,只填写日期;如在本页当中跨越月或年度,则应填写年、月、日(例:2020－04－02)。

(2)输血前,应评估患者血型、输血史及输血不良反应史,并准确填写于记录单。

(3)输血前和床旁输血时应由两人核对输血信息,执行者、核对者在记录单相应栏内签名。

(4)输血开始时间、输血结束时间、生命体征测量时间等相应时间的记录应具体到分钟。

(5)每袋血液输注前及输注过程中应监测并记录患者体温、脉搏、呼吸、血压,监测和记录时间至少包括输血开始前60 min内、血液输注最初15 min、输血结束后60 min内。

(6)输血过程中严密观察患者有无输血反应,并记录。

(吴秀　张艳玲)

第三节　血糖测量记录单

一、概述

血糖测量记录单是护士对患者血糖测量数值客观记录的医疗文书,是床旁检验报告单的一种记录形式。其单独一页,在右上角标注“POCT”。

二、内容

根据测量目的不同,可分为血糖测量记录单和血糖谱测量记录单。

(1)血糖测量记录单内容包括患者基本信息(姓名、性别、年龄、科别、病案号)、测量时间(具体到分钟)、血糖值、测量者签名等。

(2)血糖谱测量记录单包括患者基本信息(姓名、性别、年龄、科别、病案号等),早、午、晚餐餐前和餐后，以及睡前测量的血糖值，测量者签名等。

(3)记录单每页第1天应填写年、月、日(例：2020—03—26)，其余日期不填年、月，只填日；如在本页当中跨月或跨年度，则应填写年、月、日(例：2020—04—02)。

(4)设置空格栏，可用于记录需增加测量的项目，如随机血糖、血酮体、尿酮体等。

(5)需复测血糖时，按上述要求将测量时间、测量血糖值、测量者签名记录于相应栏内。

(张桂文)

第四节　病重(病危)患者护理记录单

一、护理记录书写要求

病重(病危)患者护理记录是指护士根据医嘱和病情对病重(病危)患者住院期间护理过程的客观记录；病重(病危)患者护理记录应当根据相应专科的护理特点书写，记录应简明扼要，并体现护理工作的连续性；记录时间应具体到分钟。

病重(病危)患者护理记录内容包括患者科别、姓名、病案号、床号、页码、记录日期和时间、体温、心率/脉搏、呼吸、血氧饱和度、血压、出入液量、护理措施和效果、护士签名等。

(一)体温、心率/脉搏、呼吸、血氧饱和度、血压等记录

(1)一般情况下至少每4 h记录1次，其中体温无特殊变化时至少每日测量4次。

(2)脉搏短绌的患者，应分别记录心率/脉搏(例：78/72)，对于无脉搏短绌等特殊情况的患者，则记录心率或脉搏一项数值即可。

(二)出入液量记录

(1)根据医嘱记录患者出入液量。

(2)记录食物含水量和每次饮水量时应及时准确记录实入液量。

(3)输液及输血：准确记录相应时间液体、血液输入量。

(4)出液量：包括尿量、呕吐量、大便、各种引流量等，除记录液量外，还需记录颜色、性状等。

(5)根据排班情况每班小结出入液量，大夜班护士每24 h总结1次(7:00)，并记录在体温单的相应栏内，各班小结和24 h总结的出入量需用双下划线标识。

(三)病情观察及护理措施记录

(1)病情观察及护理措施应客观记录患者病情观察、护理措施及效果;手术、介入、内镜下治疗患者还应记录麻醉方式,手术、介入、内镜下治疗名称,患者返回病室时间,切口情况,引流情况等。

(2)记录频次根据患者情况决定,病情变化随时记录,病情稳定后每班至少记录1次。

(3)涉及跌倒、压力性损伤、非计划性拔管等风险的患者应在入院、转入、手术和病情变化时进行相应的风险评估,根据风险等级给予护理干预措施并记录。

(四)签名

护士在护士签名栏内签全名。

(张桂文　陈嵩凇)

第五节　手术物品清点记录填写要求及格式

一、手术物品清点

(一)手术物品清点记录的概念

手术物品清点记录是对手术患者所用手术物品(包括手术敷料、手术器械、手术特殊物品)进行清点核对的记录。

(二)手术物品清点记录的内容

手术物品清点记录内容包括患者姓名、科别、病案号、手术日期、手术名称、手术所用手术物品数量及完整性的清点核对,巡回护士和洗手护士或手术医师的签名等。

1.手术物品清点原则

记录须遵循双人逐项清点、同步清点、原位清点、逐项即刻记录的原则。每清点一项物品,巡回护士即刻将物品名称、数目准确记录于清点记录单上。

2.手术物品清点的时机

手术物品清点的时机包括手术开始前、关闭体腔前、关闭体腔后及缝合皮肤后。

(1)手术开始前,洗手护士和巡回护士须双人查对手术物品的名称、数量及完整性,巡回护士进行记录并复述,洗手护士确认;没有洗手护士时,由巡回护士与手术医师负责清点。

(2)关闭体腔前、关闭体腔后及缝合皮肤后，洗手护士和巡回护士共同清点台上、台下的手术物品，确认数量及完整性无误，即刻记录并告知手术医师。手术切口涉及两个及以上部位或腔隙时，关闭每个部位或腔隙时均应清点。

(3)术中追加的器械、敷料等物品应遵循清点原则并及时记录。

(4)术中一般不交接，如必须交接时，洗手护士、巡回护士要共同交接手术进展及该台手术所用器械、敷料清点情况，并由巡回护士如实记录交接时间并签名。

(5)当切口内需要填充治疗性敷料，并带离手术室时，术者(主刀医师)、洗手护士、巡回护士应共同确认置入敷料的名称和数目，并准确记录于清点单"其他"栏。

(6)手术中所使用的敷料应保留其原始规格，不得切割或做其他任何改型。特殊情况必须剪开时应准确记录数目于"纱布栏"内，并将切割改型的实际情况记录于"其他"栏内。

3.清点过程

清点时，如发现手术物品的数量及完整性有误，护士应立即与手术医师共同查找"其他"栏内的物品。必要时根据物品的性质采取相应辅助手段查找，确保不遗留于患者体内。如采用各种手段仍未找到，应进行 X 线辅助确认物品不在患者体内，由术者(主刀医师)、巡回护士和洗手护士签字，按清点意外处理流程进行报告并记录。

4.手术结束

术毕，巡回护士、洗手护士或手术医师在清点记录上签名。

二、填写要求

所有填写项目无空格，对于手术未涉及的物品及项目，在相应空格内打对角斜线。巡回护士将手术物品清点记录单放入患者病历中。

(张桂文　黄美玲)

参考文献

[1]蔡柏蔷,李龙芸.协和呼吸病学[M].2 版.北京:中国协和医科大学出版社,2011.

[2]蔡卫新,贾金秀.神经外科护理学[M].北京:人民卫生出版社,2019.

[3]曹梅娟,王克芳.新编护理学基础[M].4 版.北京:人民卫生出版社,2022.

[4]常艳群,王红艺.山东省病历书写与管理基本规范[M].济南:山东科学技术出版社,2020.

[5]陈灏珠,林果为.实用内科学[M].13 版.北京:人民卫生出版社,2009.

[6]陈文彬,潘祥林.诊断学[M].7 版.北京:人民卫生出版社,2008.

[7]陈晓莉,张青.护理学基础[M].武汉:武汉大学出版社,2018.

[8]陈孝平,汪建平,赵继宗.外科学[M].9 版.北京:人民卫生出版社,2018.

[9]葛均波,徐永健,王辰.内科学[M].9 版.北京:人民卫生出版社,2018.

[10]桂庆军.健康评估[M].北京:人民卫生出版社,2019.

[11]郭继鸿,胡大一.中国心律学[M].北京:人民卫生出版社,2008.

[12]郭莉.手术室护理实践指南 2020 年版[M].北京:人民卫生出版社,2020.

[13]侯建全,那彦群.实用泌尿外科学[M].北京:人民卫生出版社,2019.

[14]胡雁,王志稳.护理研究[M].5 版.北京:人民卫生出版社,2017.

[15]贾建平.神经病学[M].6 版.北京:人民卫生出版社,2008.

[16]姜安丽,钱晓路.新编护理学基础[M].3 版.北京:人民卫生出版社,2018.

[17]李国永,徐淑娟.三级医院评审标准 2020 年版山东省实施细则[M].山东:山东科学技术出版社,2021.

[18]李乐之,路潜.外科护理学[M].6 版.北京:人民卫生出版社,2017.

[19]李为民,刘伦旭.呼吸系统疾病基础与临床[M].北京:人民卫生出版社,2017.

[20]李霞,杨彩杰,潘进贤,等.实用外科疾病诊疗解析与护理[M].上海:上海科学普及出版社,2024.

[21]李小妹,冯先琼.护理学导论[M].4 版.北京:人民卫生出版社,2017.

[22]李小寒,尚少梅.基础护理学[M].7 版.北京:人民卫生出版社,2022.

[23]廖二元,莫朝晖.内分泌学[M].2 版.北京:人民卫生出版社,2007.

[24]林果为，王吉耀，葛均波.实用内科学[M].15 版.北京：人民卫生出版社，2017.

[25]路潜，张美芬，田建丽.外科护理学[M].3 版.北京：北京大学医学出版社，2023.

[26]陆再英，钟南山.内科学[M].7 版.北京：人民卫生出版社，2008.

[27]裴福兴，陈安民.骨科学[M].北京：人民卫生出版社，2016.

[28]孙玉梅，张立力，张彩虹.健康评估[M].5 版.北京：人民卫生出版社，2021.

[29]万学红，卢雪峰.诊断学[M].9 版.北京：人民卫生出版社，2018.

[30]汪启荣，乔瑜.护理心理学[M].北京：化学工业出版社，2018.

[31]王辰，王建安.内科学[M].3 版.北京：人民卫生出版社，2015.

[32]王吉耀.内科学[M].2 版.北京：人民卫生出版社，2010.

[33]王丽云，张昱，张萍，等.临床医学新进展[M].青岛：中国海洋大学出版社，2018.

[34]吴江.神经病学[M].北京：人民卫生出版社，2010.

[35]夏泉源，刘士生.内科护理学[M].北京：科学出版社，2010.

[36]徐筱萍，赵慧华.基础护理[M].上海：复旦大学出版社，2015.

[37]杨立群，高国贞.基础护理学[M].2 版.北京：人民卫生出版社，2018.

[38]杨巧菊，陈丽.基础护理学[M].3 版.北京：人民卫生出版社，2020.

[39]尤黎明，吴瑛.内科护理学[M].7 版.北京：人民卫生出版社，2022.

[40]张连辉，邓翠珍.基础护理学[M].4 版.北京：人民卫生出版社，2019.

[41]张萍，黄俊蕾，陈云荣，等.现代医学临床与护理[M].青岛：中国海洋大学出版社，2018.

[42]朱金富，林贤浩.医学心理学[M].北京：中国医药科技出版社，2016.

[43]中华人民共和国国家卫生健康委员会.静脉血液标本采集指南 WS/T 661—2020[S].中华人民共和国卫生行业标准，2020：3.

[44]中华人民共和国国家卫生健康委员会.医务人员手卫生规范 WS/T 313—2019[S].中华人民共和国卫生行业标准，2020：6.

[45]中华人民共和国国家卫生健康委员会.医院隔离技术标准 WS/T 311—2023[S].中华人民共和国卫生行业标准，2023：8.

[46]中华人民共和国国家卫生健康委员会.医院感染监测标准 WS/T 312—2023[S].中华人民共和国卫生行业标准，2023：8.

[47]中华人民共和国国家卫生健康委员会.碳青霉烯类耐药肠杆菌预防与控制标准 WS/T 826—2023[S].中华人民共和国卫生行业标准，2023：8.

[48]中华人民共和国国家卫生健康委员会.尿液标本的采集与处理 WS/T 348—2024[S].中华人民共和国卫生行业标准，2024：5.

[49]国际血管联盟中国分部护理专业委员会，中国医师协会腔内血管学专业委员会.梯度压力袜用于静脉血栓栓塞症防治专家共识[J].介入放射学杂志，2019，28(9)：811-818.

[50]中国康复医学会心血管病预防与康复专业委员会.慢性心力衰竭心脏康复中国

专家共识[J].中华内科杂志,2020,59(12):942-952.

[51]中华护理学会静脉输液治疗专业委员会.临床静脉导管维护操作专家共识[J].中华护理杂志,2019,54(9):1334-1342.

[52]中华人民共和国国家卫生健康委员会.癌症疼痛诊疗规范(2018年版)[J].临床肿瘤学杂志,2018,23(10):937-944.

[53]中华医学会,中华医学会杂志社,中华医学会全科医学分会,等.冠心病心脏康复基层指南(2020年)[J].中华全科医师杂志,2021,20(2):150-165.

[54]中华医学会心电生理和起搏分会,中国医师协会心律学专业委员会.2020室性心律失常中国专家共识(2016共识升级版)[J].中国心脏起搏与心电生理杂志,2020,34(3):189-253.

[55]中华医学会心血管病学分会,中华心血管病杂志编辑委员会.急性ST段抬高型心肌梗死诊断和治疗指南(2019)[J].中华心血管病杂志,2019,47(10):766-783.